实用急诊急救护理手册

芦良花　张红梅　臧舒婷　主编

河南科学技术出版社
·郑州·

图书在版编目（CIP）数据

实用急诊急救护理手册/芦良花，张红梅，臧舒婷主编. —郑州：河南科学技术出版社，2017.3（2023.3 重印）
ISBN 978-7-5349-8371-9

Ⅰ. ①实… Ⅱ. ①芦…②张…③臧… Ⅲ. ①急诊-护理-手册②急救-护理-手册 Ⅳ. ①R472.2-62

中国版本图书馆 CIP 数据核字（2016）第 225483 号

出版发行：河南科学技术出版社
地址：郑州市郑东新区祥盛街 27 号　　邮编：450016
电话：（0371）65737028　65788625
网址：www.hnstp.cn
策划编辑：李喜婷　范广红　任燕利
责任编辑：任燕利
责任校对：牛艳春
封面设计：张　伟
责任印制：朱　飞
印　　刷：三河市同力彩印有限公司
经　　销：全国新华书店
幅面尺寸：720 mm×1 020 mm　1/16　　印张：16.75　　字数：273 千字
版　　次：2023 年 3 月第 9 次印刷
定　　价：158.00 元

编委名单

主　　审　金静芬　陈传亮

主　　编　芦良花　张红梅　臧舒婷

副 主 编　张　娟　任　莹　常玉霞　李伟玲　蒋秋焕　邹　琦　耿延花　韩　旭　荆　华　丁倩倩

编　　委　白向威　常玉霞　曹　栋　丁倩倩　杜丽霞　冯文静　耿延花　韩　涵　韩　旭　胡明南　蒋秋焕　荆　华　阚亦菲　李　悦　李伟玲　芦良花　任　莹　王亚昌　臧舒婷　张红梅　张　娟　邹　琦

前言

急诊急救护理学是融多学科护理知识、技术于一体的具有高度协作性的护理学科，也是当代护理领域中专业性、技术性较强的护理学科，根据《中国护理事业发展规划纲要》，急诊护士必须定期进行急诊专科护士培训。随着社会的发展、人们生活水平的提高、生活方式的改变，急性心脑血管疾病、老年病急剧增加，各种创伤以及各种意外灾害也频繁发生，使得急诊患者的数量剧增，病种更加繁多。随着现代医学的发展，急诊急救护理得到快速发展，也越来越受到重视。新理论、新知识、新技术、新药物、先进的抢救设备仪器的不断问世，也要求护理人员必须具备全面的急救知识、技能，能及时做出正确的病情评估，掌握急救仪器的使用并实施救护，全面提高急救水平。

本书从急诊急救护理发展的需求出发，规范急诊急救护理程序，帮助护理人员掌握急诊急救知识和技能，并将其应用于急诊急救护理的实践中。全书共分十四章，内容主要包括一般急症、急性心血管系统疾病、急性呼吸系统疾病、急性消化系统疾病、急性泌尿系统疾病、急性神经系统疾病、急性内分泌系统疾病、常见急性中毒、急性妇产科疾病和急性耳鼻喉疾病的急救护理，另外还包括常用急救技术及其操作流程、急诊常见心电图、常用急救药物、常用急诊检验项目及异常结果分析。内容全面、文字简练、重点突出、可操作性强、易于掌握，是急诊临床护理人员规范操作、解决专科疾病护理问题的规范性工具书，同时也可作为急诊专科护士岗位培训的辅助教材。

为适应现代急救护理技术的发展，与国际前沿接轨，我们在编写过程中查阅了大量参考文献，收集了最新的抢救技术、监测技术等，并经过多次修改和专家审核。希望广大急诊护理人员在临床护理工作中，能够进一步规范急诊急救护理实践行为，为人民群众提供更加安全、优质的服务。感谢在本书编写审定出版中多位急诊护理方面的专家及出版社编辑的指导和帮助！感谢所有关注、支持本书的读者！

本书由长期从事急诊临床一线工作、急诊急救护理经验丰富的专家及护理骨干撰写而成，但由于护理科学发展迅速，在编写过程中难免存在疏漏和不妥之处，希望广大读者提出宝贵意见，以便再版时不断完善。

张红梅

2016 年 6 月

目　录

第一章　一般急症急救护理

第一节　多发伤急救护理

多发伤是指在同一致伤因素作用下，机体有两个或两个以上解剖部位或脏器同时或相继遭受严重损伤，且其中至少有一处损伤可危及生命或并发创伤性休克。

一、评估要点

1. 病因评估　评估患者是何种原因造成的伤害（常见的有交通伤、挤压伤、坠落伤、地震伤等），根据外力作用的方向，了解脏器有无损伤及损伤程度。

2. 症状体征评估

（1）评估生命体征、肢体活动情况、尿量变化、气道是否通畅、是否有通气不良、有无鼻翼扇动、胸廓运动是否对称、呼吸音是否减弱、有无气胸或血胸等。病情复杂、伤势严重，多表现为生理功能急剧紊乱，如脉搏细弱、血压下降、氧合障碍等。

（2）评估循环情况，有无活动性出血，出血量多少，判断是否休克。

（3）根据不同部位、脏器和损伤程度，早期临床表现各异：颅脑伤表现为不同程度的神志改变和瞳孔变化；胸部伤多表现为呼吸功能障碍、循环功能紊乱、低氧血症和低血压等；腹部伤早期表现为腹内出血、腹膜刺激征、腹膜后大血肿或低血压等；脊柱、脊髓损伤可出现肢体运动障碍或感觉障碍等；长骨干骨折可表现肢体变形或活动障碍等。

（4）并发症：创伤性休克、脂肪栓塞综合征、应激性溃疡出血、急性肾衰竭、创伤后应激障碍、下肢静脉血栓等。

二、急救护理

（1）开放气道，松开衣领，头偏向一侧，迅速清除口鼻咽腔分泌物，保护颈椎的同时，防止舌后坠，解除呼吸道梗阻，确保氧气顺利吸入，必要时给予气管插管、气管切开、机械通气。

（2）迅速建立两路以上有效的静脉通道，确保液体顺利输入，补充有效循环血量，积极进行抗休克治疗；必要时配血，快速输血；留置导尿管，观察尿量。

（3）及早控制出血，有活动性出血者，迅速控制外出血，加压包扎、用止血带止血等；有内出血者，查明内出血原因并予以消除，必要时行急诊手术。

（4）对于胸部开放性创口，应迅速用各种方法将创口暂时封闭；对于张力性气胸，应尽快穿刺，行胸腔闭式引流术，必要时行开胸手术。

（5）有颅脑损伤者，应注意防止脑水肿。可用 20% 甘露醇、地塞米松或甲泼尼龙等，并局部降温。防止吸入呕吐物。一旦明确颅内血肿，应迅速钻孔减压。

（6）疑有腹腔内出血时，应立即行腹腔穿刺术或 B 超检查，并尽快输血，防止休克。做好剖腹探查准备。

（7）对伤员的断离肢体，应用无菌包布或干净布包好，外套塑料袋，周围置冰块低温保存，冷藏时防止冰水侵入断离创面或血管腔内。切忌将断离肢体浸泡于任何液体中。断肢随伤员一同送往医院，及早做再植手术。

（8）伤口内异物不要随意取出。创面有外露的骨折断端、肌肉、内脏等，严禁将其回纳至伤口内；有骨折时应临时固定；脑组织脱出时，应先在伤口周围加垫圈保护脑组织，不可加压包扎。

三、健康教育

（1）宣传创伤带来的死亡与残疾的严重后果及其预防的重要意义，引起患者的重视。

（2）严格执行各种工、农业安全生产制度及措施，自觉加强安全防护，防止发生人身伤亡事故。

（3）严格执行交通管理制度，限制车辆高速行驶，减少事故的发生。

（4）指导患者遵医嘱按时用药，配合各种治疗。

（5）加强对患者及其家属的心理指导，增强患者康复的信心。

（6）加强营养，合理膳食，促进伤口愈合及疾病的恢复。

（7）出院后，继续加强预防压疮及肺部并发症的护理措施，勤翻身、叩背，指导患者深呼吸，有效地咳嗽排痰。

（8）指导患者循序渐进地加强肢体的功能锻炼。

第二节　颅脑损伤急救护理

颅脑损伤可分为头皮损伤、颅骨损伤、脑损伤，三者可单独或合并存在。头皮损伤包括头皮裂伤、头皮血肿、头皮撕脱伤等。颅骨损伤包括颅盖骨折及颅底骨折。脑损伤可分为脑震荡、脑挫裂伤、脑水肿、颅内血肿等。对预后起决定作用的是脑损伤的程度及其处理效果。

一、评估要点

1. 病因评估　评估受伤史，了解受伤时间、致伤原因、暴力性质、头部着力点等。

2. 症状体征评估

（1）意识变化是判断病情变化的重要指标，由轻至重分为嗜睡、意识模糊、昏睡、浅昏迷、深昏迷。通过对话、呼唤、给予痛觉刺激，观察有无咳嗽及吞咽反射，以及睁眼和眼球转动情况来判断意识障碍的程度。判断有无立刻昏迷，有无中间清醒期等。如清醒患者突然躁动，再次出现意识障碍，提示病情恶化，有颅内继发出血可能，应及时处理。

（2）瞳孔的变化：正常瞳孔2～5mm，等大等圆，对光反应灵敏。若出现瞳孔一过性缩小，另一侧瞳孔进行性散大，对光反射迟钝或消失，同时伴有意识障碍加重，常提示有脑疝。

（3）头痛及呕吐：频繁呕吐、进行性加重的剧烈头痛常为颅内压增高的早期表现，典型的生命体征变化是“二慢二高”（脉搏慢、呼吸慢、血压高、体温高）。此时应警惕颅内血肿和脑疝的发生。

（4）呼吸有鼾声、叹息及抽泣样提示病危；体温升高提示体温调节中枢障碍；偏瘫及反射消失，提示对侧脑组织受压；四肢瘫痪提示广泛脑组织挫裂伤或脑干损伤。伤后立即出现运动障碍，说明是由原发性脑损伤所致；伤后无运动改变，随着病情变化而出现运动障碍，则提示继发损害。头部着力点有巨大血肿者，应考虑有颅骨骨折。伤后即出现脑膜刺激征及脑脊液漏，是蛛网膜下腔出血的表现；颈项强直或有强迫头位而无下肢运动障碍者，则提示颅后窝损伤。

（5）并发症：肺部感染、压疮、便秘、泌尿系统感染、暴露性角膜炎、废用综合征、外伤性癫痫、消化道出血等。

二、急救护理

（1）正确判断伤情，严密观察意识状态、瞳孔及生命体征变化，并及时记录。

（2）保持呼吸道通畅，防止误吸。清除呼吸道分泌物，开放气道，必要时置口咽通气管或气管插管，并预防感染。颅脑损伤患者多有昏迷、咳嗽及吞咽反射减弱或消失、呼吸道分泌物堵塞，或舌根后坠，导致窒息，应及时吸痰、吸氧，必要时行气管切开术；痰液黏稠难以吸出者，要做好超声雾化吸入，以利于痰液排出，定时翻身、拍背，预防坠积性肺炎。

（3）优先处理危及生命的合并伤。有脑组织从伤口膨出者，外露的脑组织周围用无菌纱布卷保护，再用纱布架空包扎，避免脑组织受压。对插入颅腔的致伤物，不可贸然撼动或拔出，以免引起颅内大出血。需急诊手术者，做好术前准备，如备皮、备血、导尿等。开放性颅脑损伤，应争取6h内清创缝合，原则上不超过72h。控制出血，加压包扎伤口，遵医嘱应用止血药物，纠正休克。

（4）建立静脉通道，遵医嘱应用抗生素及破伤风抗毒素，合理应用脱水药和利尿药，可选用20%甘露醇快速滴注，准确记录出入水量，消除脑水肿，预防和处理颅内压增高和脑疝；加强营养，留置胃管或静脉输入营养液。

（5）颅脑损伤患者多需保守治疗，卧床休息，头部抬高15°~30°，避免颈部扭曲，以利于颅内静脉回流，减轻脑水肿，降低颅内压。同时预防压疮，给予气垫床应用，勤翻身，至少每2h一次，保持皮肤清洁干燥，保持床单平整，勤整理、勤更换。

（6）高热者，首选物理降温，并注意保暖。

（7）加强口腔护理。每天用生理盐水或漱口水清洗口腔2次，张口呼吸的患者，用生理盐水纱布覆盖口唇，避免口腔炎及黏膜溃疡的发生。

（8）预防泌尿系统感染。注意无菌操作及会阴部清洁，每日2次清洁消毒。进行早期膀胱训练，缩短留置导尿管时间，防止尿路感染。

（9）肢体偏瘫者，保持肢体功能位，防止足下垂，给予被动肢体按摩及功能锻炼。

（10）眼睑闭合不全的患者，应注意保护眼睛，遵医嘱涂眼药，防止角膜溃疡。

（11）预防颅内感染：取半坐卧位，头偏向患侧。保持局部清洁，每日消毒外耳道、鼻腔或口腔，告知患者勿挖鼻、抠耳。脑脊液漏者，禁忌堵塞、冲洗鼻腔和耳道，禁忌经鼻腔、耳道滴药，禁忌做腰椎穿刺，严禁从鼻腔吸痰或放置鼻胃管。

三、健康教育

（1）加强营养，限制烟酒及刺激性食物，促进康复。

（2）对有生活自理障碍的患者，做好看护工作，防止意外的发生。

（3）加强安全知识及交通法规的宣传教育，提高患者的安全意识，预防颅脑损伤。

（4）遵医嘱服用抗生素、止血药、止痛药。外伤性癫痫患者，遵医嘱按时服药，症状完全控制后，再坚持服药1～2年，逐步减量后才能停药，不可突然中途停药。不能单独外出、登高、游泳等，防止发生意外。

（5）对脑外伤后遗症患者，做好心理指导。对重度残疾者，做好康复锻炼，如语言、记忆力等方面的训练，提高患者的自理能力及社会适应能力，帮其树立生存的信心。

（6）颅内压增高的患者，应避免剧烈咳嗽、便秘、提拉重物等，防止颅内压骤然增高而引起脑疝。

（7）颅骨骨折达到骨性愈合需要一定时间，线性骨折一般成人需2～5年，小儿需1年。

（8）控制不良情绪，保持心态平稳，避免情绪激动。

（9）颅骨缺损者应避免局部碰撞，以免损伤脑组织，嘱患者在伤后半年左右做颅骨成形术。

第三节　胸部创伤急救护理

胸外伤多由暴力挤压、冲撞、跌倒、坠落、钝器击打所致。主要包括肋骨骨折、损伤性血胸、损伤性气胸等。

一、评估要点

1. 病因评估　受伤的方式和受力点，可提示胸部损伤的类型、部位及程度。一般根据是否穿破壁层胸膜，造成胸腔与外界沟通而分为闭合性损伤和开放性损伤。闭合性损伤多因车祸、高处坠落、暴力挤压或钝器打击胸部所致，高压水浪、气浪冲击肺部则可致肺爆震伤。开放性损伤多因利器、火器、弹片等穿破胸壁造成。

2. 症状体征评估

（1）评估生命体征，重点观察呼吸情况，如呼吸频率、节律，有无反常呼吸及缺氧现象。评估有无胸痛、呼吸困难、咳嗽、咯血、皮下气肿、开放性气胸、张力性气胸、血气胸等。严重的胸部损伤，可伴有休克、急性创伤性呼吸功能衰竭。评估循环情况及有无心包压塞症状。

（2）并发症：肺部、胸腔感染和呼吸窘迫综合征。

二、急救护理

（1）保持气道通畅，及时清除气道分泌物。如为严重的胸外伤、肺挫伤患者，可根据病情给予气管切开。遵医嘱给予吸氧，必要时应用人工呼吸机辅助呼吸。

（2）建立静脉通路并保持输液通畅。控制出血，迅速补充血容量，纠正休克。积极抗感染治疗，有外伤患者及时注射破伤风抗毒素。

（3）镇静止痛。患者疼痛严重时，可遵医嘱给予口服或肌内注射镇痛药物、行肋间神经阻滞、应用镇痛泵。如有肋骨骨折，应给予胸部多头带包扎固定，方法为由下向上，呈叠瓦式固定，以减少胸壁浮动，抑制反常呼吸，并可减轻疼痛。

（4）纠正营养不良，给予高蛋白、高维生素、高热量饮食，诊断不明确或病情危重者暂禁食。嘱患者保持口腔卫生，戒烟戒酒。

（5）变开放性气胸为闭合性气胸，即用无菌敷料加压包扎开放损伤，阻止外界空气通过伤口进入胸腔而压迫心、肺和大血管，危及生命。有血胸、气胸，应及时行胸膜腔穿刺、胸腔闭式引流、剖胸手术或胸腔镜手术探查，开放性胸壁损伤者要紧急手术治疗。

（6）术后密切监测生命体征，观察患者的神志、面色等情况。监测血压：血压增高可能是疼痛、缺氧、输血或输液过快导致；血压下降可能为血容量不足、心功能不全、心律失常等所致。注意监测心率，若持续增快，应查明原因，对症处理。术后应观察创口有无出血、漏气、皮下气肿及胸痛情况。

（7）体位：置患者于半卧位，合并休克者平卧位；全身麻醉（简称全麻）清醒6h后半卧位，注意抬高床头30°左右，减轻局部充血和水肿，同时使膈肌下降，增加肺活量，以利于气体交换和引流。

（8）呼吸治疗：术后继续给予患者鼻导管吸氧至生命体征平稳。协助患者拍背咳痰，指导患者做深呼吸训练，可按压患者胸骨上窝处气管，以刺激咳嗽排痰，必要时给予吸痰。遵医嘱给予雾化吸入，每天2次。训练患者吹气球、使用呼吸训练仪。

（9）胸腔闭式引流的护理：

1）利用重力引流，排出胸腔内的气体和液体，重建胸腔负压使肺复张，平衡压力预防纵隔移位。观察引流液的性质、颜色和量。引流瓶低于胸壁引流口平面60～100cm，禁止高于胸部，水柱上下波动的范围为4～6cm，胸管长度应适中，维持引流系统密封，长管插至液面下3～4cm，接头固定。胸管过短，在患者咳嗽或深呼吸时，胸水可能回流导致感染；过长则可能扭曲，增大气道无效腔，不易引流，从而影响肺复张。注意：患者翻身活动时应防止胸管受压、打折、扭曲、脱出。保持胸管通畅，每15～30min挤压1次。每日更换无菌生理盐水500mL。

2）如每小时引流血量超过200mL，并持续2～3h以上，提示胸腔内有活动性出血，应及时报告医生，积极处理。

3）拔管指标：一般置管48～72h后，肺完全复张，胸部X线显示肺膨胀良好，无漏气，听诊呼吸音清晰，24h引流液量少于50mL、脓液少于

10mL，无气体溢出且引流液颜色变浅，患者无呼吸困难或气促。拔管后用凡士林纱布封闭胸壁伤口，并包扎固定，以防气胸。同时注意观察患者有无胸闷、呼吸困难、皮下气肿、渗液等。拔管后，尽早下床活动。

三、健康教育

(1) 加强对劳动保护、安全生产、遵守交通规则知识的宣传，避免意外损伤的发生。

(2) 文明守法，不打架斗殴。

(3) 指导患者做腹式呼吸及有效咳嗽。咳痰时保护伤口、减轻疼痛：伸开双手，五指合拢，越过中线，双手分别置于患者胸部前后，压紧伤口，待患者咳嗽时稍加用力。

(4) 指导患者早期循序渐进地活动，可在床上活动四肢、抬臀、锻炼患侧肢体。恢复期仍可伴有疼痛，但不影响患侧肩关节功能锻炼，但气胸痊愈期1个月内不宜参加剧烈运动，如打球、跑步、抬举重物等。

(5) 多吃蔬菜、水果，增加粗纤维摄入，保持排便通畅，必要时应用缓泻剂，以防止用力排便而影响通气。忌食辛辣、生冷、油腻食物，以防助湿生痰，多饮水。

(6) 定期复诊，肋骨骨折患者在3个月后应复查胸部X线，以了解骨折愈合情况。出现高热、呼吸困难，应随时就诊。

第四节　腹部创伤急救护理

腹部外伤是较为常见的一种外科急症，临床上常根据腹部皮肤的完整性是否被破坏，分为闭合性和开放性两大类。闭合性创伤误诊、漏诊率高。病情严重程度取决于所涉及的腹腔脏器是否有多发性损伤。

一、评估要点

1. 病因评估　刀、剑等锐器刺伤，枪、弹等火器伤，多导致腹部开放性损伤；高处坠落、撞击、压砸、钝性暴力打击等多造成腹部闭合性损伤；剧烈爆炸引起的气浪或水浪的冲击、跌打、吞食异物（金属类）、接触化学性物质如腐蚀性的强酸、强碱或毒物等，也会造成腹部外伤。评估外伤史，根据致伤因素进行分类。

2. 症状体征评估

（1）单纯腹壁损伤的症状和体征一般较轻，常见为局限性腹壁肿痛和压痛，有时可见皮下瘀斑。

（2）腹痛情况：腹痛呈进行性加重或范围扩大，甚至遍及全腹时，考虑内脏损伤，早期压痛明显处即是受伤脏器所在部位。损伤实质脏器如肝、脾、肾或大血管时，腹痛呈持续性，常导致内脏出血，以致发生失血性休克；损伤空腔脏器如胃、肠、胆囊、膀胱时，其内容物如胃液、肠液、胆汁、尿液等流入腹腔，造成剧烈腹痛，常伴有腹部压痛、反跳痛和肌紧张等腹膜刺激征。但如果患者出现意识障碍、合并多发伤或使用镇痛药物后，腹部症状可不明显。

（3）注意胃肠道变化，有无反射性恶心、呕吐、腹胀、呕血、便血等。

（4）内出血：肝、脾、胰、肾等实质性脏器或大血管损伤时，以腹腔后或腹膜后出血症状为主，表现为面色苍白、脉率加快，甚至发生出血性休克，表现为神情淡漠、面色苍白、脉搏细速、血压下降等。腹腔内脏器损伤，内容物流入其内，可引起腹腔感染，甚至出现感染性休克。

二、急救护理

（1）对开放性腹部损伤，应妥善处理伤口，如伴有腹腔内脏器或组织自腹壁伤口突出时，可用无菌容器覆盖保护，勿强行回纳。对闭合性损伤，应在较短的时间内争取手术探查，以处理破裂的内脏出血、修补损伤的脏器、引流腹腔控制感染。拟行手术者，应及时完成腹部急症手术的术前准备，如备血、备皮、做药物过敏试验、导尿等。

（2）指导患者配合治疗，卧床休息，必要时吸氧，避免不必要地搬动患者，待患者病情稳定后，改为半坐卧位。遵医嘱应用镇痛药物，诊断未明确前禁用吗啡、哌替啶等镇痛药物。留置导尿管并记录24h出入量。禁忌灌肠。

（3）监测生命体征，动态监测红细胞计数、血红蛋白含量和血细胞比容，密切观察有无急性腹膜炎、休克等并发症。

（4）术后引流管护理：给予妥善固定，保持通畅，观察引流液的性状和量，观察有无出血、肠瘘、胆瘘等情况。如引流量较多或有消化道瘘形成，应考虑延长引流时间，按时换药，适时拔管。

（5）禁饮食、胃肠减压。一般术后需禁食及胃肠减压2～3d，通过静脉输液，维持水、电解质平衡和营养补给，对伤情较重、手术较大者，遵医嘱输入全血、血浆、复方氨基酸、白蛋白或脂肪乳等。待肠蠕动恢复、肛门排气后，拔除胃管。胃肠道功能恢复后，及时提供易消化、营养丰富的流质饮食，并逐渐过渡到高蛋白、高热量、高维生素、易消化的普通饮食，以保证能量供给，利于伤口愈合及机体康复。

（6）遵医嘱应用抗生素，直至腹膜炎症状消失，体温恢复正常后考虑停药。

（7）全麻6h内，去枕平卧；术后6h，取半卧位，以利于腹腔引流，减轻腹痛，改善呼吸循环功能。鼓励患者早期下床活动，以减轻腹胀，促进肠蠕动，防止肠粘连。

（8）观察全身状况，保护肝肾功能及机体防御功能，防治并发症。

三、健康教育

（1）加强对劳动保护、安全生产、交通规则知识的宣传，避免意外损伤的发生。

（2）了解和掌握各种急救知识，在发生意外事故时，能进行简单的急救或自救。

（3）发生腹部外伤后，一定要及时去医院进行全面检查，不能因为腹部无伤口、无出血而掉以轻心，延误诊治。

（4）出院后要适当休息，加强锻炼，增加营养，促进康复。

（5）若有腹痛、腹胀、肛门停止排气排便等不适，应及时到医院就诊。

第五节　急腹症急救护理

急腹症（又称急性腹痛）是以突然剧烈腹痛为首要症状的疾病的总称，

具有发病急、进展快、病情重、需要早期诊断和紧急处理的临床特点。

一、评估要点

1. 病因评估　腹腔及其邻近器官的病变，全身的代谢紊乱，以及毒素、神经因素等都可导致急腹症，应以腹痛为重点，评估病史。

2. 症状体征评估

（1）腹痛的特征：包括腹痛的病因、诱因、开始部位、性质、转变过程、程度等。急性阑尾炎患者右下腹痛转为全腹痛往往是合并穿孔的征兆；阵发性绞痛是肠梗阻的表现，当转为剧痛、持续性疼痛时提示肠绞窄、肠坏死的可能。

（2）伴随的症状：体温升高、呕吐频繁、腹胀加重、大便转为血性便及尿量锐减等常常是病情恶化的表现之一，应提高警惕，善于识别。

（3）并发症：肺部感染、左心衰竭、右心衰竭、全心衰竭、血栓、脑出血、肠粘连、肠梗阻、手术切口感染等。

（4）辅助检查：白细胞计数提示有无炎症和中毒；红细胞、血红蛋白可用于判断有无腹腔内出血；尿中大量红细胞提示泌尿系统损伤或结石；尿胆红素阳性提示梗阻性黄疸；疑有急性胰腺炎时，血、尿或腹腔穿刺液淀粉酶明显增高；腹腔脓性穿刺液涂片镜检，革兰氏阴性杆菌常提示继发腹膜炎，溶血性链球菌提示原发性腹膜炎，革兰氏阴性双球菌提示淋菌感染；人绒毛膜促性腺激素（HCG）测定对诊断异位妊娠有帮助。

二、急救护理

（1）严密观察病情变化，监测生命体征。

（2）腹痛的处理：诊断不明者慎用吗啡类镇痛药，以免掩盖病情；明确原因后遵医嘱应用镇痛药物。

（3）非手术治疗：禁食、胃肠减压；维持水、电解质及酸碱平衡，纠正营养失调；适当给予镇静药；密切观察患者的症状、腹部体征、实验室检查的结果。

（4）手术治疗：尽可能对原发病灶做根治性处理，清除腹腔积液、积脓，并合理放置引流管。

（5）饮食与体位：病情较轻者给予流质饮食或半流质饮食，并控制进食量。胃肠减压的患者，胃管拔出、肛门排气后开始进食。一般采取半坐卧位，使腹腔渗液积聚在盆腔，便于吸收或引流，且有利于呼吸、循环功能。合并休克者宜采取中凹卧位或平卧位。

(6) 做好静脉输液通路及各种引流管的护理，注意引流管是否通畅，观察引流物性质和量的变化。

(7) 四禁：禁服泻药、禁止热敷、禁止活动、禁止灌肠，以免增加消化道负担或造成炎症扩散。

(8) 对症护理：缺氧者给予氧疗；呼吸困难者早期机械通气辅助呼吸；合并黄疸者，给予维生素 K 和保肝药物；急性出血坏死性胰腺炎，应及时补钙。

(9) 抗感染：遵医嘱应用抗生素，严格执行给药制度，观察疗效及不良反应。

(10) 抗休克：及时补充水、电解质、维生素、蛋白质，准确记录 24h 出入水量。

三、健康教育

(1) 养成良好的卫生和饮食习惯，戒烟戒酒。

(2) 均衡膳食，少食多餐，禁食刺激性及变质食物。

(3) 积极控制诱因，有溃疡病者，应遵医嘱服药；肠胃功能差者，避免服用阿司匹林、吲哚美辛、皮质类固醇等；胆道疾病和慢性胰腺炎患者，需适当控制油腻饮食；反复发生粘连性肠梗阻者，应当避免暴饮暴食及饱食后剧烈活动；月经不正常者，应及早就医。

(4) 手术患者应该早期下床活动，防止肠粘连。

(5) 劳逸结合，保持良好心态，定期门诊随访，如有不适，及时就诊。

第六节　水、电解质紊乱急救护理

人体内水的容量和分布以及溶解于水的电解质的浓度都是由人体的调节功能加以控制，使细胞内、外液的容量，电解质浓度，渗透压等都能够经常维持在一定范围内，即水、电解质平衡。当这种平衡由于疾病、创伤、感染等侵袭因素或不正确的治疗措施而遭到破坏时，机体无力进行调节，或这种破坏超过了机体可能代偿的程度，便会发生水、电解质紊乱。

一、评估要点

1. 病因评估　了解水、电解质紊乱的程度，寻找并消除原发病因，防止或减少水和电解质的继续丧失，消除导致体液紊乱的根本原因。

（1）高渗性缺水：水、钠同时缺失，但失水多于失钠，血清钠高于150mmol/L。主要病因是摄入水分不足或失水过多，见于高热大量出汗、大面积烧伤暴露疗法、大面积开放性损伤、创面蒸发等。

（2）低渗性缺水：水、钠同时缺失，失钠多于失水，血清钠低于135mmol/L。主要病因是消化道液体大量或长期丢失，只补水不补钠，或使用利尿药等。

（3）等渗性缺水：水、钠等比例丢失，血清钠在135～150mmol/L。主要病因是消化液迅速大量地丢失，见于急性肠梗阻、急性腹膜炎、大面积烧伤早期大量体液渗出时，是外科等渗性脱水最常见的原因。

（4）水中毒：抗利尿激素（ADH）分泌过多或肾脏排水功能低下的患者输入过多的水分时，则可引起水在体内潴留，并伴有包括低钠血症在内的一系列症状和体征，即所谓水中毒。主要病因是ADH分泌过多、肾排水功能不足、摄入水分太多。

（5）低钾血症：血清钾浓度低于3.5mmol/L。主要病因是摄入不足、排泄增加，见于长期禁食、频繁呕吐、胃肠道瘘患者等。

（6）高钾血症：血清钾浓度大于5.5mmol/L。主要病因是钾潴留，见于钾摄入过多，肾小管分泌钾的功能缺陷，细胞内钾释出过多，如酸中毒等。

（7）低镁血症：血清镁浓度低于0.75mmol/L。主要病因是摄入不足、吸收障碍等。镁缺乏者常同时伴有其他微量元素缺乏。

（8）高镁血症：血清镁浓度高于1.25mmol/L。主要病因是摄入过多，肾功能不全，肾排镁减少。

（9）低钙血症：血清蛋白浓度正常时，血钙低于2.25mmol/L。可发生于急性重症胰腺炎、坏死性筋膜炎、消化道瘘和甲状旁腺功能受损的患者。

（10）高钙血症：血清钙浓度高于2.75mmol/L。主要见于甲状旁腺功能亢进，其次为骨转移性癌。

2. 症状体征评估　密切观察生命体征变化，了解体内水、电解质平衡是否紊乱。

（1）高渗性缺水：①轻度脱水。主诉口渴，其他缺水症状、体征均不明显。②中度脱水。口渴更明显，尿少，尿比重高，皮肤弹性差，口唇干燥，眼眶凹陷等，同时伴发运动功能下降，如四肢无力等。③重度缺水。有意识障碍，表现为躁狂、幻觉、谵妄、昏迷等，还可表现为血压下降，甚至休克。

（2）低渗性缺水：①轻度缺钠。血清钠130mmol/L左右，患者自觉疲乏、手足麻木、厌食，尿量正常或增多，尿比重降低。口渴不明显。②中度缺钠。血清钠120mmol/L左右，表现为恶心、呕吐、直立性晕厥、心率加快、脉搏细弱，血压开始下降，浅静脉瘪陷。尿量减少，尿中几乎不含Na^+、Cl^-。③重度缺钠。血清钠110mmol/L左右，常伴有休克，主要表现为严重周围循环衰竭、低血容量性休克、意识障碍、神经肌肉应激性改变。

（3）等渗性缺水：轻中度患者常有口渴、尿少、尿比重高、皮肤弹性差、疲乏、厌食、恶心、呕吐、心率快、脉搏细弱而快、血压上下波动继之下降。重度患者表现为不同类型的意识障碍。

（4）水中毒：主要表现为急性水中毒，常见精神神经症状有凝视、失语、精神错乱、定向失常、嗜睡、烦躁等，并可伴有视神经乳头水肿，严重者发生脑疝而致呼吸、心搏骤停。

（5）低钾血症：最早期表现为肌无力，精神萎靡，反应迟钝，定向力减退，严重者可呈嗜睡、木僵状，肌肉呈迟缓性麻痹。也可表现为传导阻滞或心律失常，严重者可出现心室颤动或心脏停搏于收缩期。易发生高血糖、负氮平衡，还可引起代谢性碱中毒。

（6）高钾血症：主要表现为对心脏和神经系统的毒副作用。患者由兴奋转为抑制状态，表现为神志淡漠、感觉异常、四肢软瘫、腹泻、低血压、皮肤苍白、心动过缓、心律不齐等。

（7）低镁血症：对神经肌肉的影响表现为小束肌纤维收缩、震颤；中枢神经系统出现反应亢进，对声、光反应过强；平滑肌兴奋可致呕吐、腹泻；在心脏导致心律失常；还可引起低钙血症和低钾血症。

（8）高镁血症：表现为嗳气、呕吐、便秘、尿潴留、嗜睡、昏迷、房室传导阻滞、心动过缓、肌肉无力甚至弛缓性麻痹。

（9）低钙血症：表现为手足抽搐、肌肉抽动等。

（10）高钙血症：表现为便秘和多尿。

二、急救护理

1. 去除病因　采取有效的预防措施或遵医嘱积极处理原发病，以减少体液继续丢失。

2. 病情观察

（1）一级护理，绝对卧床休息；测量体温、脉搏、呼吸和血压等生命体征。

（2）准确记录 24h 出入水量；注意观察尿量，每小时尿量少于 30mL 时，及时通知医生。

（3）烦躁不安者，适当给予约束或加床挡，防止坠床。

（4）轻度脱水患者可口服生理盐水，重者遵医嘱给予生理盐水或碳酸氢钠静脉补液。补液原则：先盐后糖，先晶后胶，先快后慢，见尿补钾。遵循定时、定量、定性原则。低渗、等渗脱水时避免大量喝开水，以免加重休克。及时采血化验，防止血钠过高。

（5）轻度缺钾患者，多吃含钾丰富的食物（如橘子原汁、鱼、蘑菇、香蕉等）或口服 10% 氯化钾溶液，重者遵医嘱静脉补钾。补钾时不宜过浓（500mL 液体中不超过 15g 10% 氯化钾溶液）、不宜过快（每小时不超过 1g）、不宜过量（24h 不超过 6g）、不宜过早（每小时尿量在 30mL 以上或每日尿量 700mL 以上方可补钾）。静脉补钾时注意观察病情，发现有高钾血症时立即停止补钾，遵医嘱给予钙剂、碳酸氢钠、胰岛素等应用。

（6）患者四肢抽搐、血钙低于正常时，遵医嘱静脉注射或滴注钙剂，速度宜慢，避免外渗。

（7）遵医嘱严格掌握输液速度，以免输液过多过快而发生肺水肿，或滴速过慢达不到目的。

3. 对症护理

（1）等渗性脱水：寻找并消除原发病因，防止或减少水和钠的继续丧失，并积极补充。

（2）低渗性脱水：积极治疗原发病，静脉滴注高渗盐水或含盐溶液。

(3) 高渗性脱水：尽早去除病因，防止体液继续丢失。鼓励患者多饮水，通过静脉补充非电解质溶液。

(4) 水中毒：轻者只需限制水摄入，严重者除严禁水摄入外，还需静脉滴注高渗盐水，以缓解细胞肿胀和低渗状态。

(5) 低钾血症：寻找和去除引起低钾血症的原因，减少或中止钾的继续丧失，根据缺钾的程度制订补钾计划。

(6) 高钾血症：除积极治疗原发疾病和改善肾功能外，还要立即停用含钾药物，避免进食含钾量高的食物；对抗心律失常；降低血清钾浓度。

(7) 低镁血症：症状轻者可口服镁剂，严重者可自静脉输注硫酸镁溶液。

(8) 高镁血症：立即停用含镁制剂，静脉缓慢注射10%葡萄糖酸钙或10%氯化钙溶液，同时积极纠正酸中毒和缺水，必要时采用透析疗法。

(9) 低钙血症：以处理原发疾病和补钙为原则。

(10) 高钙血症：以处理原发病及促进肾排泄为原则。

三、健康教育

(1) 高温环境作业者和进行高强度体育活动者出汗较多时，应及时补充水分且宜饮用含盐饮料。

(2) 有进食困难、呕吐、腹泻和出血等易导致水、电解质紊乱症状者，应及早就诊治疗。

(3) 长时间禁食者、长期控制饮食摄入者或近期有呕吐、腹泻、胃肠道引流者，应注意及时补钾，以防发生低钾血症。

(4) 肾功能减退者和长期使用留钾利尿药者，应限制含钾食物和药物的摄入，并定期复诊，检测血钾浓度，以防发生高钾血症。

(5) 合理补充微量元素，增加户外活动，补充日光浴，合理膳食。

第七节　酸碱平衡失调急救护理

适宜的体液酸碱度是维持人体组织、细胞正常功能的重要保证。人体在代谢过程中不断产生酸性和碱性物质，使体液中 H^+ 溶液发生改变，机体通过体液中的缓冲系统、肺和肾进行调节，以维持 pH 值在 7.35 ~ 7.45。当体内产生的酸碱物质超过机体的代偿能力，或调节功能发生障碍，平衡状态即被打破，导致酸碱平衡失调。常见的酸碱平衡失调有代谢性酸中毒、代谢性碱中毒、呼吸性酸中毒和呼吸性碱中毒。以上四种类型可单独存在，也可两种以上并存，后者称为混合型酸碱平衡失调。

一、评估要点

1. 病因评估　了解酸碱失调的根本原因，积极处理原发病和消除诱因。

（1）代谢性酸中毒：常见病因有体内有机酸形成过多；肾功能不全，使酸性物质潴留；丧失 HCO_3^-，见于腹泻、肠瘘、胆瘘等。代谢性酸中毒是最为常见的酸碱平衡失调。

（2）代谢性碱中毒：常见病因有酸性胃液丧失过多（如严重呕吐、长期胃肠减压等）、碱性物质摄入过多（如长期服用碱性药物）、缺钾、某些利尿药的作用。

（3）呼吸性酸中毒：常见病因有肺部疾病如哮喘、肺气肿、肺不张，或因呼吸中枢受抑制、呼吸肌麻痹等引起呼吸功能不全，不能充分排出体内存在的二氧化碳（CO_2），致使血液中 H_2CO_3 原发性增多，血液酸度增高。

（4）呼吸性碱中毒：常见病因是因肺泡通气过度，体内生成的 CO_2 排出过多，以致血的 PCO_2 降低，引起低碳酸血症，见于癔症、精神过度紧张、发热、使用呼吸机不当等。

2. 症状体征评估　重点评估代谢性酸中毒、代谢性碱中毒、呼吸性酸中毒、呼吸性碱中毒的临床表现。

（1）代谢性酸中毒：轻者常被原发病的症状所掩盖，重者有疲乏、眩晕、嗜睡，可伴有感觉迟钝或烦躁。最突出的表现是呼吸深而快，呼气中有时带有酮味（烂苹果味）。患者面部潮红，心率加快，血压偏低，可出现神志不清或昏迷。患者有对称性肌张力减退，常伴有严重缺水的一些症状。代谢性酸中毒患者易发生心律不齐、急性肾功能不全和休克等。

（2）代谢性碱中毒：轻者无明显症状；较重者抑制呼吸中枢，患者呼吸浅而慢，出现头昏、烦躁、激动、定向力丧失，甚至嗜睡、谵妄或昏迷。

由于碱中毒时，血清钙减少，可出现手足抽搐等症状，可伴有低钾血症和缺水的临床表现。

(3) 呼吸性酸中毒：患者出现胸闷、呼吸困难、躁动不安等，因缺氧而出现头痛、发绀等；严重时可有血压下降、谵妄、昏迷等。

(4) 呼吸性碱中毒：较重者可有神经肌肉兴奋性增高表现，如肌肉震颤、手足麻木、抽搐等。有时可有头昏、晕厥、表情淡漠或意识障碍，呼吸初期加快，随后浅慢或不规则。

二、急救护理

1. 纠正病因　积极纠正及治疗引起酸碱平衡失调的病因，绝对卧床休息。

2. 病情观察

(1) 严密观察生命体征，观察有无呼吸浅快、脉搏细速、心率增快、脉压减小 <20mmHg、收缩压 <90mmHg 或较前下降 20 ~ 30mmHg、血氧饱和度下降等表现。

(2) 严密观察患者的意识状态（意识状态反映大脑组织血液灌注情况），瞳孔大小和对光反射，是否有兴奋、烦躁不安或神志淡漠、反应迟钝、昏迷等表现。

(3) 密切观察患者皮肤颜色、色泽，有无出汗、苍白、皮肤湿冷、花斑、发绀等表现，了解有无休克等并发症出现。

(4) 观察中心静脉压（CVP）的变化。

(5) 严密观察每小时尿量，是否 <30mL，同时注意尿比重的变化。

(6) 注意观察电解质、血常规、血气分析、凝血功能及肝肾功能等检查结果的变化，以了解患者其他重要脏器的功能，了解有无并发症，如低钾血症、高钾血症等。

(7) 密切观察用药治疗后的效果及不良反应。

3. 对症护理

(1) 代谢性酸中毒：纠正高热、腹泻、缺水、休克，积极改善肾功能，保证足够的热量供应，避免因脂肪分解而产生酮体增多。轻度者血浆 HCO_3^- 在 16 ~ 18mmol/L 时，只要消除病因，代谢性酸中毒就可以自行纠正；中、重度者须补充碱中和体内积聚酸，在用药后 2 ~ 4h 复查动脉血气及血浆电解质浓度，根据测定结果边观察边调整，逐步纠正酸中毒。

（2）代谢性碱中毒：积极治疗原发病，恢复血容量，纠正 Ca^{2+}、K^{+}不足，严重时补充酸性溶液，注意滴速，以免造成溶血等不良反应。

（3）呼吸性酸中毒：解除气道梗阻，恢复或改善通气功能，鼓励患者深呼吸，合理吸氧，促进排痰，采用体位引流、雾化吸入等辅助措施，必要时行气管插管或气管切开术。合理使用抗生素控制感染。

（4）呼吸性碱中毒：处理痉挛抽搐，密切观察，注意防护，防止受伤。遵医嘱使用钙剂，手足抽搐时用10%葡萄糖酸钙溶液10mL等量稀释后，缓慢静脉注射。

三、健康教育

（1）告知患者应积极预防和治疗导致酸碱代谢失衡的原发疾病及诱因。

（2）注意饮食卫生，防止出现呕吐、腹泻、感染、饥饿等导致代谢性酸碱平衡失调的诱发因素。

（3）告知患者若在原有疾病的基础上出现呼吸改变、精神状态改变等，应及时到医院就诊。

第八节　休克急救护理

休克是指机体受到强烈致病因素侵袭后，有效循环血容量锐减、组织血液灌注不足所引起的以微循环障碍、代谢障碍和细胞受损为特征的病理性症候群，是严重的全身性应激反应。此时，机体处于细胞缺氧和全身重要器官功能障碍的状态。

一、评估要点

1. 病因评估　了解休克的原因，根据不同的病因采取相应的治疗措施，评估有无因此而导致的微循环障碍、代谢改变及内脏器官继发性损害等。

（1）低血容量性休克：常因大量出血或体液积聚在组织间隙导致有效循环血量减少所致。如大血管破裂或脏器（肝、脾）破裂出血，或各种损伤（骨折、挤压综合征）及大手术引起血液及血浆同时丢失。前者为失血性休克，后者为创伤性休克。见于严重创伤、大出血、严重呕吐、严重腹泻、严重烧伤等。

（2）心源性休克：主要由心功能不全引起的，见于急性心肌梗死、严重心肌炎、心包压塞等。

（3）梗阻性休克：见于心脏压塞、张力性气胸、肺栓塞等。

（4）感染性休克：多由严重感染、体内毒性物质吸收等所致。

（5）过敏性休克：系对药物或免疫血清等过敏而引起。

（6）神经源性休克：见于外伤骨折、剧烈疼痛和脊髓麻醉过深等。

2. 症状体征评估　休克早期体征是体内各种代偿功能发挥作用的结果，晚期体征则是器官功能逐渐衰竭的结果。

（1）临床休克分期：

1）第一期（代偿性休克期）：患者神志清醒，但可有烦躁不安、恶心、呕吐，脉搏细速，收缩压正常或偏低，舒张压轻度升高，脉压减小。因外周血管收缩，面部皮肤苍白，口唇和甲床发绀，毛细血管充盈时间延长，肢体湿冷，出冷汗，尿量减少。此时体内各种代偿与防御机制正在积极发挥作用，如及时发现并给予有效治疗，则可使病情好转，否则将进一步恶化，进入失代偿期。

2）第二期（失代偿性休克期）：代偿机制已不能补偿血流动力学紊乱，患者出现重要器官灌注不足的临床表现，如乏力、表情淡漠、反应迟钝、脉搏细速、呼吸表浅、皮肤湿冷、肢端青紫，收缩压下降至60～80mmHg，脉压减小，表浅静脉萎陷，每小时尿量少于20mL，严重时可陷入昏迷状态，呼吸急促，收缩压低于60mmHg，无尿。此时若不积极救治，将发展为不可逆性休克。

3）第三期（不可逆性休克期）：过度和持续的组织灌注减少将导致弥散性血管内凝血（DIC）的发生和多器官损害，引起出血倾向和心、脑、肾、肺等重要器官功能障碍的临床表现，甚至进一步发展为多器官功能衰竭而死亡。

（2）不同类型休克的特征性症状：

1）低血容量性休克：外周静脉塌陷，脉压减小，血流动力学改变，中心静脉压和肺毛细血管楔压降低，心排血量减少，外周血管阻力增加。

2）心源性休克：有血流动力学改变，心排血量减少，中心静脉压和肺毛细血管楔压升高，外周血管阻力增加。

3）梗阻性休克：肺栓塞时出现剧烈胸痛、呼吸困难、颈静脉怒张、肝脾大及压痛等；心包压塞患者可出现奇脉，听诊心音遥远。

4）感染性休克：有发热、寒战；早期四肢皮肤温暖，血压正常或偏高，心动过速；晚期四肢皮肤湿冷，血压下降。

5）过敏性休克：接触某种过敏原后迅速发生呼吸困难、皮肤红肿或发绀、心动过速和低血压等。

6）神经源性休克：由于剧烈的神经刺激引起血管活性物质释放，血管调节功能异常，外周血管扩张，从而导致有效循环血量减少，组织器官灌注不良及功能受损。

二、急救护理

1. 病情观察

（1）严密观察生命体征的变化，观察有无呼吸浅快、脉搏细速、心率增快、脉压减小＜20mmHg、收缩压＜90mmHg 或较前下降 20～30mmHg、氧饱和度下降等表现。

（2）严密观察患者的意识状态，瞳孔大小和对光反射，是否有兴奋、烦躁不安或神志淡漠、反应迟钝、昏迷等表现。

（3）密切观察患者皮肤颜色、色泽，有无出汗、苍白、皮肤湿冷、花斑、发绀等表现。

（4）观察中心静脉压（CVP）的变化。

（5）严密观察每小时尿量，是否＜30mL，同时注意尿比重的变化。

（6）注意观察电解质、血常规、血气分析、凝血功能及肝肾功能等检查结果的变化，以了解患者其他重要脏器的功能。

（7）密切观察用药治疗后的效果及不良反应。

2. 对症护理

（1）体位：去枕平卧，取床头抬高 10°～20°、床尾抬高 20°～30°的中凹体位，保持患者安静，在患者血压不稳定的情况下不能随意搬动患者。心力衰竭或存在肺水肿者可采用半卧或端坐位。

（2）供氧：保持气道通畅，高流量（6～8L/min）供氧，及时清除口、鼻、气道分泌物，避免误吸。对于昏迷并呼吸衰竭患者，配合医生行气管插管或气管切开术，做好人工气道的护理。

（3）建立静脉通路：补液是抗休克的基本治疗手段，应尽快建立静脉通路；外周静脉萎陷穿刺困难者可选择外周大静脉穿刺置管、静脉切开甚至中心静脉置管等；必要时行血流动力学监测以指导补液治疗。保持静脉通路通畅，并妥善固定，防止休克初期患者躁动而意外拔管。

（4）补充血容量：血容量的补充应以能够维持心脏适当的前、后负荷为度，可根据临床指标（意识、血压、心率、尿量等）和 CVP 逐步输入晶体溶液，应注意防止输液过多过快而诱发医源性心力衰竭。在休克治疗后期，循环状态逐渐稳定后，常易发生补液过量导致容量负荷过重，出现肺水肿，应及时给予利尿、脱水治疗。创伤及大出血的患者应尽快止血，并遵医嘱尽早输入血制品。注意配伍禁忌、药物浓度及滴速，用药后要及时记录药物疗效。

（5）纠正酸碱平衡失调及电解质紊乱：应及时发现各种酸碱平衡失调及电解质紊乱并尽快纠正。休克时代谢性酸中毒最常见，若改善通气及补足血容量后休克症状缓解不明显时，可给予 100～250mL 碳酸氢钠溶液静脉滴注。

3. 药物护理　遵医嘱给予多巴胺、去甲肾上腺素、间羟胺、肾上腺素等药物应用。足量输液后血压仍不稳定，或休克症状无缓解、血压继续下降者，应使用血管活性药物，其目的在于通过正性肌力作用增加心排血量，通过选择性缩血管作用增加重要脏器的血流量。保持血压于（110～130）/（60～80）mmHg 较适宜，过高可增加心肌氧耗及心脏负荷，应注意避免。用药过程中注意防止药物外渗。

4. 患者护理　保持病室环境安静，温湿度适宜。加强对患者的保温，休克患者体表温度多有降低，应给予加盖棉被、毛毯等措施保暖，禁用热水袋、电热毯等方法，避免烫伤。体温过高时要采取适当措施降温。

三、健康教育

（1）创造安静、舒适的环境，减轻患者及其家属的紧张、焦虑情绪。

（2）过敏性休克因其机制不同，其临床表现亦不相同，临床症状有轻有重。应尽量避免接触易引起过敏的物质，及早到医院诊治，找出致病原因，对症治疗，以绝后患。

（3）绝对卧床，减少活动，积极防治感染。

第九节　急性弥散性血管内凝血急救护理

弥散性血管内凝血（DIC）是由多种致病因素激活机体的凝血系统，导致机体弥散性微血栓形成，凝血因子大量消耗并继发纤溶亢进，从而引起全身性出血、微循环障碍乃至多器官功能衰竭的一种临床综合征。

一、评估要点

1. 病因评估　既往有无感染性疾病、恶性肿瘤、手术及创伤、医源性因素、各种原因引起的休克、输血及输液反应、全身各系统疾病等。

2. 症状体征评估

（1）出血倾向：发生率为84% ~95%，观察出血症状、出血部位、出血量。出血具有突发性、自发性、多发性、广泛性、持续性，多见于皮肤、黏膜、伤口及穿刺部位，伤口和注射部位渗血可呈大片瘀斑。严重者可有内脏出血，如咯血、呕血、尿血、便血、阴道出血，甚至颅内出血而致死。休克程度与出血量不成比例。

（2）严密观察病情变化及生命体征，观察尿量、尿色变化。记录24h出入水量，及时发现休克或重要器官功能衰竭。观察有无皮肤黏膜和重要器官栓塞的症状和体征，如肺栓塞表现为突然呼吸困难、咯血；脑栓塞引起头痛、抽搐、昏迷等；肾栓塞可出现腰痛、血尿、少尿或无尿，甚至发生急性肾衰竭；胃肠黏膜出血、坏死可引起消化道出血；皮肤栓塞可出现手指、足趾、鼻、颈、耳部发绀，甚至引起皮肤干性坏死等。持续、多部位的出血或渗血是DIC的特征，出血加重常提示病情进展或恶化，反之可视为病情有效控制。

（3）精神及意识状态：有无嗜睡、表情淡漠、意识模糊、昏迷等。

（4）观察实验室检查结果，如红细胞计数、凝血酶原时间（PT）、血小板计数、血常规等。

二、急救护理

1. 一般护理

（1）绝对卧床休息，根据病情采取合适体位。保持病室环境安静、清洁，注意保暖，对意识障碍者应采取保护性措施，防止发生意外。

（2）保持气道通畅，给予氧气吸入，改善缺氧症状。

2. 对症护理

（1）出血时，护理人员应密切观察出血倾向，限制侵入性治疗，以免加重出血；静脉穿刺、骨髓检查等侵入性穿刺后，局部按压至出血停止为止；减轻血压袖带或衣服的紧束，选择柔软衣物。

（2）尽快给予静脉输液，建立静脉双通道。

3. 用药护理　熟悉 DIC 救治过程中各种常用药物的名称、给药方法、主要不良反应及其预防和处理，遵医嘱正确配置和应用有关药物，尤其是抗凝药物，严密观察治疗效果，注意观察患者的出血情况，监测凝血时间等实验室各项指标，随时遵医嘱调整剂量，预防不良反应。

4. 实验室检查　这是 DIC 救治的重要的环节，因实验室检查的结果可为 DIC 的临床诊断、病情分析、治疗及预后判断提供极其重要的依据。应正确、及时采集和送检各种标本，关注检查结果，及时报告医生。

5. 饮食护理　根据基础疾病选择饮食，选择高蛋白、高热量、高维生素、易消化的饮食，消化道出血时应酌情给予冷流质饮食或禁食。

三、健康教育

（1）向患者及其家属解释疾病发生的原因、主要临床表现、治疗方法及预后等，以取得配合。

（2）向患者及其家属解释反复进行实验室检查的重要性和必要性，特殊治疗的目的、意义及不良反应。

第十节　高热急救护理

高热是指体温超过 39℃。根据致热源的性质和来源不同，常分为感染性和非感染性两大类。感染性高热以细菌引起的最多见，病毒次之。非感染性高热则多见于结缔组织病和肿瘤，其次为中枢性高热、中暑。

一、评估要点

1. 病因评估

（1）季节：高热性疾病有较强的季节性，如胃肠道感染、乙型脑炎、疟疾夏季多见，而呼吸道感染以冬、春季发病率高。

（2）流行病学史：是否到过流行疫区，有无接触过传染病患者。

2. 症状体征评估

（1）热型：

1）稽留热：体温维持在38～40℃或以上，持续数天或数周，每天体温上下波动不超过1℃。见于肺炎、伤寒等。

2）间歇热：高热与无热交替出现。常见于疟疾、肾盂肾炎和淋巴瘤。

3）弛张热：体温超过39℃，波动幅度大，体温上下波动在2℃以上。见于败血症、风湿热、心内膜炎等。

4）不规则热：发热无规律。常见于癌性发热、流行性感冒、支气管肺炎等。

（2）伴随症状和体征：常见寒战、结膜充血、单纯疱疹、淋巴结肿大、肝脾大、出血、关节肿痛、皮疹、昏迷。

二、急救护理

1. 一般护理　要求患者绝对卧床休息。

2. 病情观察

（1）密切观察生命体征，监测体温，必要时测量肛温。观察降温效果及患者反应，当体温骤降至36℃以下时，停止降温并酌情保暖，注意观察有无大汗、血压下降等现象，避免体温骤降发生虚脱，尤其是对年老体弱及心、肾疾病患者。

（2）观察高热的伴随症状及严重程度，监测呼吸、脉搏和血压。

（3）观察神经系统症状，有无意识障碍、昏迷、惊厥等。

（4）观察有无皮疹及皮疹的形状、颜色、分布、出疹日期、出疹顺序及特点，有无出血点、紫癜。

3. 对症护理

（1）病因治疗：高热急救的关键是积极针对病因进行抢救。如病因不明确，应慎用退热药和抗生素，以免掩盖病情，延误急救时机。

（2）遵医嘱合理选用退热药物：首选对乙酰氨基酚，严格遵循适应证和用法，忌用于有肝脏疾病或肝移植患者，避免肝脏损害；次选阿司匹林，但应注意避免酒后服用，以免加重对胃黏膜的刺激，导致胃出血，另外哮喘患者避免使用，因有加重哮喘和过敏反应的危险；对阿司匹林过敏及有溃疡病、肾功能不全和出血性疾病的患者慎用布洛芬。

（3）物理降温：冰帽、冰袋、冰毯、温水或酒精擦浴。用温热水擦浴时应防止发生寒战。中暑患者用冷水擦浴。

（4）纠正电解质紊乱，高热惊厥或谵妄患者可用镇静药。

（5）检查：血常规、尿常规、红细胞沉降率或C反应蛋白、风湿系列（包括抗核抗体、类风湿因子、双链DNA等）、血培养（使用抗生素前）、病毒系列（血、各种体液标本中病毒特异性IgM和检测病毒抗原等）、胸部X线平片、超声检查（心脏和腹部脏器）、腹部CT。体格检查及相应的辅助检查可明确发热原因。

4. 饮食护理　给予高蛋白、高热量、高维生素易消化的流质或半流质饮食。鼓励患者多饮水，每日不少于3 000mL。不能进食者遵医嘱给予静脉输液或鼻饲。

5. 安全护理　对谵妄、烦躁不安、昏迷的患者应加床挡或约束带，以防坠床。

6. 其他护理

（1）对老年患者出现持续高热时，应慎用解热镇痛药，降温的同时补充体液极为重要。

（2）对高热原因待查，疑似传染病者，先行一般隔离，确诊后再按传染病处理。

三、健康教育

（1）注意及时增减衣物，预防上呼吸道感染。

（2）日常要加强体育锻炼，增强机体免疫力。

（3）日常增加水的摄入，多食蔬菜、水果。

第十一节 昏迷急救护理

昏迷是最严重的意识障碍，表现为意识完全丧失，对外界刺激不能做出有意识的反应，随意运动消失，生理反射减弱或消失，出现病理反射，是急诊科常见的急症之一，死亡率高，应及时做出判断和处理。

一、评估要点

1. 病因评估　了解昏迷起病的缓急及发病过程。了解昏迷是否为首发症状，若是病程中出现，则应了解昏迷前有何病症；有无外伤史；有无中毒等原因。病因可分为原发性和继发性，原发性脑损伤常见于脑血管疾病、颅内占位性病变等。继发性脑损伤常见于呼吸系统疾病（肺性脑病）、消化系统疾病（肝性脑病）等。

2. 症状体征评估　重点评估患者的生命体征、瞳孔、血氧饱和度等，密切观察有无并发症等发生，如肺部感染、尿路感染、压疮、口腔感染等。根据格拉斯格昏迷评分法（GCS）及反应程度，了解昏迷程度。

（1）浅昏迷：患者随意运动丧失，仅对强烈的疼痛刺激有肢体简单的防御性运动和呻吟伴痛苦表情，各种生理反射如吞咽反射、咳嗽反射、瞳孔对光反射、角膜反射等存在，生命体征无明显变化。

（2）中昏迷：对周围事物及各种刺激全无反应，对激烈刺激全无反应，对剧烈刺激偶可出现防御反应，各种生理反射均减弱，生命体征有所变化，大小便潴留或失禁。

（3）深昏迷：全身肌肉松弛，对周围事物及各种刺激全无反应，各种生理反射均消失，呼吸不规则，血压下降，大小便失禁。

二、急救护理

1. 病情观察

（1）严密观察生命体征、瞳孔大小及对光反射。

（2）根据 GCS 及反应程度，评估昏迷程度，发现变化，立即报告医生。

（3）观察患者水、电解质的平衡情况，记录 24h 出入水量，为补液提供依据。

（4）检查患者粪便，观察有无潜血阳性反应。

2. 对症护理

（1）平卧位头偏向一侧，及时清除气道内分泌物，给予吸氧、吸痰，保持气道通畅，必要时给予气管切开或气管插管，行人工辅助通气。抬高床头30°～40°或取半卧位，以促进脑功能恢复。

（2）保持静脉输液通畅，维持有效循环。

（3）检查：血、尿、粪常规，血糖，电解质，心电图，必要时做其他检查，如血气分析、头颅CT、X线片、B超、脑脊液检查等。

（4）对症治疗：如颅内压高者给予降颅内压药物，必要时行颅内穿刺引流等。预防感染，控制高血压及高热，控制抽搐。纠正水、电解质紊乱，维持体内酸碱平衡，补充营养。

（5）饮食护理：应给予患者高热量、易消化的流质饮食，不能吞咽者给予鼻饲。

（6）加强基础护理：每日进行口腔护理。躁动者应加床挡，适当给予约束带约束，必要时放置牙垫，防止舌后坠、舌咬伤。妥善固定各类管道，避免脱出。保持肢体功能位。

（7）预防烫伤：长期昏迷的患者末梢循环较差，尤其是冬季，手、脚较凉，避免使用热水袋保暖，以免发生烫伤。

（8）预防泌尿系统感染，保持大小便通畅：患者如能自行排尿，要及时更换尿湿的衣服、床单、被褥、隔尿垫；如患者留置导尿管，应注意定时给予会阴部清洗、消毒，导尿管要定期更换。帮助患者翻身时，不可将尿袋抬至高于患者膀胱，以免尿液反流造成泌尿系统感染。

（9）患者眼睑不能闭合时，定时用生理盐水擦洗眼部，用眼药膏或凡士林纱布保护角膜，预防角膜干燥及炎症。

三、健康教育

（1）做好患者家属的心理护理，使其协助配合治疗，指导患者家属对患者进行相应的意识恢复训练，帮助患者肢体被动活动与按摩。

（2）患者意识恢复后，应给予其情感支持，避免其情绪激动，以免造成心肌耗氧量增加。鼓励患者进行适度的体力活动，避免饱餐，防止便秘，坚持服药，定期复查；改变不良的生活方式，提高生活质量，防止疾病复发。

第十二节　电击伤急救护理

电击伤是指一定强度的电流通过人体所引起的机体组织不同程度的损伤或器官功能障碍，甚至死亡，俗称触电。

一、评估要点

1. 病因评估　了解触电原因，常见于违反用电操作规范及暴风、地震、火灾、雷击时意外触电。判断触电经过，包括时间、地点、电源情况。

2. 症状体征评估

（1）全身症状：

1）轻型：出现头晕、心悸、面色苍白、口唇发绀、惊恐、四肢无力、接触部位肌肉抽搐及疼痛、呼吸和脉搏加快，严重者可出现晕厥、短暂意识丧失，一般都能恢复。

2）重型：出现持续抽搐、呼吸不规则、各种内脏损伤、严重的心律失常或昏迷等。严重者发生心室颤动或心搏、呼吸骤停，如不及时抢救，可致死亡。

（2）局部症状：

1）低电压所致的烧伤：触电时间短者烧伤面小，直径0.5～2cm，呈椭圆形或圆形，焦黄或灰白色，干燥，边缘整齐，常有进出口，与健康皮肤分界清楚。一般不损伤内脏，截肢率低。

2）高电压所致的烧伤：常有一处进口和多处出口，创面不大，但可深达肌肉、神经、血管，甚至骨骼，进口处的创面比出口处严重，肌肉组织常呈夹心性坏死，可引起继发性出血或组织的继发性坏死，严重者可并发肾衰竭。

（3）并发症：短期精神异常、心律失常、肢体瘫痪、继发性出血或血供障碍、局部组织坏死继发感染、高钾血症、酸中毒、急性肾衰竭、周围神经病、永久性失明或耳聋、内脏破裂或穿孔等。

(4) 辅助检查：早期可出现肌酸磷酸激酶及其同工酶、乳酸脱氢酶、谷丙转氨酶（GPT）的活性增高，尿液红褐色为肌红蛋白尿。心电图检查常表现为心律失常，常见心室纤颤，传导阻滞或房性、室性期前收缩等。

二、急救护理

(1) 帮助患者脱离触电环境，关闭电源或拔掉插座，用干燥的木棒、竹竿等绝缘物挑开电线，必要时剪断电线，妥善处理电线断端，拉开触电者，并做好自我保护措施。

(2) 严密观察生命体征及病情变化，持续心电监护。若出现呼吸、心搏骤停，给予心肺复苏术及时抢救。心室颤动者，给予电除颤。遵医嘱应用药物，如盐酸肾上腺素 1～5mg 静脉注射或气管内滴入，如无效，可每 5min 注射一次；利多卡因，心室颤动时首次用量 1mg/kg，稀释后缓慢静脉注射，必要时 10min 后再注射 0.5mg/kg，总量不超过 3mg/kg。

(3) 保持气道通畅，及时清除气道分泌物，高流量吸氧，6～8L/min。必要时行气管插管，呼吸机辅助呼吸，维持有效通气。

(4) 建立静脉通路，积极抗休克治疗，给予 5% 碳酸氢钠静脉滴注，维持酸碱平衡，纠正水、电解质紊乱。

(5) 早期遵医嘱应用利尿药，并注意碱化尿液，积极防治肾衰竭。监测尿量，准确记录。如已发生肾衰竭，可采用血液透析或腹膜透析治疗。

(6) 给患者头戴冰帽，降低脑代谢，改善脑缺氧，必要时行高压氧治疗，遵医嘱应用甘露醇、激素等药物，防治脑水肿。

(7) 创面用消毒液冲洗后，用无菌敷料覆盖。及时行焦痂及筋膜切开减压术，给予深部组织探查、清创及创面覆盖。由于电击伤创面深，注意防治感染，特别是厌氧菌如破伤风和气性坏疽的感染，必要时给予抗生素、破伤风抗毒素等药物应用。电击伤肢体应制动，防止出血及血栓脱落，并观察患肢有无血液循环障碍及肿胀。对合并骨折、内脏损伤、软组织损伤的患者，给予相应的急救措施。

三、健康教育

(1) 大力宣传安全用电知识和触电现场抢救方法。

(2) 定期对线路和电气设备进行检查和维修，避免带电操作。

（3）雷雨天气切忌在田野中行走或在大树下躲雨。高压电周围要有明显标识。

（4）救火时先切断电源，不可用湿手触摸电源。

（5）电击伤截肢后的患者常出现幻肢痛，可用弹力绷带包扎残肢，或应用电频疗法、微波治疗，一般一年后幻肢痛可消除。

（6）保护伤口、残肢清洁干燥，预防感染。伤口愈合后每日用中性肥皂水清洗残肢，条件允许时可给残肢涂抹护手霜。

（7）早期进行康复功能锻炼。

第十三节　溺水急救护理

溺水是指人淹没于水（包括其他液体）中，气道被水、泥沙、杂草等杂质堵塞，引起换气功能障碍，发生反射性喉头痉挛而缺氧、窒息，造成血流动力学及血液生化改变的状态。严重者如抢救不及时，可导致呼吸、心搏骤停而死亡。根据发生机制，分为干性淹溺和湿性淹溺。根据吸入水分的性质不同，分为海水溺水和淡水溺水。

一、评估要点

1. 病因评估　评估淹溺史，询问陪护人员溺水者溺水的时间、地点及水源性质、溺水者的心理状态及情绪变化等。干性淹溺是指入水后，因受到强烈刺激（惊恐、骤然寒冷等），发生喉头痉挛导致窒息，气道及肺泡很少或无水吸入。湿性淹溺是指入水后，喉部肌肉松弛，大量水被吸入气道及肺泡而发生窒息。

2. 症状体征评估

（1）有无面部发绀及肿胀、眼结膜充血、四肢厥冷、寒战、神志不清，严重者或出现昏迷，急性肺水肿，肾衰竭，呼吸、心搏微弱或停止。注意口、鼻、眼内有无泥沙等异物堵塞，并评估心、肺与腹部情况。检查身体有无硬物碰撞痕迹，有无外伤。

（2）并发症：肺水肿、肺炎、脑水肿、电解质紊乱、休克、肾衰竭或心力衰竭等。

(3) 辅助检查:

1) 动脉血气分析: 低氧血症、高碳酸血症、呼吸性酸中毒合并代谢性酸中毒。淡水溺水者: 低钠血症、低氯血症、高钾血症。海水溺水者: 高钠血症、高氯血症、高钙血症、高镁血症。

2) 尿常规: 血红蛋白阳性。

3) 肺部 X 线: 肺不张、肺水肿的表现, 肺野中大小不等的絮状渗出或炎症改变。

二、急救护理

(1) 立即清除患者口、鼻、咽腔及胃内的水和泥沙等污物, 可用膝顶法、肩顶法、抱腹法。保持气道通畅。吸氧, 必要时行气管插管术, 或采用机械通气, 改善气体交换, 纠正缺氧。尽早实施经支气管镜灌洗。

(2) 恢复有效循环。对有呼吸、心搏骤停者, 立即行心肺复苏术。心室颤动者, 给予电除颤。

(3) 严密观察病情变化, 观察患者的神志、呼吸频率及深度, 判断呼吸困难程度。监测尿的颜色及量。

(4) 建立静脉通道, 严格控制输液速度。淡水溺水者应从小剂量、慢速滴入开始, 防止短时间内进入大量液体, 加重血液稀释和肺水肿。海水溺水者出现血液浓缩症状时应及时给予 5% 葡萄糖和血浆等输入, 切勿输入生理盐水。纠正淡水溺水引起的溶血与贫血, 补充血细胞或全血。

(5) 对症处理: 急性肺水肿, 采取加压给氧, 以减少肺泡内毛细血管渗出液的产生, 给予 40% ~50% 酒精湿化吸氧, 以降低肺泡内泡沫的表面张力, 迅速改善缺氧状况。根据情况选用强心、利尿、扩血管药物, 纠正血容量。防治脑水肿可使用甘露醇、利尿药。有条件者可行高压氧治疗。

(6) 加强基础护理, 注意保暖, 给予营养支持。患者处于昏迷状态时, 应注意为其翻身、拍背, 及时清除其口、鼻、咽腔内分泌物, 严防分泌物倒流引起或加重吸入性肺炎, 并适时应用抗生素。

三、健康教育

(1) 加强对游泳水域的管理, 加强对游泳卫生常识的宣教。

（2）严格体格检查，潜水作业者应严格按照有关规定，防止过劳、工作时间过长。

（3）加强对溺水抢救知识的宣教，对溺水者及时救护，措施合理，提高抢救成功率。

（4）溺水者，特别是危重患者，常会有身心方面的较大创伤，应指导患者摆脱不安、恐惧、畏水等情绪，促进康复。

（5）对于自杀的患者，应引导其树立正确的人生观。

第十四节　中暑急救护理

中暑是指高温或烈日曝晒等引起体温调节功能紊乱，导致体热平衡失调，水、电解质代谢紊乱或脑组织细胞受损产生的一组急性临床综合征。分为先兆中暑、轻症中暑、重症中暑。重症中暑又分为热痉挛、热衰竭、热射病。

一、评估要点

1. 病因评估　评估患者中暑的环境，合理判断属于何种类型，对症处理。

2. 症状体征评估

（1）先兆中暑：主要表现为大量出汗、口渴、胸闷、心悸、恶心、全身疲乏、四肢无力、注意力不集中、动作不协调、体温正常或略高（37.5℃以下）。如能脱离高温环境，稍稍休息，补充适量水和盐后，短时间内即可恢复。

（2）轻症中暑：体温在38℃以上，表现为面色潮红、皮肤灼热、胸闷等，不能继续劳动。有早期周围循环衰竭的表现，如面色苍白、皮肤湿冷、血压下降、脉搏细速、大量出汗。此时如能及时处理，可在数小时内恢复正常。

（3）重症中暑：

1）热痉挛：多见于健康青壮年。大多发生在强体力劳动大量排汗后，大量饮水而又未补充钠盐时，可引起短暂、间歇、对称性四肢骨骼肌的疼痛性痉挛，尤以腓肠肌多见，亦可波及腹直肌、肠道平滑肌、膈肌。多数可自行缓解，体温正常或低热。

2）热衰竭：此型最常见，多见于老年人、儿童和慢性病患者。主要表现为起病急、眩晕、头痛、突然晕倒、面色苍白、皮肤冷汗、脉搏细弱、血压稍低、脉压正常、呼吸浅快。失水明显者表现为口渴、虚弱、烦躁，甚至手足抽搐、共济失调。失盐明显者表现为软弱乏力、头痛、恶心、呕吐、腹泻、肌肉痛性痉挛、体温无明显变化。

3）热射病：是致命性急症，又称中暑高热。以高热、无汗、意识障碍“三联征”为典型表现。多见于老年人及慢性病患者。早期表现为头痛、头昏、全身乏力、多汗，不久体温迅速升高，可达40℃以上，继而颜面灼热潮红，皮肤干燥无汗，呼吸快而弱，脉搏细速，神志逐渐模糊，谵妄、昏迷、惊厥。严重者可出现弥散性血管内凝血（DIC）、肺水肿、脑水肿、心功能不全、肝肾损害等并发症。

（4）并发症：脑水肿、呼吸衰竭、心力衰竭、急性肾衰竭等。

（5）辅助检查：

1）血常规检查：白细胞升高，尤以中性粒细胞为主。

2）血生化：血尿素氮（BUN）、血肌酐（Cr）升高，高钾、低氯、低钠。

3）尿常规：尿蛋白、血尿、管型尿。

二、急救护理

（1）立即将患者安置在阴凉通风处休息或静卧。可采用空调、室内置冰块等方法，使环境温度降至20～25℃。

（2）严密观察生命体征，注意观察体温、脉搏、呼吸和血压的变化。迅速降温，如头戴冰帽或头部放置冰袋，腋窝、腹股沟等大血管分布区放置冰袋或化学制冷袋，用冷水、40%～50%酒精全身擦浴。冰水浴：将患者浸浴在4℃冷水中，并不断按摩四肢皮肤，使血管扩张，促进散热。年老体弱者，降温宜缓慢，不宜冰浴，以防心力衰竭。每10～15min测肛温一次，肛温降至38℃左右时应停止降温，并注意防止体温复升。必要时给予药物降温，氯丙嗪是调节体温中枢、协助降温的常用药物，用药后动态观察血压。

（3）保持气道通畅，及时清除气道分泌物，呼吸困难时给予高流量氧气吸入，呼吸衰竭时给予呼吸中枢兴奋剂，呼吸停止时立即行人工呼吸、气管插管或呼吸机辅助呼吸。

（4）鼓励患者多喝水，口服凉盐水或清凉含盐饮料。遵医嘱补充液体，保持水、电解质及酸碱平衡。有周围循环衰竭者应静脉补充生理盐水、葡萄糖溶液和氯化钾。一般患者经治疗后30min至数小时即可恢复。静脉输液时控制滴速，不宜过多过快，以防发生心力衰竭。

（5）对于烦躁不安或抽搐频繁者，给予镇静药。做好安全防护，防止患者舌咬伤或其他自伤行为；昏迷、药物降温者，定时翻身，保持床铺干燥、平整，预防压疮。

（6）对有脑水肿征象或尿少者，遵医嘱快速静脉滴注脱水药；休克者用升压药；心力衰竭者用洋地黄；肾衰竭者给予血液透析。

三、健康教育

（1）暑热季节要加强防暑宣传教育。改善年老体弱者、慢性病患者及产褥期妇女的居住环境。

（2）慢性心血管疾病、肝肾疾病患者和年老体弱者不宜从事高温作业。

（3）长期在高温环境中停留者，应适当饮用含钾、镁、钙盐的防暑饮料。

（4）炎热天气应穿宽松透气的浅色衣服，避免穿着紧身衣服。

（5）出现先兆中暑等情况时，应及时离开高温环境，在阴凉通风处休息，并服用清凉饮料或解暑药物。

（6）饮食应清淡、易消化。夏季出汗多者应多饮水，禁食辛辣刺激性食物，戒烟限酒。

（7）中暑恢复数周内，应避免室外剧烈活动和在阳光中曝晒。

第十五节　窒息急救护理

窒息是指因外界氧气不足或其他气体过多，或者呼吸系统发生障碍而导致呼吸困难甚至呼吸停止的现象。

一、评估要点

1. 病因评估

（1）常见窒息类型及其原因：

1）机械性窒息：因机械作用引起的呼吸障碍，如缢、绞、扼颈项部，用物堵塞气道，压迫胸腹部，以及急性喉头水肿或食物吸入气管等。

2）中毒性窒息：如一氧化碳中毒，大量的一氧化碳由呼吸道吸入肺，进入血液，与血红蛋白结合成碳氧血红蛋白，阻碍了氧与血红蛋白的结合，导致组织缺氧而造成窒息。

3）病理性窒息：如溺水和肺炎等引起呼吸面积丧失。

4）新生儿窒息及空气中缺氧的窒息：如关进箱、柜内，空气中的氧逐渐减少等。

5）其他：脑循环障碍引起的中枢性呼吸停止。

（2）检查、治疗及护理经过：既往检查、治疗及护理经过及效果，目前用药情况，包括药物的种类、剂量和用法及用药后的效果等。

（3）有无过敏史，如接触各种粉尘、发霉的枯草，或进食某些食物时会出现喷嚏、胸闷，剧烈运动后出现胸闷、憋气等。

2. 症状体征评估　包括生命体征，意识状态，营养状况及皮肤、黏膜、甲床的颜色等。窒息一旦发生，病情危急，及时救治是关键。气道被异物阻塞时，患者可表现为突感胸闷、张口瞪目、呼吸急促、烦躁不安、严重发绀，吸气时锁骨上窝、肋间隙和上腹部凹陷，呼吸音减弱或消失。

二、急救护理

（1）将患者头偏向一侧，清除口鼻异物，防止分泌物吸入气管。定时拍背，及时吸痰，保持气道通畅。给予高流量（6～8L/min）吸氧，以缓解长时间的缺氧损害。

（2）备好呼吸机、吸引器、喉镜、气管插管、气管切开包等抢救物品。若心搏停止，应立即行心肺复苏术。

（3）急救措施：①院外急救，对有明显气道梗阻的患者，可暂用粗针、剪刀行环甲膜穿刺或切开术。②对舌后坠及喉梗阻者，可使用口咽通气管、拉舌钳以解除梗阻。③对炎性喉头水肿、肺水肿者，定时给予气道湿化、雾化。④如气管狭窄、下呼吸道梗阻所致的窒息，应立即行气管插管或气管切开术，必要时给予人工呼吸机辅助呼吸。⑤由于支气管扩张、咯血所致的窒息，拍背或取头低足高俯卧位，卧于床缘，叩击患者背部以清除梗阻的血块。⑥对颈部手术后引起的窒息，应迅速解除颈部压迫，迅速开放气道。

（4）观察辅助呼吸肌的活动情况，监测血氧饱和度，定时进行血气分析。

（5）监测生命体征，做好抢救记录。

三、健康教育

（1）广泛开展宣传教育工作，教育儿童勿将细小物件放入口内，家长及保育员应管理好儿童的食物及玩具。教育儿童进食时不要嬉戏、打闹。儿童进食时不可诱其发笑，也不能对其进行恐吓或打骂。

（2）如咽喉内有异物，绝不可用手指挖取，也不可用大块食物咽下，应设法吐出。尽早取出异物，帮助患者及其家属正确认识气道异物的危险性及预后。

（3）对有自杀倾向或有各种自杀因素的患者，应及时采取劝导、心理咨询和改变环境等措施，防患于未然。

（4）积极治疗引起窒息的原发病。

第十六节　多器官功能障碍综合征急救护理

多器官功能障碍综合征（multiple organ dysfunction syndrome，MODS）是指急性疾病过程中两个或两个以上的器官或系统同时或序贯发生功能障碍。过去称为多器官衰竭或多系统器官衰竭，其发病基础是全身炎症反应综合征（SIRS），也可由非感染性疾病诱发，如果得到及时合理的治疗，仍有逆转的可能。一般肺先受累，次为肾、肝、心血管、中枢神经系统、胃肠、免疫系统和凝血系统功能障碍。多器官功能障碍综合征发病的特点是继发性、顺序性和进行性。

一、评估要点

1. 病因评估　任何引起全身炎症反应的疾病均可能发生MODS，临床上常见的病因如下：

（1）各种外科感染引起的脓毒症；

（2）严重的创伤、烧伤或大手术致失血、缺水；

（3）各种原因的休克，心搏、呼吸骤停复苏后；

（4）各种原因导致肢体、大面积的组织或器官缺血再灌注损伤；

（5）合并脏器坏死或感染的急腹症；

（6）输血、输液、药物或机械通气。

2. 症状体征评估　尽管MODS的临床表现很复杂，但在很大程度上取决于器官受累的范围及损伤是由一次打击还是多次打击所致。

（1）MODS的临床分型：

1）速发型：指原发急性病在发病24h后即出现两个或更多的系统、器官功能障碍，该类MODS常常提示原发急症特别严重。对于发病24h内因器官衰竭死亡者，一般只归于复苏失败，而不作为MODS。

2）迟发型：指首先出现一个系统或器官功能障碍（多为心血管或肾、肺的功能障碍），之后似有一稳定阶段，过一段时间再出现其他或更多系统、器官的功能障碍。

（2）MODS的临床表现：MODS临床表现的个体差异很大，一般情况下，MODS病程为14～21d，并经历4个阶段。每个阶段都有其典型的临床特征（表1－1），且发展速度极快，患者可能死于MODS的任何一个阶段。

表1－1　MODS的临床分期和特征

	第1阶段	第2阶段	第3阶段	第4阶段
一般情况	正常或轻度烦躁	急性病容，烦躁	一般情况差	濒死感
循环系统	容量需要增加	高动力状态，容量依赖	休克，心排血量减少，水肿	血管活性药物维持血压，水肿，SvO_2下降
呼吸系统	轻度呼吸性碱中毒	呼吸急促，呼吸性碱中毒，低氧血症	严重低氧血症，急性呼吸窘迫综合征（ARDS）	高碳酸血症，气压伤

	第1阶段	第2阶段	第3阶段	第4阶段
肾	少尿，对利尿药反应差	肌酐清除率下降，轻度氮质血症	氮质血症，有血液透析指征	少尿，血透时循环不稳定
胃肠道	胃肠胀气	不能耐受食物	肠梗阻，应激性溃疡	腹泻，缺血性肠炎
肝	正常或轻度胆汁淤积	高胆红素血症，凝血酶原时间（PT）延长	临床黄疸	转氨酶升高，严重黄疸
代谢	高血糖，胰岛素需要量增加	高分解代谢	代谢性酸中毒，高血糖	骨骼肌萎缩，乳酸酸中毒
中枢神经系统	意识模糊	嗜睡	昏迷	昏迷
血液系统	正常或轻度异常	血小板减少，白细胞增多或减少	凝血功能异常	不能纠正的凝血障碍

（3）评估患者是否存在器官功能障碍或衰竭：

1）肺：功能障碍时患者出现低氧血症，需呼吸机支持至少3～5d，进一步发展出现进行性ARDS，需PEEP（呼气末正压通气）>10cmH_2O和FiO_2（吸入氧浓度）>50%时表示患者出现肺功能衰竭。

2）肝：功能障碍时血清胆红素≥34～50μmol/L，谷草转氨酶（GOT）、谷丙转氨酶（GPT）等≥正常值2倍。若临床上出现黄疸，胆红素≥272～340μmol/L，表示患者出现肝功能衰竭。

3）肾：功能障碍时患者出现少尿，24h尿量<400mL或肌酐上升≥177～270μmol/L，进一步发展，需要血液透析时表示患者出现肾功能衰竭。

4）消化系统：功能障碍时患者腹胀，不能耐受经口进食>5d，进一步发展，出现应激性溃疡需输血或无结石性胆囊炎时表示患者出现消化系统功能衰竭。

5）血液系统：功能障碍时患者出现PT和APTT升高>25%或血小板<（50～80）$\times10^9$/L，进一步发展，出现DIC时表示患者出现血液系统功能衰竭。

6）中枢神经系统：功能障碍时患者出现意识混乱、轻度定向力障碍，进一步发展，出现进行性昏迷时表示患者出现中枢神经系统功能衰竭。

7）循环系统：功能障碍时患者表现为心脏射血分数降低或毛细血管渗漏综合征，出现对正性血管药和正性心肌药无反应时表示患者出现循环系统功能衰竭。

（4）实验室检查及其他检查：观察患者血气分析、血氨、血胆红素及血肌酐的变化；观察有无水、电解质和酸碱平衡紊乱，凝血功能异常，心肌酶学及心电图变化。

（5）心理状态：鉴别患者是因疾病所产生的心理问题还是出现精神障碍的表现。评估患者及其家属对疾病的认识程度。

二、急救护理

（1）密切观察病情变化，对于存在创伤、休克、感染的患者，应掌握病程发展的规律，并有预见性地护理，发现异常，及时通知医生。

1）循环系统：监测心率及心律，了解脉搏快慢及强弱、毛细血管充盈度及血管弹性，注意有无交替脉、短绌脉、奇脉等表现，密切监测血压、CVP、肺动脉楔压（PAWP）的变化。若患者出现休克、循环衰竭的情况，及早开始液体复苏，合并心力衰竭时，可静脉予以强心、利尿药物应用（详见“休克急救护理”与“急性左心衰竭急救护理”）。

2）呼吸系统：监测呼吸频率及节律，观察是否伴有发绀、哮鸣音、“三凹”征（即出现胸骨上窝、锁骨上窝、肋间隙内陷）、强迫体位及胸腹式呼吸变化等，监测血氧饱和度和动脉血气及其变化，必要时做好机械通气的准备（详见“呼吸衰竭急救护理”）。

3）肾功能监测：准确记录尿量，注意观察尿液的颜色、性状，监测血尿素氮（BUN）、肌酐（Cr）的变化，病情需要时可行肾脏替代治疗（详见“急性肾损伤急救护理”）。

4）神经系统：观察患者的意识状态、神志、瞳孔反应等的变化。

5）定时监测肝功能，注意保肝，必要时行人工肝治疗。

6）消化系统功能监测与支持：根据医嘱正确给予营养支持，合理使用肠道动力药物，保持肠道通畅。

7）监测体温变化，当严重感染合并脓毒性休克时，口温可达40℃以上而皮温可低于35℃，提示病情十分严重，常是危急或临终表现，注意观察末梢温度和皮肤色泽。

8）监测血常规和凝血功能及电解质、酸碱平衡的变化。

（2）尽量减少侵入性操作，加强病房管理，严格控制院内感染，做好呼吸机相关性肺炎、血管内导管相关性血流感染、尿管相关性尿路感染、手术部位感染等的预防。

（3）控制患者的血糖水平，加强营养支持，维持能量的正平衡。

（4）保护重要脏器的功能，保证脑的供氧，减少氧耗，防止脑水肿，可采用亚低温和高压氧治疗。

（5）用药护理：合理安排用药时间，遵医嘱合理使用抗生素，条件允许的情况下尽早开始胃肠道营养支持。

（6）基础护理：症状缓解后，嘱患者绝对卧床休息，口腔护理2次/d，加强皮肤护理，定时翻身，预防压疮。待病情稳定进入恢复期时，制订康复计划，逐步增加活动量。

（7）心理护理：由于MODS患者一般病情较危重，病程进展快，死亡率高，患者会出现烦躁、紧张和恐惧情绪，应及时安抚患者，耐心解释病情、检查及治疗目的，稳定患者情绪。对于有意识障碍的患者，注意与其家属及时沟通病情变化，做好相关知识的解释工作，增强其对治疗的信心。

三、健康教育

（1）向患者及其家属宣传有关疾病的预防与急救知识，讲解本病的发生、发展过程及治疗、预后，使他们认识到疾病的严重性及预防的重要性。

（2）预防和控制感染对预防MODS有非常重要的作用，对可能感染或已有感染的患者，要配合医生合理使用抗菌药物，必要时行外科手术引流，积极治疗原发病。对于存在创伤、休克、感染的患者，指导患者认识可能发生器官功能障碍的表现，如呼吸急促、胸闷、发绀、少尿、食欲不振、黄疸、血压下降、意识混乱、定向力障碍等，发现异常，及时告知医生。

（3）鼓励患者树立战胜疾病的信心，保持乐观的情绪，积极配合医生的治疗，家属应给予患者以精神支持和生活方面的照顾。

（4）坚持合理的饮食，保证充足的休息。根据患者的病情和对日常活动的耐受性，指导患者合理安排活动与休息，养成良好的生活方式，提高自身免疫力，避免各种诱因。

（5）指导患者遵医嘱按时服药，定期随访。

第二章　急性心血管系统疾病急救护理

第一节　心搏骤停急救护理

心搏骤停是指心脏射血功能突然终止，丧失有效的泵血功能，为临床急症。若不及时、正确、有效地抢救，就会造成脑及全身器官组织不可逆的损害而导致死亡。

一、评估要点

1. 病因评估　引起心搏骤停的原因主要为心脏本身的原因，也可由于非心脏的原因。

（1）心脏病性原因：冠心病（最易引起心搏骤停）、瓣膜病变、心肌病、高度房室传导阻滞、某些先天性心脏病等。

（2）非心脏病性原因：触电、溺水、电解质异常、酸碱平衡失调、某些药物中毒等。

2. 症状体征评估

（1）意识突然丧失或伴有短阵抽搐，抽搐常为全身性，持续时间长短不一，多发生于心脏停搏后10s以内。

（2）颈动脉搏动消失，心音消失，血压测不到。

（3）呼吸断续，呈叹息样或短促痉挛性呼吸，随后即停止，多发生在心脏停搏后20～30s。

（4）昏迷，多发生于心脏停搏后20～30s。

（5）瞳孔散大，对光反射消失，多发生在心脏停搏后30～60s。

二、急救护理

1. 现场救治

（1）备齐抢救药品和器械。

（2）心搏骤停一旦发生，应迅速、准确、有效地抢救。

（3）恢复循环。施救者应立刻开始胸外心脏按压，按压深度是5～6cm，按压频率为100～120次/min，按压需与人工呼吸配合进行。

（4）畅通气道。迅速清除口、鼻、咽腔内分泌物，取出义齿，使头后仰，舌后坠时用舌钳将其拉出，以防阻塞气道。

（5）人工呼吸。在保证气道通畅的同时立即进行人工呼吸，可口对口呼吸或放置气管插管后呼吸机辅助呼吸。

（6）快速除颤，分别将电极板置于心底部（胸骨右缘第2～3肋间）和心尖部（左锁骨中线第5肋间）。如使用单向波除颤仪，则所用电击均应选择360J；如使用双向波除颤仪，首次电击时可选150～200J，必要时再给予电击。

（7）有效的高级生命支持。迅速建立静脉通道，以选择四肢近心端大静脉或颈外、锁骨下静脉为宜，给予急救药物应用。

（8）复苏过程中密切观察患者的意识、瞳孔、心率、心律、心音、脉搏、呼吸、血压的变化。

（9）当患者心脏复跳时，可转送至医院进一步治疗。

心肺复苏术详见第十一章。

2. 复苏后护理及病情观察

（1）监测心电图、血压、血氧饱和度，密切观察心率、心律及心电图的变化。如发现心率过快或过慢、心律不齐等，应立即通知医生，查清心律失常的原因及性质，遵医嘱及时准确地给予抗心律失常药物，备好除颤仪，以防心室颤动和心搏骤停再度发生。

（2）保持气道通畅，对无自主呼吸或气道分泌物多而不易咳出的患者，及早行气管插管或气管切开术，对有自主呼吸的患者要及时吸痰。

（3）密切观察呼吸频率及深浅的变化。

（4）注意观察瞳孔的变化及各种反射。

（5）记录24h出入水量，观察并记录每小时尿量、尿比重，必要时留置尿管。如尿量<20mL/h，可能为早期肾衰竭，应严格控制水摄入量。

（6）降低体温。将冰袋放在患者颈部、腋下及腹股沟，患者头戴冰帽，也可配合冬眠疗法，以减少脑细胞耗氧量；遵医嘱使用脱水药，降低颅内压；早期进行高压氧治疗，改善脑缺氧。

（7）遵医嘱使用中枢兴奋药及血管活性药物，以保护心、脑、肾等重要脏器的功能。

（8）患者复苏后给予高热量、高蛋白、高维生素、易消化的流质饮食。

三、健康教育

（1）向患者及其家属宣教疾病的主要病因、诱发因素及预防。

（2）定期进行健康检查，按时服药，监测血压，定期复查肝功能、血脂、血糖等。

（3）规律生活，保持心情舒畅，避免情绪激动及精神过度紧张。

（4）适当安排生活及工作，以不感到疲劳为宜，保证充足睡眠。

（5）给予低盐、低脂饮食，忌烟限酒，避免食用辛辣刺激性食物。

第二节　急性心肌梗死急救护理

急性心肌梗死，系在冠状动脉病变的基础上，发生冠状动脉血供急剧减少或中断，使相应的心肌严重而持久地急性缺血导致心肌坏死。常可发生心律失常、心源性休克或心力衰竭等严重并发症。

一、评估要点

1. 病因评估　本病的基本病因是冠状动脉粥样硬化。引起冠状动脉粥样硬化的原因有高血压、高血脂、肥胖、高龄、糖尿病、遗传因素等。

2. 症状体征评估

（1）先兆：多数患者发病前数日或数周有乏力、胸部不适、活动时心悸、气急、烦躁等先兆症状，最常见的为既往无心绞痛者出现心绞痛，原有稳定型心绞痛变为不稳定型，且频繁发作，程度较重，持续时间较长，硝酸甘油疗效较差。

（2）症状：

1）疼痛：为最早出现的、最突出的症状。其性质和部位与心绞痛相似，但程度更剧烈，常呈难以忍受的压榨、窒息或烧灼样感觉，伴有大汗淋漓、烦躁不安、恐惧和濒死感，持续时间可长达 1 ~ 2h，服用硝酸甘油无效。少数患者疼痛可位于上腹部、颈部或背部，个别患者为无痛型心肌梗死。

2）全身症状：表现为发热、心动过速、白细胞增高和红细胞沉降率增快等。

3）心律失常：以室性心律失常最多，尤其是室性期前收缩。前壁心肌梗死易发生室性心律失常，下壁心肌梗死则易发生房室传导阻滞及窦性心动过缓。

4）低血压和休克：疼痛发作期间血压下降常见，但未必是休克，如疼痛缓解而收缩压仍低于 80mmHg，且患者表现为烦躁不安、面色苍白、皮肤湿冷、脉搏细数、尿少、神志迟钝等，则为休克表现。

5）心力衰竭：主要为急性左心衰竭，为心肌梗死后心脏舒缩力显著减弱或不协调所致。

3. 并发症评估

（1）乳头肌功能失调或断裂，严重者可导致急性左心衰竭，甚至死亡。

（2）心脏破裂，多为心室游离壁破裂，偶有室间隔破裂。

（3）心室壁瘤，主要见于左心室。

（4）栓塞，见于起病 1 ~ 2 周，可引发脑、肾、脾、四肢等的动脉栓塞。

（5）感染、发热、胸痛等。

（6）梗死后综合征，表现为心包炎、胸膜炎或肺炎等。

二、急救护理

1. 体位　急性期取半卧位，疼痛时应绝对卧床休息，保持环境安静，限制探视，减少干扰，以减少心肌耗氧量，有利于缓解疼痛。

2. 吸氧　急性期持续高流量吸氧，严重时可用面罩加压吸氧，症状减轻后可间断吸氧。

3. 病情观察

（1）持续心电监护监测生命体征。

（2）注意观察心肌梗死发作部位、次数、持续时间、疼痛性质，以及有无并发症发生，并做好记录。

（3）合并心力衰竭者，应密切观察患者有无呼吸困难、咳嗽、咳痰、尿少等症状，听诊肺部有无湿啰音；指导患者避免情绪激动、饱餐、用力排便等可加重心脏负担的因素，一旦发生，则按心力衰竭进行护理。

（4）合并心律失常者，发现频发室性期前收缩，多源性的、成对的室性期前收缩或严重的房室传导阻滞时，应立即通知医生，警惕心室颤动或心脏停搏的发生，监测电解质和酸碱平衡状况，准备好急救药物和抢救设备如除颤仪、起搏器等，随时准备抢救。

4. 饮食护理　给予高维生素、低盐、低脂、低胆固醇、易消化、无刺激性的饮食，少量多餐。

5. 药物护理

（1）消除心律失常。根据心律失常情况及时应用抗心律失常药物。

（2）治疗心力衰竭。主要是治疗急性左心功能不全。除应用吗啡、利尿药外，应选用血管扩张药减轻心脏前、后负荷。急性心肌梗死发生后24h内尽量避免使用洋地黄制剂。

（3）治疗休克。选用升压药物及血管扩张药，补充血容量，纠正酸中毒。

（4）运用静脉内溶栓疗法，遵医嘱应用阿替普酶等。

（5）极化疗法。静脉滴注极化液，可恢复心肌细胞膜极化状态，改善心肌收缩功能，减少心律失常。

（6）抗凝疗法。多用在溶栓疗法之后，防止梗死面积扩大及再梗死。

（7）早期应用β受体阻滞药可降低心肌再梗死率，改善梗死后左室重构。

三、健康教育

（1）对患者进行相关疾病（如高血压、高血脂、糖尿病）知识的教育，使其积极配合治疗，按时服药，定期复查。

（2）活动要适量，避免过度劳累，避免情绪激动，注意防寒保暖。

（3）限制钠盐摄入，不暴饮暴食，避免刺激性的食物；多食蔬菜、水果，保持大便通畅，必要时使用缓泻剂。

（4）随身携带硝酸甘油以备急用，药品妥善放置，防止丢失、受潮、失效等。

（5）教会患者及其家属简单的家庭救护方法，患者感到不适时应采取相应的措施：①就地休息，不要用力。②拨打“120”急救电话。③迅速舌下含服随身携带的硝酸甘油等药物。④有条件时给予高流量吸氧。⑤如果患者出现呼吸、心搏骤停，应立即给予胸外心脏按压。

第三节 急性左心衰竭急救护理

急性左心衰竭是指由于急性心脏功能异常引起的左心室代偿功能不全而发生的心力衰竭，临床上多表现为急性肺水肿或心源性休克。

一、评估要点

1. 病因评估 常见病因有急性心肌梗死、乳头肌断裂、室间隔破裂穿孔、感染性心内膜炎、高血压心脏病血压急剧升高、心律失常、感染、妊娠与分娩、劳累和情绪激动、输血或输液过多过快等。

2. 症状体征评估

（1）典型表现：突然出现严重呼吸困难、端坐呼吸、窒息感、口唇发绀、烦躁不安、咳嗽伴咳大量粉红色泡沫样痰。面色灰白或发绀，大汗，皮肤湿冷。早期血压可一过性升高，如不能及时纠正，血压可持续下降直至休克。

（2）心脏体征：患者心率增快，心尖部可闻及舒张期奔马律，肺动脉瓣第二心音亢进。

（3）肺部体征：两肺布满湿啰音及哮鸣音。

二、急救护理

1. 体位 半卧位或端坐位，双腿下垂，以减少静脉回流。

2. 吸氧 立即高流量（4～6L/min）鼻导管氧气吸入，严重者采用无创呼吸机持续气道正压（CPAP）或双水平气道正压（BiPAP）通气给氧，增加肺泡内压，既可加强气体交换，又可对抗组织液向肺泡内渗透。

3. 救治准备　静脉通道开放，留置导尿管，心电监护及血氧饱和度监测等。

4. 用药护理

（1）镇静：吗啡3～5mg静脉注射不仅可以使患者镇静，减少躁动所带来的额外心脏负担，同时也具有舒张小血管的功能，因而可以减轻心脏负荷。老年患者可减量或改为肌内注射。

（2）利尿药：注意观察有无电解质紊乱，防止低血钾发生。除利尿作用外，还有静脉扩张作用，有利于肺水肿缓解。

（3）洋地黄类：5%葡萄糖注射液20mL加毛花苷丙（西地兰）0.4～0.8mg静脉注射，必要时2～4h可再给予0.2～0.4mg。病情缓解后，可给予地高辛口服维持。

（4）氨茶碱：解除支气管痉挛，并有一定的增强心肌收缩、扩张外周血管作用。

（5）血管扩张药：硝普钠为动、静脉血管扩张药，静脉注射后2～5min起效，起始剂量0.3μg/（kg·min），静脉滴注，根据血压逐步增加剂量。硝酸酯类可扩张小静脉，减少回心血量，常用药物包括硝酸甘油、硝酸异山梨酯等。

5. 饮食生活护理

（1）给予低盐、低脂、高维生素、清淡、易消化且营养丰富的饮食，少量多餐，不宜过饱。

（2）保持大便通畅。指导患者采取通便的措施，如每天不定时顺时针按摩腹部，必要时可给予缓泻剂应用。

6. 休息与活动

（1）保持空气清新、温湿度适宜、安静舒适，限制探视，告知患者及其家属休息与睡眠的重要性。必要时使用镇静药物，帮助患者入睡。

（2）遵医嘱及时准确应用各种药物减轻呼吸困难，根据病情取舒适卧位。

（3）患者心力衰竭缓解后根据其心功能分级决定活动量，并循序渐进增加活动量，活动以不感到劳累为宜。

(4) 若活动过程中有呼吸困难、胸闷、心悸、头晕、疲劳、大汗、面色苍白等情况，应立即停止活动。如休息后症状仍不能缓解，应及时通知医生。

三、健康教育

(1) 指导患者积极治疗原发病，注意避免心功能不全的诱发因素，如感染、过度劳累、饮食过饱、情绪激动、用力排便、输液过快过多等。

(2) 饮食宜清淡、易消化；多食蔬菜、水果，防止便秘；戒烟酒、浓茶、咖啡等。服用利尿药尿量多时应多吃红枣、橘子、香蕉、韭菜等含钾高的食物，适当补钾。

(3) 合理安排活动与休息，保证充足的睡眠，避免重体力劳动，以免诱发心力衰竭。患者可做有氧活动，如散步、打太极拳等。

(4) 告知患者严格遵医嘱用药，不随意增减或更换药物。

(5) 长期应用洋地黄类药物者，应教会其每天晨起自测脉搏，脉率低于60次/min或高于100次/min，应暂停药物；使用血管扩张药时，改变体位时动作不宜过快，以防止发生体位性低血压。

(6) 日常生活中注意防寒保暖，防止受凉。

(7) 嘱患者定期门诊随访，防止病情发展。告知患者若出现乏力、腹胀、纳差等症状，应立即就医。

第四节　高血压危象急救护理

高血压危象是高血压急症之一，是发生在原发性高血压或继发性高血压过程中的一种特殊临床危象，是指在高血压病程中，由于某些诱因，短时间内外周小动脉发生暂时性的强烈收缩，血压急剧升高，舒张压 >140mmHg和（或）收缩压 >200mmHg，伴有重要器官的严重功能障碍或不可逆的损害。

一、评估要点

1. 病因评估　常见病因为在原发性高血压基础上，由于紧张、劳累、寒冷、突然停服降压药等诱因引起血压急剧升高。

2. 症状体征评估　突然起病，病情凶险，通常表现为剧烈头痛、烦躁、眩晕，并伴有恶心、呕吐、视力障碍和神经方面的异常改变。主要特征如下。

（1）血压显著增高：收缩压升高可达200mmHg以上，严重时舒张压也显著增高，可达140mmHg以上。

（2）自主神经功能失调征象：发热感、多汗、口干、寒战、手足震颤、心悸等。

（3）靶器官急性损害的表现：①视物模糊，视力丧失，眼底检查可见视网膜出血、渗出，视神经乳头水肿等。②胸闷、心绞痛、心悸、气急、咳嗽，甚至咳泡沫痰。③尿频、尿少、血肌酐和尿素氮增高。④一过性感觉障碍、偏瘫、失语，严重者烦躁不安或嗜睡。

3. 并发症评估

（1）脑梗死：头晕、头痛、语言障碍等。

（2）颅内及蛛网膜下腔出血：头昏、头痛、呕吐、意识障碍、运动障碍、颈项强直、大小便失禁、失语等。

（3）急性心力衰竭：胸闷、呼吸困难、口唇发绀等。

（4）急性心肌梗死：剧烈难忍的心前区压榨、窒息或烧灼样感觉等。

（5）肾衰竭：尿少，蛋白尿，进行性血尿素氮、肌酐增高等。

二、急救护理

1. 休息与体位　卧床休息或半卧位，减少搬动，保持环境安静、温暖、舒适，减少探视。

2. 病情观察

（1）遵医嘱测量血压并记录。测量血压时，注意做到“四定”（定时间、定部位、定体位、定血压计），以免产生误差。

（2）密切观察患者的意识及瞳孔变化，定时测量生命体征并记录。若出现血压急剧升高、剧烈头痛、恶心、呕吐、烦躁不安、视物模糊、眩晕、惊厥、意识障碍等症状，应立即报告医生。

（3）避免屏气或用力排便，保持大便通畅，必要时使用缓泻剂。

（4）对合并心、脑、肾、眼底并发症的患者应做好并发症的护理。

3. 饮食护理　给予低盐、低脂、高维生素饮食。戒烟限酒，肥胖患者应控制体重。

4. 安全护理　患者意识不清时加用床挡，抽搐时使用牙垫。

5. 药物治疗　在监测血压的前提下选择适宜有效的降压药物静脉给药，采取逐步控制性降压的方式，即开始的24h内血压降低20%～25%，48h内血压不低于160/100mmHg，再将血压逐步降到正常水平。常用的降压药物包括硝普钠、硝酸甘油、尼卡地平、地尔硫䓬、拉贝洛尔等。

6. 非药物治疗　包括限制钠盐摄入（每日低于6g），戒烟限酒，适当运动，控制体重。

三、健康教育

（1）向患者讲解高血压危象的临床表现、诱发因素，了解控制血压和终身治疗的必要性，使患者保持良好的心态，避免因情绪激动而诱发血压升高。

（2）告知患者长期服药的重要性，以及所服降压药的名称、剂量、用法、作用及不良反应，并告知其不能擅自停药。

（3）根据病情选择合适的运动，如散步、爬楼梯、慢跑、打太极拳、骑单车等。运动量应循序渐进，以不引起疲劳为宜。

（4）低盐、低脂、高维生素饮食。戒烟限酒，肥胖患者应控制体重。

（5）教会患者及其家属测量血压的正确方法，自测血压。

第五节　恶性心律失常急救护理

心律失常是指心脏冲动的频率、节律、起源部位、传导速度与激动次序的异常。严重的心律失常是指心律失常严重影响血流动力学，并威胁患者生命，需要迅速积极地抢救治疗。常见恶性心律失常包括心室扑动和心室颤动以及心室率慢伴有明显症状或血流动力学障碍的房室传导阻滞。

一、评估要点

1. 病因评估

（1）生理原因：精神兴奋、情绪激动、过度劳累、过量吸烟及饮酒、过量饮用咖啡等。

（2）病理原因：各种器质性心脏病。

（3）药物因素：如洋地黄、奎尼丁、锑剂中毒等。

（4）电解质及酸碱紊乱（低血钾、高血钾、低血钙、酸中毒）、某些特殊的心脏检查（如心导管检查）、心脏手术等。

（5）其他系统疾病（甲状腺功能亢进、胆囊炎、颅内压增高）、多种感染、高热、缺氧、低温、电击等。

2. 症状体征评估

（1）室性心动过速伴血流动力学紊乱，出现休克或左心衰竭者，临床表现为气促、少尿、低血压、晕厥、心绞痛等。

（2）心室颤动患者表现为面色苍白、意识丧失、抽搐、呼吸停止甚至死亡。触诊大动脉搏动消失，听诊心音消失，血压无法测到。

（3）严重房室传导阻滞的患者可出现意识丧失、晕厥和抽搐（阿－斯综合征）。

（4）病态窦房结综合征，轻者乏力、头昏、眼花、失眠、记忆力差、反应迟钝或易激动等，严重者可引起短暂黑蒙、近乎晕厥或阿－斯综合征发作。严重心动过速除引起心悸外，还可加重原有心脏病症状，引起心力衰竭或心绞痛。

二、急救护理

1. 对症护理

（1）吸氧，心电监护。

（2）对于无器质性病变的室性期前收缩患者，应做好心理疏导，避免诱发因素。

（3）室性心动过速常发生于各种器质性心脏病患者，最常见的是冠心病，尤其是急性心肌梗死。对持续性室性心动过速并伴有血流动力学障碍的患者应注意观察心率、呼吸、血压、尿量、神志等的变化，并备好除颤仪、抢救药物等。

（4）心室颤动常见于缺血性心脏病、应用抗心律失常药物、严重缺钾、临终前。患者表现为面色苍白、意识丧失、抽搐、呼吸停止甚至死亡。明确心电图检查，按心搏骤停进行抢救。

(5) 对严重房室传导阻滞的患者，应注意观察心率、心律、血压、脉压等。备齐抢救药品及器械。如患者心搏突然减慢或暂停、面色苍白、意识丧失、发生晕厥和抽搐，应立即给予吸氧，并遵医嘱用药。

(6) 病态窦房结综合征多以心率缓慢所致重要脏器尤其是脑供血不足症状为主。应注意观察患者有无乏力、头晕等症状。

2. 药物护理　严格遵医嘱给予抗心律失常药物应用，注意观察病情及用药后的效果及不良反应。

3. 心理护理　做好患者及其家属的精神安慰和解释工作。

三、健康教育

(1) 患者应注意劳逸结合，生活规律，保持情绪稳定，戒烟限酒，避免食用刺激性食物。

(2) 遵医嘱服用抗心律失常药物，严禁随意增加剂量或擅自停药，告知患者药物可能出现的不良反应，有异常时及时就医。

(3) 教会患者及其家属正确测量脉搏的方法，以利于自我监测病情。教会患者及其家属心肺复苏术，以备紧急需要时应用。

(4) 嘱患者多食含纤维素丰富的食物，保持大便通畅，心动过缓患者避免排便时过度屏气，以免兴奋迷走神经加重心动过缓。

(5) 对安装起搏器的患者，应介绍有关起搏器的知识。

第六节　急诊经皮冠状动脉介入术急救护理

经皮冠状动脉介入术（PCI）是用心导管技术疏通狭窄甚至闭塞的冠状动脉管腔，从而改善心肌血流灌注的方法。包括经皮冠状动脉腔内成形术（PTCA）、经皮冠状动脉内支架植入术、经皮冠状动脉腔内斑块旋切术等。其中，急诊 PTCA 和急诊支架植入术是急性心肌梗死的重要治疗手段。

一、适应证

(1) 所有症状发作 12h 以内并且有持续新发的 ST 段抬高或新发左束支传导阻滞的患者。

（2）即使症状发作时间在 12h 以上，但仍然有进行性缺血证据，或仍然有胸痛和心电图变化。

（3）溶栓治疗后仍有明显胸痛，抬高的 ST 段无明显降低者，应尽快进行冠状动脉造影，如显示 TIMI 0 ~ Ⅱ级血流，说明相关动脉未再通，宜立即施行补救性 PCI。

二、禁忌证

（1）有严重的心肺功能不全，不能耐受手术者。

（2）未能控制的严重心律失常如室性心律失常、快速心房颤动及室上性心动过速等。

（3）未纠正的低钾血症、洋地黄中毒及电解质紊乱和酸碱平衡失调等。

（4）严重的肝肾功能不全者。

（5）出血性疾病如出血和凝血功能障碍者。

（6）身体状况不能接受和耐受该项操作者。

（7）发热及重度感染性疾病。

三、并发症

（1）出血和皮下血肿。

（2）静脉血栓形成及血栓栓塞。

（3）假性动脉瘤形成。

（4）动静脉瘘形成。

（5）前臂骨筋膜室综合征。

（6）冠状动脉穿孔和心包压塞。

（7）无复流现象。

（8）冠状动脉气体栓塞。

（9）早期支架血栓形成。

（10）血管迷走反射。

四、术前准备

（1）完成常规临床检查：血常规、尿常规、凝血功能、病毒快检、电解质、心肌酶谱、肝肾功能、心电图或动态心电图、超声心动图及胸片。

（2）向患者说明支架植入术的目的、方法及注意事项，消除患者的顾虑，取得患者的配合。

（3）训练患者有效地咳嗽、吸气、屏气及床上排便。

（4）备皮。

（5）详细询问药物过敏史。

（6）术前少量进食，药物正常服用。

（7）于左上肢留置静脉留置针。

（8）支架植入术前口服抗血小板聚集药物，如阿司匹林、氯吡格雷等，监督患者服用。

五、术后护理

（1）常规测量血压，床边18导联心电图。保持静脉通路畅通，给予心电监护，观察生命体征。

（2）鼓励患者适当饮水（1 500mL左右），以利于造影剂排出，减轻肾脏损害。

（3）观察穿刺部位有无渗血、出血和血肿。如有血肿，注意标记血肿范围，观察血肿的硬度、张力，及时通知医生处理。

1）桡动脉：2h松绷带一次，8h去除绷带，加压包扎期间应密切监测肢体末端的供血和皮温情况。

2）股动脉：穿刺部位加压包扎，用沙袋压迫6～8h，术侧肢体制动，12h后可适当翻身，18～20h去除绷带后可下床活动。如穿刺处有鞘管，注意鞘管有无脱出，鞘管处渗血情况，4h后由手术医生拔除鞘管。24h内禁止患者做下蹲动作，护理时应注意术侧肢体的足背动脉搏动情况及肢体末端供血及皮温情况。

（4）倾听患者主诉，观察有无胸痛、血压下降及呼吸困难等症状。

（5）观察全身有无出血征象，皮肤有无出血点、牙龈有无出血等。监测尿量（6～8h尿量>800mL），注意术后特殊医嘱。

（6）患者术后即可进食，以低盐、低脂、清淡、易消化的半流质饮食为主，进食不可过饱，少量多餐。

（7）严格遵医嘱给予抗凝治疗。

（8）静脉穿刺处按压3～5min，防止皮下淤血。各种操作要轻柔，患者不宜剔牙、挖鼻孔。

六、健康教育

（1）预防和控制高危因素，如高血脂、高血压、高血糖、高体重等。

（2）合理饮食。宜进食清淡、低脂、低胆固醇食物，戒烟、戒酒。

（3）适当运动。适当运动以促进心功能恢复，促进血液循环。一般在术后根据术前身体状况和术后心功能确定运动量，逐渐增加，运动方式如散步、打太极拳等。

（4）坚持长期规律服药。按时服药，不得擅自停药或加用药物，减量或更换药物须在医生的指导下进行。

（5）生活规律，保持良好的心情。

（6）保持大便通畅，养成良好的排便习惯，避免用力，必要时用缓泻剂。

（7）定期复查，一般3～6个月复查一次。如有心绞痛发作或心功能不全及其他不适时，应及时就诊。

第七节　临时心脏起搏急救护理

临时心脏起搏是非永久性植入起搏电极导线的一种起搏方法，适用于缺血、炎症、药物中毒、电解质紊乱、急性心肌梗死以及心脏术后等引起的一过性心动过缓或传导障碍的治疗，也用于快速心律失常在电复律时的支持疗法。

一、目的

临时心脏起搏器是采用电极导线经外周静脉（常用股静脉或锁骨下静脉）送至右心室，电极接触到心内膜，起搏器置于体外，用一定形式的脉冲电流刺激心脏，带动心脏搏动，主要用于缓慢型心律失常的暂时治疗。

二、适应证

（1）急性心肌梗死并伴有下列情况之一者：二度Ⅱ型房室传导阻滞、

三度房室传导阻滞、完全性左或右束支传导阻滞、交替性左或右束支传导阻滞、心动过缓而伴有症状（如胸痛、气促、头晕、乏力）、心室率 <45次/min、心动过缓所致的心律失常、完全性左束支阻滞、拟做漂浮导管检查。

（2）急性心肌炎引起的二度Ⅱ型房室传导阻滞者，病态窦房结综合征伴有晕厥先兆如明显头晕、一过性黑蒙、一过性意识丧失者。

（3）药物中毒或电解质紊乱引起的二度Ⅱ型以上的房室传导阻滞者，病态窦房结综合征伴有晕厥先兆者。

（4）心脏外伤及外科手术后的二度Ⅱ型以上的房室传导阻滞、病态窦房结综合征或术后预计有低心排血量、低血压或休克、充血性心力衰竭者，可预防性地做临时起搏。

（5）顽固性快速心律失常，药物难以治疗或不宜做心脏电复律者。

（6）在用永久起搏器前或在更换永久起搏器时做紧急过渡起搏。

（7）心室起搏、心脏电机械分离时的床边紧急起搏。

三、术前准备

（1）首先准备好临时起搏器，检查其性能、电池情况。

（2）备皮：右颈，双侧腹股沟及会阴部。

（3）做抗生素皮肤过敏试验。

（4）建立静脉通道。

（5）严密观察心率、心律变化，在转送手术室途中应有除颤仪随行，用于心电监护和抢救。

四、术后护理

（1）术后常规测血压、床边 12 导联心电图，给予心电监护，观察心律、心率及起搏器的起搏功能和感知功能。

（2）严密观察生命体征。临时起搏器植入术后最常见的并发症是电极脱位，可导致起搏失败。当出现感知功能不良时，可发生室性心动过速、心室颤动，危及患者生命。

（3）如果患者心脏较大，心肌变薄，除易出现起搏器电极脱位外，还可引起心脏穿孔，导致心脏压塞，均可危及生命。

（4）观察伤口有无渗血、红肿，有无局部疼痛、皮肤变暗发紫、波动感等，以便及时发现出血、感染等并发症。监测体温的变化，必要时应用抗生素预防感染。

（5）患者需保持平卧休息，穿刺一侧下肢不得弯曲，以免引起伤口出血或电极导管移位、折断。每 2h 要做下肢的被动按摩以防止下肢深静脉血栓形成。

（6）严格执行医嘱，详细交接临时起搏器的治疗参数，并准备起搏器备用电池。每日检查接头连接处有无松动，以防脱节，影响治疗。

（7）对于排尿困难的患者，经物理方法诱导无效者应给予留置导尿管。

（8）卧床期间应注意少吃产气类食品，如牛奶、鸡蛋、豆制品等，因卧床后肠蠕动减弱，腹腔易胀气。

（9）由于卧床时间较长（多在 7d 左右），应密切观察皮肤受压情况，床单位应保持干燥、清洁、无渣。

（10）临时起搏器的心电图表现方式：可间断或持续发射的刺激脉冲，每个刺激信号后跟随一个 QRS 波群为左束支阻滞图形，脉冲与之前的 QRS 波群间隔为起搏间隔。

五、健康教育

（1）平卧位或健侧卧位。

（2）注意有无起搏、感知功能异常，及时告知医生。

（3）起搏导线插入部位定期换药，观察穿刺局部有无血肿和出血。

（4）经股静脉穿刺途径，穿刺侧肢体制动，该侧下肢易形成静脉血栓。应做患肢被动运动，防止血栓形成。

（5）保持皮肤干燥，严防压疮的形成。变换体位时要在医护人员的监护下缓慢改变体位，勿用力咳嗽，以防电极移位。

（6）放松心情，积极面对，调节情绪，消除焦虑，促进早日康复。

第三章　急性呼吸系统疾病急救护理

第一节　大咯血急救护理

咯血是指喉及喉以下呼吸道或肺组织的血管破裂出血，血液随咳嗽动作从口腔排出。咯血者常有胸闷、喉痒和咳嗽等先兆症状，咯出的血多数鲜红，混有泡沫或痰，呈碱性。咯血常见的诱因有用力、屏气、剧烈咳嗽、食用或饮用过热的食物、在温度过高的环境下服用某些抗凝药物。

一、评估要点

1. 病因评估　咯血主要由呼吸系统疾病引起，也可见于循环系统及其他系统疾病。在我国，引起咯血的前三位病因是肺结核、支气管扩张和支气管肺癌。青壮年咯血常见于肺结核、支气管扩张、二尖瓣狭窄等。

2. 症状体征评估

（1）判断咯血的严重程度：

1）小量咯血：24h 咯血量 <100mL（痰中带血）。常见于支气管炎、肺炎、支气管肺癌患者。

2）中等量咯血：24h 咯血量在 100～500mL。常见于支气管异物、外伤、急性肺水肿、支气管扩张、肺结核患者。

3）大咯血：如一次咯血量 >300mL、24h 咯血量 >500mL。主要见于空洞性肺结核、支气管扩张和慢性肺脓肿患者。持续咯血需输液以维持血容量，注意预防因气道阻塞而发生的窒息。

（2）观察咯血的颜色：因肺结核、支气管扩张、肺脓肿和出血性疾病所致咯血，其颜色为鲜红色；铁锈色血痰可见于典型的肺炎球菌肺炎，也可见于肺吸虫病和肺泡出血；砖红色胶冻样痰见于典型的肺炎克雷伯杆菌肺炎；二尖瓣狭窄所致咯血多为暗红色；左心衰竭所致咯血为浆液性粉红色泡沫样痰；肺栓塞引起的咯血为黏稠暗红色血液。

（3）判断是否发生窒息：窒息是咯血直接致死的主要原因，窒息发生时患者可表现为咯血突然减少或终止，表情紧张或恐惧，大汗淋漓，两手乱指或指喉头（示意空气吸不进来），继而出现发绀、呼吸音减弱、全身抽搐，甚至心搏呼吸停止而死亡。

（4）判断有无再咯血的征象：如胸闷、烦躁、面色苍白、出冷汗、呼吸音减弱、粗糙或有啰音、管状呼吸音等。

3. 心理评估　突然大量咯血可使患者产生恐惧不安、精神紧张、悲观失望等不良心理反应，反复咯血可能导致焦虑。应评估患者的心理反应、对疾病的认识程度、有无对治疗失去信心和不合作现象等。

二、急救护理

1. 严密观察病情

（1）密切观察患者咯血的量、颜色、性质及出血的速度，观察患者生命体征及意识状态的变化，有无胸闷、气促、呼吸困难、发绀、面色苍白、出冷汗、烦躁不安等窒息征象，有无阻塞性肺不张、肺部感染及休克等并发症的表现。

（2）观察治疗效果，特别是药物不良反应，根据病情及时调整药物滴速。

（3）观察有无并发症的表现，如有，及时处理。对大咯血伴休克的患者，应注意保暖。

2. 防止窒息

（1）做好抢救窒息的准备，注意患者是否有咯血窒息的前驱症状。

（2）保持正确的引流体位，护理时尽量减少翻动患者，鼓励患者轻微咳嗽，将血液咯出，以免滞留于气道内。

（3）痰液黏稠咳嗽无力者，可经鼻腔吸痰。进行吸引时，避免用力过猛，应适当转动导管。若吸引过程中导管阻塞，应立即抽出导管，此时可带出导管顶端吸住的血凝块。

（4）患者咯血时轻轻拍击其健侧背部，嘱患者不要屏气，以免诱发喉头痉挛，使血液引流不畅形成血块，导致窒息。

（5）一旦患者出现窒息征象，应立即取头低脚高、45°俯卧位，头偏向一侧，轻拍背部，迅速排出气道和口咽部的血块，或直接刺激咽部以咳出血块。必要时用吸痰管进行负压吸引。给予高流量吸氧。做好气管插管或气管切开的准备及配合工作。

3. 休息与卧位　小量咯血时以静卧休息为主，大咯血者应绝对卧床休息，尽量避免搬动患者。取患侧卧位，可以减少患侧胸部的活动度，既可以防止病灶向健侧扩散，同时又有利于健侧肺通气。

4. 饮食护理　大咯血者应禁食，小量咯血者宜进少量温流质饮食，因过凉或过热食物均可诱发或加重咯血。多饮水，多食富含纤维素的食物，以保持排便通畅，避免排便时胸腔内压力增加而引起再度咯血。避免饮用浓茶、咖啡等刺激性饮料。

5. 对症护理　安排专人护理，保持病房安静，使患者得到充分休息。保护口腔清洁，防止口咽部异物刺激引起剧烈咳嗽而诱发咯血。稳定情绪，避免精神过度紧张而加重病情。对于精神极度紧张、咳嗽剧烈的患者，可给予小剂量镇静药或镇咳药，如地西泮，禁用吗啡、哌替啶等抑制呼吸的药物。大咯血患者夜间慎用催眠药，防止熟睡中咯血不能及时排出而引起窒息。

6. 因大量咯血而出现紧张、恐惧、沮丧等心理反应的患者，告知其安静休息有利于止血，并给予心理安慰。抢救工作应迅速而不忙乱，以减轻患者的紧张情绪。患者大咯血时应有人陪伴患者，使其有安全感。

三、健康教育

（1）适当锻炼。在稳定期应适当进行体育锻炼。可以按照床上运动、床边运动、室内走动的顺序慢慢增加活动量，逐步过渡到行走、慢跑、做家务等，不可操之过急。不可过度劳累，避免剧烈咳嗽。

（2）在大咯血时应暂禁食。病情稳定及少量咯血者，可给予温热的高蛋白、高热量、高维生素、易消化流质或半流质饮食，避免饮用浓茶、咖啡等刺激性饮料。避免受凉，预防呼吸道感染。保持大便通畅。

（3）保持室内环境清洁、安静、空气流通，一般温度 18～25℃，湿度 50% 左右。

（4）备急救小药箱，尤其是备足止咳药物，一定要戒烟限酒，以减少咯血的诱因。

（5）定期随访。患者应定期到医院复查，如有不适，及时就诊。

第二节　急性呼吸窘迫综合征急救护理

急性呼吸窘迫综合征（ARDS）是指由各种肺内和肺外致病因素所导致的急性弥漫性肺损伤和进而发生的急性呼吸衰竭。主要病理特征是炎症导致的肺微血管通透性增高，肺泡腔渗出性肺水肿及透明膜形成，常伴肺泡出血，主要病理生理改变是肺容积减少、顺应性降低和严重通气/血流比例失调。临床表现为呼吸窘迫、顽固性低氧血症和呼吸衰竭，肺部影像学表现为双肺渗出性病变。

一、评估要点

1. 病因评估　既往有无休克、创伤、感染、吸入有毒气体、误吸、药物过量、代谢紊乱、肝功能衰竭、尿毒症、糖尿病酮症酸中毒、血液系统疾病等。

2. 症状体征评估

（1）通常在受到发病因素攻击（严重创伤、休克、误吸等）后 12 ~ 48h 发病，偶有长达 5d 者，一旦发病，很难在短时间内缓解，因肺损伤的病理改变通常需要一周以上的时间。

（2）呼吸窘迫是 ARDS 最常见的症状，主要表现为气促和呼吸频率增快、严重的进行性呼吸困难，呼吸频率增快可达 30 ~ 50 次/min，鼻翼扇动，辅助呼吸肌运动增强，呼吸音增强，有时可闻及哮鸣音或少量湿啰音。

（3）难以纠正的低氧血症，主要表现为发绀，常伴有烦躁、焦虑、出汗，患者常感到胸廓紧缩、严重憋气及呼吸窘迫，不能被氧疗所改善。严重氧合障碍者，口唇、甲床明显发绀。

（4）肺部体征常不如症状明显，胸部 X 线早期只表现为肺纹理增粗，常迅速出现一侧弥漫性浸润性阴影。

（5）并发症：呼吸道继发感染、细菌性肺炎和氧中毒、消化道出血、心力衰竭、休克等。

（6）检查手段：胸部 X 线检查、肺活量测定、肺顺应性测定、动脉血气分析、肺泡-毛细血管膜通透性测定、血流动力学监测、血管外肺水指数测定。

二、急救护理

1. 病情监测

(1) 呼吸状况：观察呼吸频率、节律和深度，使用呼吸机辅助呼吸的情况，呼吸困难的程度。

(2) 缺氧及二氧化碳潴留情况：观察有无发绀、球结膜水肿，肺部有无异常呼吸音及啰音。

(3) 循环状况：监测心率、心律及血压，必要时进行血流动力学监测。

(4) 意识状况及精神神经症状：观察有无肺性脑病的表现，昏迷患者应观察瞳孔、肌张力、腱反射及病理反射。

(5) 液体平衡状态：观察和记录每小时尿量和液体出入量，有肺水肿的患者需适当保持负平衡。

(6) 试验检查结果：监测动脉血气分析和生化检查的结果，了解电解质和酸碱平衡情况。

(7) 痰的观察与记录：注意观察痰的色、质、量、味及痰液的实验室检查结果，并及时做好记录。

2. 给氧　Ⅰ型呼吸衰竭和ARDS患者需吸入高浓度（$FiO_2>50\%$）氧气，使氧分压迅速提高到60mmHg或血氧饱和度>90%。Ⅱ型呼吸衰竭的患者一般在氧分压<60mmHg时才开始氧疗，应低浓度（$FiO_2<35\%$）持续给氧，使氧分压控制在60mmHg或血氧饱和度在90%或略高。

3. 保持气道通畅，促进痰液引流　在氧疗和改善通气之前必须采取各种措施，使气道保持通畅。具体做法如下：

(1) 指导并协助患者进行有效的咳嗽、咳痰。

(2) 每1~2h翻身一次，并给予拍背，促进痰液排出。

(3) 对于病情严重、意识不清的患者可经鼻或经口进行负压吸引，以清除口咽部分泌物，并刺激咳嗽，利于痰液排出。

(4) 饮水、口服或雾化吸入祛痰药可湿化并稀释痰液，使痰液易于咳出或吸出。

4. 用药护理　按医嘱及时准确给药，并观察疗效和不良反应。患者使用呼吸兴奋药时应保持气道通畅，适当提高吸入氧流量，给药速度不宜过快。注意观察呼吸频率和节律、神志以及动脉血气的变化，以便调整剂量。遵医嘱应用抗生素，预防感染。

5. 心理护理　患者因呼吸困难可能危及生命等，常会产生紧张、焦虑情绪。应多了解患者的心理状况，指导患者放松，以缓解紧张和焦虑情绪。

6. 气管插管和机械通气的准备

（1）确保氧供：多数需进行机械通气的患者常在紧急情况下实施，患者常处于严重低氧血症甚至生命垂危状态，因此在等待气管插管、建立人工气道和机械通气之前，需保持气道通畅，需用面罩和简易呼吸器接高浓度氧源进行手动通气，以维持适当氧供和通气，确保患者生命安全。

（2）心理准备：由于严重呼吸困难、生命垂危、对机械通气的效果和安全性不了解等因素，清醒患者常有焦虑和恐惧心理。因此，护士应以温和、冷静、自信、专业的态度来对待患者，需用简单易懂的语言向患者解释气管插管和机械通气的重要性，并指导患者如何配合及如何以非语言方式表达其需要。有家属在场时，需注意向家属进行必要的解释，缓解家属的焦虑情绪。

7. 机械通气的护理

（1）病情监测：

1）呼吸系统：①监测血氧饱和度，了解机械通气的效果。②监测有无自主呼吸，自主呼吸与呼吸机是否同步，呼吸的频率、节律、深度、类型及两侧呼吸运动的对称性。③仔细观察气道分泌物的色、质、量和黏稠度，为肺部感染的治疗和气道护理提供重要依据。④血气分析是监测机械通气治疗效果最重要的指标之一，有助于判断血液的氧合指标、指导呼吸机参数的合理调节和判断机体的酸碱平衡情况，结合呼吸状态可判断肺内气体交换的情况。

2）循环系统：机械通气患者可出现血压下降、心率改变及心律失常，因此应严密监测血压、心率和心律的变化。

3）体温：机械通气患者因感染机会增加，常可并发感染，使体温升高。由于发热又可增加氧耗和 CO_2 的产生，故应根据体温升高的程度酌情调节通气参数，并适当降低湿化器的温度以增加气道的散热作用。

4）意识状态：机械通气后患者意识障碍程度减轻，表明通气状况改善；若有烦躁不安、自主呼吸与呼吸机不同步，多为通气不足；如患者病情一度好转后突然出现兴奋、多语甚至抽搐，应警惕呼吸性碱中毒。

5）液体出入量：尿量能较好地反映肾脏血液灌注，间接反映心排血量的变化，如尿量增多，水肿逐渐消退，说明经机械通气后低氧血症和高碳酸血症缓解，肾功能改善。

（2）呼吸机参数监测：

1）通气参数：ARDS的患者机械通气推荐采用肺保护性通气策略，主要措施包括合适水平的PEEP和小潮气量，注意检查呼吸机各项通气参数与医嘱要求设定的参数值是否一致，呼吸机能否正常运转，至少每2h检查一次。

2）报警参数：每班检查各项报警参数的设置是否恰当，报警器是否处于开启状态。报警时，及时分析报警的原因并进行有效的处理。

（3）气道管理：

1）吸入气体的温湿化：机械通气时需使用加温加湿器，保持吸入的气体温湿度适合，使吸入气体的温度在32～36℃，相对湿度100%。及时添加湿化水，根据患者痰液性状选择温湿化的支持力度，必要时予以雾化吸入。定时翻身叩背，促进痰液引流，预防肺部并发症。

2）吸痰：每次吸痰前后给予高浓度氧气吸入3min，每次吸痰时间不超过15s，吸痰时应注意无菌操作，手法正确，避免造成肺部感染、支气管黏膜损伤以及支气管痉挛等不良后果。

3）导管的固定：妥善固定气管插管，防止移位、脱出，每班测量和记录气管插管外露的长度，班班交接，保持气囊压力25～30cmH_2O。

4）气管切开的护理：每天更换气管切开处敷料和清洁气管内套管1～2次。

5）预防感染：抬高床头30°，防止误吸，及时倾倒呼吸机管道中的积水，每周更换呼吸管道，遇管道污染或可疑感染时及时更换，每天评估人工气道的必要性，及早拔管。

6）做好口腔及皮肤护理。

三、健康教育

（1）向患者及其家属讲解疾病的发生、发展和转归。

（2）教会患者有效咳嗽及排痰技术，如缩唇呼吸、腹式呼吸、体位引流、拍背等方法，提高患者的自我护理能力，加速康复，延缓肺功能恶化。

（3）用药指导：出院时应将患者使用的药物及其剂量、用法和注意事项告诉患者，指导并教会低氧血症患者及其家属掌握合理的家庭氧疗方法及其注意事项。

（4）活动与休息：与患者一起回顾日常生活中所从事的各项活动，根据患者的具体情况指导患者制订合理的活动与休息计划，指导患者避免耗氧量较大的活动，并在活动过程中注意休息。

（5）增强体质、避免诱因：①鼓励患者进行耐寒锻炼和呼吸功能锻炼，如用冷水洗脸等，以提高呼吸道抗感染的能力。②指导患者合理安排膳食，加强营养，达到改善体质的目的。③戒烟，避免吸入有害烟雾和刺激性气体。④避免劳累、情绪激动等不良因素刺激。⑤尽量少去人多拥挤的地方，避免与呼吸道感染者接触，减少感染的机会。⑥向患者及其家属讲解呼吸衰竭的征象及简单处理，若有气急、发绀加重等变化，应尽早就医。

第三节　急性重症哮喘急救护理

急性重症哮喘（或称致死性哮喘）是指哮喘急性发作（严重的哮喘发作持续 24h 以上），经常规治疗症状不能改善或继续恶化，或暴发性发作，短时间内进入危重状态，发展为呼吸衰竭并出现一系列并发症而危及生命，是导致哮喘死亡的主要原因。

一、评估要点

1. 病因评估

（1）是否存在各种诱发因素，如接触特异性和非特异性吸入物、食物、药物，气候变化，运动，妊娠，精神因素，上呼吸道感染等。

（2）以往有无哮喘发作经历，是否熟悉每次发作的先兆症状及正确处理方法，能否正确用药及掌握药物知识。

（3）评估疾病对患者日常生活和工作的影响程度，患者是否有害怕、焦虑、痛苦等情绪。

(4) 评估患者对医嘱的依从性，以及有无哮喘病家族史等。

2. 症状体征评估

(1) 本次哮喘发作的主要症状，如呼吸困难、喘息、胸闷、咳嗽；主要症状出现时间、持续时间、程度；有无其他伴随症状；有无先兆症状。

(2) 患者的意识状态；有无失眠、端坐呼吸；皮肤有无发绀；体温、脉搏、呼吸、血压有无异常。

(3) 有无哮鸣音；是否有呼气音延长；是否有辅助呼吸肌收缩及“三凹”征的出现。

(4) 辅助检查：评估动脉血气分析、胸部X线检查、呼吸功能检查等的结果。

二、急救护理

(1) 密切观察哮喘发作的先兆症状，如胸闷、鼻咽痒、咳嗽、打喷嚏等，若出现上述症状，应立即通知医生，尽早采取相应措施。床旁应备齐必需的药物和抢救设施。

(2) 密切观察患者的意识状态及呼吸频率、节律、深度，是否有辅助呼吸肌参与呼吸运动等，监测呼吸音、哮鸣音变化，监测动脉血气和肺功能情况。观察患者有无自发性气胸、脱水、酸中毒、电解质紊乱、肺不张等并发症出现。

(3) 监测患者呼吸系统和心血管系统的症状及体征：听诊肺部呼吸音；检查脉搏、呼吸、血压；监测动脉血气、第一秒用力呼气量（FEV1）、最大呼气流量（PEF）等。观察患者对治疗的反应以及护理干预的效果。

(4) 给氧：重症哮喘发作患者，大多有缺氧现象，应遵医嘱给予鼻导管或面罩吸氧，吸氧流量为1～3L/min，吸入氧浓度一般不超过40%。在氧疗过程中，需根据动脉血气分析的结果评价疗效。呼吸频率过快可使CO_2排出过多，用漏斗纸袋回收呼出的CO_2，可使呼吸频率减慢。

(5) 用药护理：在治疗重症哮喘急性发作时常用氨茶碱，用药过程中注意药物注射不可过量、过快（速度不可超过25mg/min），以免引起恶心、严重的心律失常、心动过速、血压下降、惊厥甚至死亡。用药时注意监测血药浓度，其安全浓度为6～15μg/mL。

（6）保持气道通畅：为避免气道干燥，吸入的氧气应尽量温湿化，促进排痰，及时清除气道分泌物。痰液黏稠者可给予蒸汽或药物雾化吸入。鼓励患者每天饮水 2 500 ~3 000mL，以补充丢失的水分，稀释痰液。鼓励患者缩唇呼吸并延长呼气的时间。

（7）心理护理：帮助患者取舒适体位，以保证最大限度的胸廓扩张。采用暗示、诱导等方法分散患者的注意力，使患者身心放松，情绪稳定，有利于症状缓解。

（8）口腔与皮肤护理：哮喘发作时患者常会大量出汗，应每天进行温水擦浴，勤换衣服和床单，保持皮肤清洁、干燥、舒适。鼓励并协助患者咳嗽后用温水漱口，保持口腔清洁。

（9）饮食护理：哮喘患者的饮食要清淡、易于消化。饮食过饱、过于油腻都不利于哮喘的控制。有烟酒嗜好者应戒烟酒。

（10）环境与体位：提供安静、舒适、温湿度适宜的环境，保持室内清洁、空气流通。根据病情提供舒适体位，如为端坐呼吸者提供床旁桌支撑，以减少其体力消耗。尽量避免在室内放置可能诱发哮喘发作的物品，保持室内空气温暖，防止哮喘患者因对冷空气过敏而发生哮喘发作或加重。

三、健康教育

（1）教会患者正确识别哮喘发作的先兆症状并掌握如何终止哮喘发作，识别什么是哮喘发作减少，指导患者做有氧锻炼。

（2）寻找哮喘治疗和控制的障碍，如不重视发作的间歇期、患者对角色的否认、患者对哮喘严重性的认识不足等。

（3）识别哮喘可能的激发因子，寻找预防的措施，如改变居住环境，避免接触有污染（二手烟、花粉等）的空气、冷空气、地毯、家具、皮毛等，避免可能导致过敏的药物和食物（如鱼、虾等）。

（4）药物治疗指导：①告知患者常用药物的种类、药理作用、不良反应、剂量及用法。②为患者制定用药一览表。哮喘患者通常要用数种药物，采用不同的用药途径，并需长期用药，因此必须让患者学会药物自我管理的策略。③患者必须认识到坚持用药的重要性，当症状恶化或出现严重不良反应时应及时就诊。④正确使用气雾剂，为防止哮喘发作，患者应随身携带含有支气管扩张药的小型喷雾器并会正确使用。

（5）指导患者进行呼吸功能锻炼，如腹式呼吸、缩唇呼吸等。

（6）指导患者学会在家中自行监测病情变化，并自行评估，重点掌握峰流速仪的使用方法，有条件者记录哮喘日记。

（7）与患者及其家属共同制订哮喘管理计划，患者的家属应该知道在哮喘发作时应如何帮助患者，如气雾剂、口服药物放在何处，如何正确拨打急救电话号码，如何减轻患者发作时的焦虑情绪，同时也应知道何时将患者送往医院救治。

（8）指导患者保持有规律的生活和乐观情绪，积极参加体育锻炼，最大限度地保持劳动能力，可有效减轻患者的不良心理反应。指导患者充分利用社会支持系统，为其身心健康提供各方面的支持。

第四节　急性肺水肿急救护理

急性肺水肿是指心室排血量下降，左心室充盈障碍或左心负荷突然明显增加，导致左心室舒张期末压或左心房压急剧升高，肺静脉血流受限，引起肺静脉和肺毛细血管流体静压升高，当超过肺毛细血管血浆胶体渗透压25mmHg时，大量浆液渗出至肺间质和肺泡内，影响呼吸功能，继而发生呼吸困难、发绀和咳粉红色泡沫痰等一系列症状。

一、评估要点

1. 病因评估

（1）患病起始时间，有无明显诱因，主要症状及其特点（如严重程度、持续时间、发作频率、缓解因素），有无伴随症状，是否出现并发症，是否呈进行性加重。

（2）评估患者的主要检查结果、治疗及护理经过及效果，目前用药情况，包括药物的种类、剂量和用法，以及用药后的效果等。

2. 症状体征评估

（1）观察脉搏的频率、节律、强弱，血压及脉压有无异常变化，心尖部是否可闻及奔马律。

（2）有无突然出现严重的呼吸困难（呼吸频率30～50次/min）、端坐呼吸、窒息感、口唇发绀、大汗淋漓、烦躁不安、咳嗽伴咳大量粉红色泡沫痰、面色灰白或发绀、大汗、皮肤湿冷。

（3）评估患者24h出入量及水、电解质平衡情况。

（4）是否有并发症，如水、电解质紊乱，心源性休克，心力衰竭，呼吸衰竭，心脏停搏等。

（5）心理状态：有无焦虑、恐惧、抑郁、悲观等心理反应及其严重程度。

二、急救护理

1. 给氧　通过氧疗将血氧饱和度维持在≥95%水平是非常重要的，可以防止出现脏器功能障碍或多脏器功能障碍。首先开放气道，给予高流量（6～8L/min）鼻导管或面罩吸氧，湿化瓶中可加20%～30%的酒精湿化，使肺泡内泡沫表面张力降低而破裂，以利于改善肺泡通气。情况严重者应采用无创呼吸机持续正压（CPAP）或双水平气道正压（BiPAP）通气。

2. 卧位与休息　绝对卧床休息。立即协助患者取坐位，双下肢下垂，必要时用止血带轮流结扎四肢，每隔15min轮流放松一个肢体，以减少静脉回流。患者常烦躁不安，需注意安全，谨防跌倒受伤。

3. 建立静脉通道　迅速建立两条静脉通路，遵医嘱正确使用药物，观察疗效与不良反应。

（1）吗啡：吗啡3～5mg可使患者镇静，减少躁动，同时可扩张小血管而减轻心脏负荷。必要时可每间隔15min重复用药，共用2～3次，老年人应减量或改为肌内注射。注意观察患者有无呼吸抑制或心动过缓、血压下降等不良反应。呼吸衰竭、昏迷、严重休克者禁用。

（2）快速利尿药：呋塞米20～40mg静脉注射，可迅速利尿，有效降低心脏前负荷，必要时可重复给药。

（3）血管扩张药：可选用硝普钠、硝酸甘油等静脉滴注。根据血压调整剂量，维持收缩压90～100mmHg。

1）硝普钠：为动、静脉扩张剂。一般剂量为12.5～25μg/min，应现配现用，注意避光，定时更换，连续使用一般不超过72h。

2）硝酸甘油：扩张小血管，减少回心血量。一般从10μg/min开始，每10min调整一次，每次增加5～10μg。

3）重组人脑钠肽：具有扩张静脉和动脉、利尿、抑制肾素-血管紧张素-醛固酮系统（RAAS）和交感神经作用，用药一般不超过7d。

4）洋地黄制剂：尤其适用于快速心房颤动或已有心脏增大伴左心室收缩功能不全的患者。可用毛花苷丙稀释后静脉注射，首剂0.2～0.4mg，10min后起效，1～2h作用达到高峰，24h总剂量为0.8～21.2mg。

4. 用药护理

（1）合理安排用药时间，利尿药不宜在晚间服用，以免夜间因利尿作用影响患者睡眠。

（2）静脉给予强心药时，注射速度宜慢，并观察脉搏及心率变化。

（3）观察药物疗效，监测24h尿量，观察水肿有无好转。

（4）观察药物不良反应，用药期间根据需要测定血清电解质浓度，观察有无低钾血症、低钠血症、代谢性碱中毒等药物不良反应。低钾血症表现为软弱无力、恶心、呕吐、腹胀，肠蠕动减弱或消失，心率早期增快并有心律失常，心电图示T波低平、倒置，可出现U波。低钠血症主要表现为精神萎靡不振、恶心、呕吐、神志不清、昏迷、抽搐、胃肠功能失常等。代谢性碱中毒主要表现为易激动、神经肌肉过度兴奋，严重者可有强直性痉挛。

5. 病情监测　严密监测血压、呼吸、血氧饱和度、心率、心电图、血电解质、血气分析等的变化。观察患者的意识，精神状态，皮肤颜色、温度及出汗情况，肺部啰音及哮鸣音的变化，记录24h出入水量。

6. 基础护理　症状缓解后，嘱患者绝对卧床休息，待病情稳定进入恢复期后，制订康复计划，逐步增加活动量，以不出现心悸、气短为原则，避免过度劳累。避免呼吸道感染，继续按时服药。保持口腔清洁，预防感染。注意保暖，避免受凉。

7. 饮食护理　限制液体及钠盐摄入，低盐（≤2g/d）饮食，少量多餐，大量应用利尿药者应注意补钾，保持水、电解质平衡。

8. 大便护理　保持大便通畅，避免大便过度用力而增加心脏负担，必要时使用缓泻剂。

9. 皮肤护理　维护皮肤黏膜的完整性，对各种有创性动静脉插管、导尿管及机械通气管路定期消毒，操作时严格执行无菌原则，降低导管相关性感染的发生率。

10. 心理护理 由于急性肺水肿发病急，患者无心理准备，会出现极度烦躁、紧张和恐惧情绪，应及时安抚患者，耐心解释病情及检查和治疗的目的，稳定患者情绪，增强其战胜疾病的信心，使其避免因紧张、烦躁而加重病情。

三、健康教育

（1）向患者及其家属宣传有关疾病的防治与急救知识，以及疾病的相关保健知识，告知患者该病常见的病因及诱因，引导患者纠正不良的生活方式。

（2）鼓励患者积极治疗各种原发病，避免各种诱因。

（3）指导患者劳逸结合，保证足够的睡眠并避免各种精神刺激。

（4）指导患者低盐、低脂饮食，少量多餐，忌烟酒。

（5）指导患者保持积极乐观的心态，养成良好的生活习惯，必要时备家庭氧疗设备，定时通风，保持家庭居室空气新鲜，预防感冒。

（6）指导患者遵医嘱按时服药，定期随访。

第五节 呼吸衰竭急救护理

呼吸衰竭是指各种原因引起的肺通气和（或）换气功能严重障碍，使静息状态下亦不能维持足够的气体交换，导致低氧血症伴（或不伴）高碳酸血症，进而引起一系列病理生理改变和相应临床表现的综合征。其临床表现缺乏特异性，明确诊断有赖于动脉血气分析。在海平面、静息状态、呼吸空气条件下，动脉血氧分压（PaO_2）<60mmHg，伴（或不伴）二氧化碳分压（$PaCO_2$）>50mmHg，可诊断呼吸衰竭。

一、评估要点

1. 病因评估 多种原因可引起呼吸衰竭，临床上常见的病因有支气管肺疾病、中枢神经系统疾病、神经肌肉疾病、心血管系统疾病、药物和毒物中毒等。其诱因有急性上呼吸道感染、高热、手术等。

2. 症状体征评估

（1）生命体征的评估：注意体温、脉搏、呼吸、神志变化，以及有无烦躁、呼吸困难等，必要时行动脉血气分析检查。

（2）呼吸节律、幅度和频率的变化：慢性阻塞性肺疾病所致的呼吸衰竭，病情较轻时表现为呼吸费力伴呼气延长，严重时可发展为浅快呼吸，辅助呼吸肌活动增强，呈点头呼吸。严重肺源性心脏病患者可出现潮式呼吸，中枢神经药物中毒表现为呼吸深慢、昏睡。

（3）评估患者有无发绀症状：注意发绀的部位、程度，发绀以口唇、指（趾）甲、舌尤为明显。

（4）精神神经症状：急性缺氧者可出现精神错乱、狂躁、昏迷、抽搐等症状。慢性缺氧者多有智力或定向功能障碍。严重者表现为神志淡漠、肌肉震颤或扑翼样震颤、间歇抽搐、昏睡甚至昏迷等，提示发生肺性脑病。

（5）循环系统症状：严重缺氧或CO_2潴留可引起肺动脉高压，诱发右心衰竭，伴有体循环淤血的体征。CO_2潴留使外周体表静脉充盈，皮肤红润、湿暖多汗，血压升高，心搏出量增多而致脉搏洪大。多数患者有心率加快；严重缺氧和酸中毒时可有周围循环衰竭、血压下降、心律失常、心脏停搏。

（6）消化系统和泌尿系统症状：严重呼吸衰竭因胃肠道黏膜屏障功能损伤，导致胃肠黏膜充血水肿、糜烂渗血或应激性溃疡，引起上消化道出血。个别患者尿中还可出现蛋白、红细胞和管型。以上这些症状均可随缺氧及CO_2潴留的纠正而消失。

（7）有无电解质紊乱及酸碱失衡征象，是否出现呼吸减慢、明显发绀、嗜睡等酸中毒的表现。

（8）氧疗过程中，应注意观察氧疗效果，如不能改善低氧血症，应做好气管插管和机械通气的准备。

二、急救护理

1. 休息与活动　帮助患者采取舒适且有利于改善呼吸状态的体位，一般取半卧位或坐位，患者趴伏在桌面上，借此增加辅助呼吸肌的功能，促进肺膨胀。患者尽量减少自主活动和不必要的操作，减少体力消耗。必要时可采取俯卧位辅助通气，以改善氧合状况。

2. 氧疗护理　Ⅰ型呼吸衰竭患者需吸入高浓度（$FiO_2 > 50\%$）氧气，使氧分压迅速提高到60mmHg或血氧饱和度>90%。Ⅱ型呼吸衰竭的患者一般在氧分压<60mmHg时才开始氧疗，应给予持续低浓度（$FiO_2 < 35\%$）氧疗，使氧分压控制在60mmHg或血氧饱和度在90%或略高。如通气不足者，给予人工辅助呼吸，必要时给予气管插管或气管切开，实施机械通气。

3. 保持气道通畅，促进痰液引流　呼吸衰竭的治疗原则是保持气道通畅、正确合理地氧疗、控制呼吸道感染。在氧疗和改善通气之前必须采取各种措施，保持气道通畅。具体做法如下。

（1）指导并协助患者进行有效的咳嗽、咳痰。

（2）每1～2h翻身一次，并给予拍背，促进痰液排出。

（3）对于病情严重、意识不清的患者，可经鼻或经口进行负压吸引，以清除口咽分泌物，并刺激咳嗽，利于痰液排出。

（4）饮水、口服或雾化吸入祛痰药可湿化并稀释痰液，使痰液易于咳出或吸出。

4. 机械通气护理　详见“急性呼吸窘迫综合征急救护理”。

5. 用药护理　按医嘱及时准确给药，并观察疗效和不良反应。患者使用呼吸兴奋药时应保持气道通畅，适当提高吸入氧流量，静脉滴注速度不宜过快，注意观察呼吸频率和节律、神志及动脉血气的变化，以便调整剂量。遵医嘱应用抗生素，预防感染。

6. 病情观察　严密监测生命体征、意识及尿量的变化，严格记录24h出入水量，观察患者呼吸频率、深度、节律与胸廓起伏是否一致，以及呼吸费力程度。观察患者的精神症状及呼吸困难、发绀的程度等。

7. 心理护理　患者因呼吸困难、可能危及生命等，常会产生紧张、焦虑情绪。应多了解患者的心理状况，指导患者放松，以缓解紧张和焦虑情绪。

三、健康教育

1. 疾病知识指导　急性呼吸衰竭如果处理及时、恰当，患者可完全康复。慢性呼吸衰竭度过危重期后，关键是预防和及时处理呼吸道感染的诱因，以减少急性发作，尽可能延缓肺功能恶化的进程。

2. 指导呼吸功能锻炼　教会患者有效咳嗽、叩击排痰、体位引流、缩唇呼吸、腹式呼吸，提高自我护理能力，促进康复。

3. 休息与活动指导　根据患者的病情和对日常活动的耐受性，指导患者合理安排活动与休息。

4. 用药指导　遵医嘱指导患者用药，教会患者科学实施家庭氧疗的方法。

5. 营养指导　为患者提供能改善营养状态且富含膳食纤维的饮示指导。指导患者每日计划性地摄入水分。机体水分不足时，呼吸道的水分也会减少，痰液易结块，不易咳出，导致气道狭窄，通气障碍；饮水过多会增加心脏的负担，可诱发心力衰竭。

6. 其他　指导患者发现病情加重如气急、发绀严重时立即就诊。

第六节　肺栓塞急救护理

肺栓塞是指栓子阻塞肺动脉系统所引起的一组以肺循环和呼吸功能障碍为主要临床表现及病理生理特征的临床综合征。常见的栓子是血栓，其余为少见的新生物细胞、脂肪滴、气泡、静脉输入的药物颗粒，甚至为导管头端引起的肺血管阻断。由于肺组织受支气管动脉和肺动脉双重供血，而且肺组织和肺泡间也可直接进行气体交换，所以大多数肺栓塞不一定引起肺梗死。

一、评估要点

1. 病因评估

（1）有深静脉血栓形成史：深静脉血栓是肺栓塞的重要来源，以下肢深静脉血栓最多见，如腘静脉和髂外静脉血栓等。

（2）有长期卧床史：因偏瘫、下肢骨折、手术后、重病等长期卧床者，甚至长时间不活动的健康人，因血流缓慢，血液淤滞形成血栓，引起肺栓塞。血栓发生率与卧床呈正相关。

（3）创伤：创伤（如大手术、烧伤、车祸等）后有15%患者发生肺栓塞。因损伤组织释放某些物质损伤血管内皮所致。

（4）心肺血管疾病：慢性心脏疾病，如心肌病、肺源性心脏病、风湿性心脏病等，也是因损伤血管内皮导致的结果。

（5）肿瘤：癌症可增加肺栓塞的风险性，因癌细胞产生的某些物质（如组蛋白、蛋白酶等）能激活凝血系统，而导致血液呈高凝状态，促进血栓形成。

（6）妊娠和避孕药：孕妇发生肺栓塞的概率高于同龄未婚女子。避孕药可作用于凝血系统，促进血栓形成。

（7）其他：高龄、肥胖、脱水、糖尿病等均可导致肺栓塞。

2. 症状体征评估

（1）不明原因的呼吸困难：多于栓塞后即刻出现，尤在活动后明显，为肺血栓栓塞症最常见的症状。

（2）胸痛：包括胸膜炎性胸痛和心绞痛性胸痛。胸膜炎性胸痛是指当栓塞部位靠近胸膜时，由于胸膜的炎症反应导致的胸痛，呼吸运动可加重胸痛。心绞痛性胸痛是由于冠状动脉血流减少、低氧血症和心肌耗氧量增加引起的，不受呼吸运动影响。

（3）晕厥：有时是肺栓塞的唯一或首发症状，表现为突然发作的一过性意识丧失。

（4）烦躁不安、惊恐甚至濒死感：由严重的呼吸困难和剧烈胸痛引起，为肺血栓栓塞症常见的症状。

（5）咳嗽：早期为干咳或伴有少量白痰。

（6）咯血：常为小量，大咯血少见。当呼吸困难、胸痛和咯血同时出现时称为“肺梗死三联征”，仅见于约20%的患者。

（7）呼吸系统体征：呼吸急促、发绀；肺部细湿啰音和（或）哮鸣音；合并肺不张和胸腔积液时出现相应的体征。

（8）循环系统体征：心动过速，血压变化，严重时可出现血压下降甚至休克；颈静脉充盈或异常搏动；肺动脉瓣区第二音亢进（$P_2 > A_2$）或分裂，三尖瓣区收缩期杂音。

（9）并发症：评估是否发生急性肺动脉高压、右心衰竭、循环衰竭、咯血、肺梗死、心源性休克等并发症。

二、急救护理

1. 肺栓塞急性期的护理

（1）卧位与休息：当患者出现呼吸困难、胸痛时立即通知医生，安慰患者，抬高床头或协助患者取半卧位，对于轻中度呼吸困难的患者可采用鼻导管或面罩吸氧，对于严重呼吸困难的患者必要时行机械通气。

（2）保持室内环境安静、空气新鲜，患者应卧床休息，避免用力，以免引起深静脉血栓的脱落。必要时适当给予镇静、止痛、镇咳等对症治疗。

（3）有下肢深静脉血栓形成的患者，患肢应抬高制动，严禁热敷、按摩等，防止静脉血栓脱落而再次发生肺栓塞。

（4）止痛：胸痛轻、能耐受者，可不处理；但对胸痛较重、影响呼吸的患者，应给予止痛处理，以免剧烈胸痛影响患者的呼吸运动。

（5）吸氧：吸氧是一项重要的治疗措施，也是护理的重点之一。护理时要注意保持气道通畅，最好用面罩给氧，流量一般为 3～5L/min，以改善患者由于缺氧造成的通气过度现象。

（6）监测呼吸状态、意识状态、循环状态、心电活动等的变化。

（7）注意保暖，特别是休克、四肢末梢循环较差的患者。

（8）对高热患者执行高热急救护理。

（9）定期复查血浆 D－二聚体、动脉血气及心电图：血浆 D－二聚体测定可作为肺栓塞的初步筛选指标，但其特异性差，若其含量低于 500μg/L，对肺栓塞有重要的排除诊断价值。肺栓塞患者的血气分析常表现为低氧血症、低碳酸血症，肺泡－动脉血氧分压差［$P_{(A-a)}O_2$］增大。大部分肺栓塞患者可出现非特异性的心电图异常，以窦性心动过速最常见，当有肺动脉及右心室压力升高时，可出现 V1～V4 导联 ST 段异常和 T 波倒置。

（10）应用抗凝药和溶栓药的患者，注意观察有无出血症状和体征，如皮下穿刺点出血，牙龈出血，痰中带血，以及头痛、头晕、恶心、呕吐、神志改变等脑出血症状，如有，应及时报告医生，采取有效措施。

（11）行机械通气者，要做好口腔护理，协助其翻身，认真做好基础护理，预防并发症的发生。

2. 肺栓塞溶栓的护理

（1）溶栓前的护理：①保持环境舒适、安静，并备好急救物品及仪器，如抢救车、止血药、除颤仪等。②建立静脉通道，最好选择较粗、易固定的静脉留置套管针，便于给药。③治疗前测量血压、心率、呼吸次数，描记 18 导联心电图并给予心电监护。④心理护理：急性肺栓塞患者几乎全部有不同程度的恐惧和焦虑，应尽量多地陪伴患者，并采用非语言性沟通技巧，增加患者的安全感。必要时可遵医嘱适当给予镇静、止痛、镇咳等对症治疗措施。

（2）溶栓后的护理：

1）心理护理：随着溶栓药物的应用，血栓逐渐溶解，肺动脉再通，溶栓后患者自觉症状减轻，最明显的喘憋、气短明显好转，心率减慢，患者均有不同程度的想下床活动的要求。这时要做好解释工作，让患者了解溶栓后仍需卧床休息，以免栓子脱落，造成再栓塞，避免患者由于知识缺乏而导致不良后果。

2）有效制动：急性肺栓塞溶栓后，下肢静脉血栓松动，极易脱落，患者应绝对卧床2周，不能做双下肢用力的动作及双下肢按摩。避免腹压增加的因素，尤其是便秘和上呼吸道感染，要积极治疗，以免排便用力或咳嗽时腹压增大，造成血栓脱落。吸烟者应劝其戒烟。卧床期间做所有的外出检查均要用平车接送。

3）做好皮肤护理：急性肺栓塞溶栓后，需较长时间卧床，要注意保护患者皮肤，如床垫的软硬度要适中，保持患者皮肤干燥、床单平整。每2h协助患者翻身一次，避免局部皮肤长期受压、破损。

4）合理营养：急性肺栓塞初起时患者多有食欲不振，有些患者惧怕床上排尿排便而不敢进食，应给予患者心理疏导，使其放松。饮食以清淡、易消化、富含维生素为宜，以保证疾病恢复期的营养。

（3）观察用药反应：

1）溶栓药的护理：①密切观察出血征象，如皮肤青紫、血管穿刺处出血过多、血尿、严重头疼、神志变化等。②严密观察血压，当血压过高时，及时通知医生适当处理。③用尿激酶或链激酶溶栓治疗后应每2~4h测定一次PT或活化部分凝血活酶时间（APTT），当其水平降至正常值的2倍时按医嘱开始应用肝素抗凝。

2）抗凝药的护理：①肝素：在开始治疗后的最初24h内每4~6h监测APTT，达稳定治疗水平后，改为每天监测APTT。②华法林：在治疗期间应定期监测国际标准化比值（INR）。在INR未达到治疗水平时需每天监测，达到治疗水平后每周监测2~3次，共监测2周，以后延长到每周或更长时间监测一次。

三、健康教育

1. 疾病预防　肺栓塞早期发现、早期预防是关键，高危人群要注意以下几点。

（1）改变生活方式。如戒烟，适当运动，控制体重，保持心情愉快，饮食方面减少胆固醇的摄入，多进食新鲜蔬菜，适当饮茶。

（2）对存在深静脉血栓形成危险因素的人群，应避免长时间保持坐位（特别是跷二郎腿）、穿束膝长筒袜、长时间站立不活动等。注意保持大便通畅，多吃富含纤维素的食物，必要时可给予缓泻剂或甘油灌肠。

（3）下肢外伤或长期卧床者，应经常按摩下肢，或者使用预防血栓形成的药物。将腿抬高至心脏以上水平可促进下肢静脉血液回流。

（4）孕产妇要保持一定的运动量，不要久卧床。长期服用避孕药的妇女，服药时间不要超过 5 年。

（5）曾有静脉血栓史（如腿疼，下肢无力、压痛，皮下静脉曲张，双下肢出现不对称肿胀）的患者最好能定期检查。

（6）经过腹部或胸部大型手术、膝部及髋部置换术者，有髋部骨折、严重创伤或脊柱损伤者，则需要使用抗凝药物和机械性措施来预防深静脉血栓形成，如穿加压弹力抗栓袜，应用下肢间歇序贯加压充气泵，以促进下肢静脉血液回流。

2. 出院指导

（1）定期随诊，按时服药，特别是抗凝药，一定要保证按医嘱服用。

（2）积极治疗诱发性疾病：包括慢性心肺疾病（如风湿性心脏病、心肌病、冠状动脉粥样硬化性心脏病、肺源性心脏病）、下肢静脉病变（如炎症、静脉曲张）、骨折等。

（3）服用抗凝药的患者指导其自我观察有无出血现象及注意早期出血症状，如牙龈出血、皮肤破口流血不止等。合理饮食，避免服用非甾体抗炎药、激素、强心药等，以免影响抗凝药的作用。

（4）遵医嘱定期复查抗凝指标，学会看抗凝指标化验单。

（5）平时要注意活动下肢，有下肢静脉曲张者可穿弹力袜，避免下肢深静脉血液滞留导致血栓复发。

（6）存在相关发病因素的情况下，突然出现胸痛、呼吸困难、咳血痰等表现时，应警惕肺血栓栓塞症的可能性，需及时就诊。

第四章　急性消化系统疾病急救护理

第一节　上消化道出血急救护理

上消化道出血是指屈氏韧带（十二指肠悬韧带）以上的消化道，包括食管、胃、十二指肠、胆道、胰管等部位的出血，以及胃、空肠吻合术后的空肠病变所致的出血。

一、评估要点

1. 病因评估

（1）主要症状：询问发病诱因、时间，了解患者有无呕血、黑便，详细询问呕血和（或）黑便的量、颜色、性质，有无头晕、眼花、心悸、出汗、少尿等周围循环衰竭的表现。

（2）病因：常见病因有消化性溃疡、急性糜烂性胃出血、食管胃底静脉曲张破裂和胃癌。亦有全身性疾病、食管疾病和损伤以及上胃肠道邻近器官或组织的疾病。

（3）心理评估：突然大量呕血可使患者产生恐惧不安、精神紧张、悲观失望等不良心理反应，反复出现黑便可能导致焦虑。评估患者的心理反应、对疾病的认识程度，以及有无对治疗失去信心和不合作现象。

2. 症状体征评估

（1）生命体征：评估患者有无呼吸困难、脉搏细速、血压下降等。

（2）周围循环状况：评估皮肤和甲床的色泽、肢体温暖或湿冷情况、尿量、周围静脉特别是颈静脉的充盈程度，评估有无痛苦面容、出汗、端坐呼吸、发绀等。

（3）精神及意识状态：有无精神疲倦、嗜睡、表情淡漠、意识模糊，甚至昏迷。

（4）出血量的评估：①成人每日出血量大于5mL，大便潜血试验阳性。②每日出血量50～100mL时，可引起黑便。③胃内积血量在250～300mL时，可出现呕血。④出血量超过400mL时，可出现全身症状，如头昏、心悸、出汗、乏力等。⑤短时间内出血量超过1 000mL或超过全血量的20%时，可出现周围循环衰竭，全身症状更加明显，如心率超过120次/min，收缩压低于80mmHg或低于基础血压的25%等。

（5）出血是否停止的判断：要根据患者的一般情况、排便状况及血压、心率等综合判断出血是否停止。临床上出现下列情况应考虑继续出血或再出血：①反复呕血，或黑便次数增多、粪便稀薄，伴肠鸣音亢进。②循环衰竭的表现经充分补液输血未见明显改善，或暂时好转后又恶化。③血红蛋白浓度、红细胞计数与血细胞比容继续下降，网织红细胞计数持续增高。④补液与尿量足够的情况下，血尿素氮持续或再次增高。

二、急救护理

1. 病情观察

（1）生命体征监测：监测患者有无脉搏细弱、心率加快、心律失常、血压下降、呼吸困难、体温不升或发热等，必要时给予心电监护。

（2）观察意识状态：观察患者有无精神疲倦、烦躁、嗜睡、表情淡漠、意识不清，甚至昏迷。

（3）准确记录出入水量，疑有休克时留置导尿管，监测每小时尿量，一般保持尿量>30mL/h。

（4）观察呕吐物和粪便的量、颜色、性质，并做好记录，以准确判断出血量。

（5）定期复查血红蛋白浓度、红细胞数、血细胞比容与血尿素氮、大便潜血等，以了解出血是否停止和贫血的程度。

（6）监测血清电解质和动脉血气的变化，急性大出血时，经呕吐、鼻胃管抽吸和腹泻，可丢失大量水分和电解质，应注意维持水、电解质和酸碱平衡。

（7）观察周围循环状况：周围循环衰竭的临床表现对估计出血量有重要的价值，关键是动态观察患者的血压与心率，注意皮肤、黏膜的色泽及温度，皮肤是否湿冷，观察周围静脉或颈静脉充盈情况。可通过改变体位测量心率、血压并观察症状和体征来评估出血量。

2. 活动与休息　少量出血时应卧床休息，大出血时应绝对卧床，采取平卧位并将下肢略抬高，以保证脑部供血。协助患者取舒适体位，定时变换体位，注意保暖，保证充足的休息和睡眠，病情稳定后逐渐增加活动量。

3. 保持气道通畅　呕吐时头偏向一侧，防止窒息或误吸，必要时用负压吸引器清除气道内的分泌物、血液或呕吐物，保持气道通畅，必要时给予氧气吸入。

4. 饮食护理　急性大出血伴恶心、呕吐者应禁食。出血停止后改为营养丰富、易消化、无刺激性的半流质软食，少量多餐，逐步过渡到正常饮食。

5. 治疗护理　立即建立静脉通路。配合医生迅速实施输血、输液、各种止血治疗及用药等抢救措施，并观察治疗效果及不良反应。输液开始宜快，必要时监测中心静脉压来调整输液量及输液速度。避免因输液、输血过多过快而引起急性肺水肿，对老年人和心功能不全者尤应注意。

6. 用药护理　遵医嘱及时准确用药，注意观察药物的效果及不良反应。

（1）补充血容量：立即配血，可先输入平衡液、右旋糖酐或其他血浆代用品，然后尽早输血。

（2）止血措施：①药物止血。给予抑制胃酸分泌药物如奥美拉唑、西咪替丁，口服止血药物如凝血酶粉，食管胃底静脉曲张破裂出血者可使用血管加压素和生长抑素。②内镜直视下止血。先用药物治疗和气囊压迫基本控制出血，病情基本稳定后，进行急诊内镜检查和止血治疗。③三（四）腔二囊管压迫止血。④手术治疗，介入治疗。

7. 心理护理　对于因大量出血而出现紧张、恐惧、沮丧等心理反应的患者，要向其解释安静休息有利于止血，并给予关心和安慰。抢救工作应迅速而不慌乱，以减轻患者的紧张情绪。患者大出血时应有人陪伴，使其有安全感。患者呕血或排黑便后应及时清除血迹或污物，以减少对患者的不良刺激。认真听取并解答患者及其家属的提问，解释各项检查和治疗措施，以减轻他们的疑虑。

三、健康教育

1. 针对原发病的教育　引起上消化道出血的病因很多，应帮助患者及其家属有针对性地掌握与患者消化道出血有关的原发病知识，如病因和诱因、预防、治疗和护理知识等，以减少再度出血的危险。

2. 饮示指导　合理饮食是避免诱发上消化道出血的重要环节。应进营养丰富、易消化的饮食，避免过度饥饿或暴饮暴食，避免粗糙、刺激性、过冷、过热、产气多的食物和饮料等。戒烟、戒酒。

3. 生活指导　生活起居要规律，劳逸结合，保持乐观情绪，保证身心健康，避免长期精神紧张，过度劳累。

4. 用药指导　应在医生指导下用药，勿擅自停药或更换，定期复查。

5. 指导患者识别出血和处理　患者及其家属应学会识别早期出血征象及急救措施。如出现头晕、心悸等不适，或呕血、黑便时，立即卧床休息，保持安静，减少身体活动。呕吐时取侧卧位以免误吸。必要时立即到医院治疗。

6. 其他　慢性病患者应定期门诊随访。

第二节　肝性脑病急救护理

肝性脑病俗称肝昏迷，是由于严重肝病或门－体分流引起的、以代谢紊乱为基础、中枢神经系统功能失调的综合征。临床表现轻者可仅有轻微的智力减退，严重者出现意识障碍、行为失常和昏迷。

一、评估要点

1. 病因评估　有无长期使用损肝药物或嗜酒；有无上消化道出血、感染、使用镇静药等；有无大量利尿和放腹水；是否进行过外科手术等。各型肝硬化，特别是肝炎后肝硬化是引起肝性脑病最常见的病因。

2. 症状体征评估

（1）一般状况：评估患者的意识状态和一般身体状况，注意观察患者的性格和行为表现，对时间、地点、人物的理解力是否正常，定向力是否正常，有无幻觉及意识障碍。评估患者的身高、体重、血压、体温及全身营养状况。

（2）一般根据意识障碍程度、神经系统体征和脑电图改变，可将肝性脑病的主要症状分为 5 期。

0 期（潜伏期）：又称轻微肝性脑病，无行为、性格的异常，无神经系统病理征，脑电图正常，只在心理测试或智力测试时有轻微异常。

1 期（前驱期）：轻度性格改变和行为异常。反应和回答问题尚可，但有时吐字不清，动作缓慢等。此期一般无神经体征，脑电图无明显异常。

2 期（昏迷前期）：以意识错乱、睡眠障碍、行为异常为主要表现。定向力和理解力下降，语言不清，书写障碍，举止反常（如寻衣摸床、手舞足蹈），有时有幻觉、狂躁，类似于轻微精神病表现。常出现扑翼样震颤，腱反射亢进，肌张力增高，锥体束征阳性。脑电图常出现异常的慢波。

3 期（昏睡期）：以昏睡和精神错乱为主。患者大部分时间处在昏睡中，呼之可醒，然后又入睡，答话不准、有幻觉。如患者合作，可引出扑翼样震颤，各种神经病理征陆续出现。脑电图有异常波形。

4 期（昏迷期）：神志完全丧失，呼之不醒，对疼痛刺激尚有反应。浅昏迷时腱反射亢进，肌张力增高，对体格检查不合作，不能引出扑翼样震颤。进入深昏迷，各种反射消失，对各种刺激无反应，瞳孔散大，过度换气，脑电图明显异常。

（3）实验室检查及其他检查：评估血氨变化；有无电解质和酸碱平衡失调；肝功能有无异常；凝血功能有无异常；脑电图检查有无异常；简易智力测验结果有无异常。

（4）有无出现脑水肿，消化道出血，肾功能不全，水、电解质、酸碱平衡失调及感染等并发症。

（5）心理状态：鉴别患者是因疾病所产生的心理问题还是出现精神障碍的表现。评估患者及其家属对疾病的认识程度。患者出现意识障碍时，主要了解其家属对其目前身体状况的看法、应对能力等。

二、急救护理

1. 对症护理

（1）脑水肿者，用冰帽降低颅内温度，以减少能量消耗，保护脑细胞功能；遵医嘱静脉滴注高渗葡萄糖、甘露醇等脱水药，注意严格控制滴速，并观察尿量。

（2）兴奋、烦躁不安或抽搐者，注意安全保护，取出患者的义齿，加床挡，必要时使用约束带，防止坠床及撞伤的发生。

（3）若患者出现呕血、便血，或大便、呕吐物潜血阳性，应按照消化道出血急救护理处理，及时清除肠道内积血，但禁用碱性液（如肥皂水）灌肠。

（4）乙型肝炎后肝硬化患者若同时处于肝炎活动期（乙型肝炎表面抗原、e 抗原、核心抗体阳性者），则应实施隔离措施。

（5）昏迷患者的护理：①患者取仰卧位，头偏向一侧，防止舌后坠堵塞气道。②保持气道通畅，必要时气管插管或切开以排痰，保证氧气供给。③做好生活护理，防止压疮。④尿潴留患者留置导尿管，观察尿液的颜色、性质、量。⑤给患者肢体做被动运动，防止静脉血栓形成及肌肉萎缩。

2. 病情观察　观察患者疾病发展处于哪一阶段，尽早发现肝性脑病的早期征象，密切观察患者神志及一般状况，观察患者思维和认知的改变，监测生命体征及血、尿、粪常规，血电解质，肝肾功能等指标的变化。认真记录 24h 出入水量。应用利尿药者尤其要注意用药后的反应。

3. 饮食护理　减少饮食中蛋白质的供给量，因食物中的蛋白质可被肠菌的氨基酸氧化酶分解产生氨，故肝性脑病患者应限制蛋白质的摄入。蛋白质摄入原则：①急性期禁食蛋白，供给足够的热量和维生素，昏迷患者可鼻饲 25% 葡萄糖供给能量。②慢性肝性脑病患者无禁食蛋白质的必要。③神志恢复后逐渐增加蛋白质摄入量，由 0.5g/（kg·d）渐增量 1.0g/（kg·d）。④植物和奶制品蛋白优于动物蛋白。⑤不宜用维生素 B_6。

4. 去除和避免诱发因素　①清除胃肠道内积血，减少氨的吸收。可用生理盐水或弱酸性溶液清洁灌肠。②避免快速利尿和大量放腹水。③慎用镇静药及损伤肝功能的药物，当患者烦躁不安或抽搐时，禁用吗啡、水合氯醛、哌替啶及巴比妥类，必要时使用地西泮、东莨菪碱，并减少给药次数。④防止及控制感染。⑤保持排便通畅，防止便秘。

5. 基础护理　保持床单位清洁、平整、无渣屑。注意皮肤护理，预防压疮。口腔护理每日两次。留置尿管者，注意无菌操作、冲洗会阴、观察有无会阴部水肿。患者若有阴囊水肿，可用吊带将阴囊托起，以免阴囊与双腿摩擦损伤局部皮肤。患者有腹水时协助其取半卧位。保持大便通畅，防止便秘。患者下肢水肿严重时，协助其抬高下肢，减轻水肿。

6. 心理护理　随着病情的发展，患者逐渐丧失工作和自理能力。长期治疗会给家庭带来沉重的经济负担，患者及其家属会出现各种心理问题，应密切注意其心理状态，尤其应鉴别患者是因疾病产生的心理问题还是出现精神障碍的表现。此外，应重视患者家属的心理护理，与患者家属建立良好的关系，给予患者家属情感上的支持，并与其一起讨论患者的护理，制订切实可行的照顾计划，将各种需照顾的内容和方法对患者家属进行讲解和示范。

7. 用药护理　肝硬化患者应严格遵医嘱用药。将药物对肝脏的影响减到最小。有食管胃底静脉曲张者，应将药物研碎服用，以防划破曲张变薄的静脉。肝功能不全或有肝性脑病前期症状出现时，不能随意使用镇静药、麻醉药及四环素类药。

三、健康教育

（1）向患者及其家属讲解本病的发生、发展过程及治疗、预后，使他们认识到疾病的严重性和自我保健的重要性。

（2）鼓励患者树立战胜疾病的信心，保持乐观的情绪，配合医生积极治疗，家属应给予患者精神支持和生活方面的照顾。

（3）坚持合理的饮食，以高糖、低脂及严格控制蛋白质为原则。有黄疸及皮肤瘙痒的患者，应注意个人卫生，勤洗澡，勤换内衣。经常用温水擦洗全身、不要搔抓及使用碱性肥皂，以免抓破感染和碱性肥皂刺激皮肤。

（4）指导患者及其家属认识肝性脑病的各种诱发因素。注意保暖，防止受凉和感染。避免使用镇静催眠及含氮类药物，不滥用对肝功能有损害的药物。避免大量排钾利尿和放腹水，限制蛋白质的摄入。保持大便通畅。预防低血糖的发生，戒烟酒等。

（5）教会患者及其家属识别肝性脑病的早期征象。如出现性格行为异常、睡眠异常等，需要及时到医院就诊。

（6）指导患者按医嘱规定的药物及其剂量、用法服药，了解药物的不良反应，定期随访复诊。

第三节　急性重症胰腺炎急救护理

急性胰腺炎是多种病因导致胰腺组织自身消化所致的胰腺水肿、出血及坏死等炎性损伤。临床以急性上腹痛及血淀粉酶或脂肪酶升高为特点，重症者常继发感染、腹膜炎和休克等多种并发症。

一、评估要点

1. 病因评估　急性胰腺炎多是由于胆道疾病、酗酒和暴饮暴食、胃及十二指肠液反流、胆管梗阻、感染、药物、手术与创伤等因素引起的。

2. 症状体征评估

（1）腹痛：为本病的主要表现及首发症状。多数为急性腹痛，疼痛常位于上腹部，呈持续性、刀割样痛，阵发性加剧，并向左腰背呈带状放射，取弯腰抱膝体位可减轻疼痛。水肿型患者腹痛 3～5d 后缓解，出血坏死型患者剧痛持续时间较长，且可蔓延至全腹，病情发展较快。

（2）恶心、呕吐及腹胀：起病时有恶心、呕吐，有时呈频繁呕吐，呕吐物为胃内容物，重者可混有胆汁，甚至血液，吐后腹痛并不减轻。同时有腹胀，甚至出现麻痹性肠梗阻。

（3）发热：水肿性胰腺炎患者可有中度以上发热，一般持续 3～5d。出血坏死性胰腺炎患者发热较严重，多持续不退。

（4）低血压或休克：仅见于出血坏死性胰腺炎，患者烦躁不安，皮肤苍白、湿冷等，主要原因是有效血容量不足、缓激肽类致周围血管扩张、胰腺坏死释放心肌抑制因子使心肌收缩不良、并发感染或消化道出血。

（5）体征：患者表情痛苦，呼吸急促，血压下降；腹肌紧张，上腹或全腹压痛明显，反跳痛；肠鸣音减弱或消失，可出现移动性浊音，腹水多呈血性；淀粉酶明显升高。少数患者因胰酶、坏死组织及出血沿间隙与肌层渗入腹壁下，致两侧腹部皮肤呈暗灰色，称 Grey Turner 征；可致脐周皮肤青紫，称 Cullen 征。胰头炎症水肿压迫胆总管时可出现黄疸。患者因低血钙引起手足抽搐者，为预后不良的表现。

3. 并发症

（1）急性呼吸衰竭：突然发作，进行性呼吸窘迫、发绀等，常规氧疗不能缓解。

（2）急性肾衰竭：表现为尿少，蛋白尿和进行性血尿素氮、肌酐增高等。

（3）循环功能衰竭：患者出现血压下降、顽固的心动过速、突发的严重心律失常，应考虑已发生了循环功能衰竭。

（4）消化道出血：上消化道出血多由应激性溃疡或黏膜糜烂所致，下消化道出血由胰腺坏死穿透横结肠所致。

（5）胰腺脑病：表现为精神异常（幻想、幻觉、躁狂状态）和定向力障碍等。

（6）注意观察有无败血症、血栓性静脉炎、静脉血栓形成以及低血糖的发生。

二、急救护理

1. 休息与体位　绝对卧床休息，保证睡眠，促进体力恢复。患者腹痛时协助其取弯腰、前倾坐位或屈膝侧卧位，以缓解疼痛。对于剧痛而辗转不安者，要防止其坠床。

2. 饮食、水　禁食、禁水，并向患者解释禁食、禁水的意义，禁食、禁水期间有口渴时可用水含漱或湿润口唇，并做好口腔护理。腹痛和呕吐基本缓解后可由小量低脂、低糖流质饮食开始，逐步恢复到普通饮食，但忌辛辣油腻食物和饮酒。

3. 严密观察病情

（1）密切观察神志、生命体征和腹部体征的变化，特别要注意有无高热不退、腹肌强直、肠麻痹等重症表现，及时发现坏死性胰腺炎的发生。

（2）观察患者疼痛的特点有无变化，若疼痛持续存在并伴高热，则应考虑是否并发胰腺脓肿；若疼痛剧烈，腹肌紧张、压痛、反跳痛明显，提示并发腹膜炎，应及时报告医生处理。

（3）注意观察呕吐物的量及性质。行胃肠减压者，观察和记录引流液的量和性质，准确记录24h出入水量，为液体的补充提供依据。

（4）观察呼吸和血气分析，及早发现呼吸衰竭。及时给予高浓度氧气吸入，必要时给予呼吸机辅助呼吸。

（5）监测尿量、尿比重及肾功能，及时发现肾衰竭。

（6）观察有无出血现象，监测凝血功能的变化。

（7）观察有无手足抽搐，定时检测血钙。

（8）监测血尿淀粉酶、血糖、血电解质、酸碱平衡和肝功能等。

（9）观察患者皮肤黏膜色泽和皮肤弹性有无变化，判断失水程度。

(10) 观察患者有无脉搏细速、呼吸急促、尿量减少等低血容量的表现。

4. 治疗护理

(1) 维持有效血容量：迅速建立有效的静脉通路，及时补充因呕吐、发热和禁食所丢失的液体和电解质，纠正酸碱平衡失调（禁食患者每天的液体入量常需在 3 000mL 以上，以维持有效的血容量）。

(2) 防治低血容量性休克：如患者出现神志改变、脉搏细弱、血压下降、尿量减少、皮肤黏膜苍白、出冷汗等低血容量休克的表现，积极配合医生进行抢救：①迅速准备好抢救用物。②患者取平卧位，注意保暖，给予氧气吸入。③尽快建立静脉通路，必要时静脉切开，按医嘱输入液体、血浆或全血，补充血容量。④如循环衰竭持续存在，按医嘱给予升压药，注意患者血压、神志及尿量的变化。

(3) 减轻疼痛。协助患者取弯腰抱膝位，腹痛激烈者，可遵医嘱给予哌替啶等镇痛药，禁用吗啡，以防引起 Oddi 括约肌痉挛，加重病情。注意观察用药前后患者疼痛有无减轻、疼痛的性质和特点有无改变。

5. 心理护理　本病因发病急，疼痛剧烈，患者往往紧张、恐惧。护士应以温和、冷静、自信、专业的态度来对待患者，需用简单易懂的语言向患者解释疾病的有关知识及介绍减轻腹痛的方法，如松弛疗法、皮肤刺激疗法，以减轻疼痛，消除患者的焦虑或恐惧。

6. 术后护理

(1) 多种管道的护理：患者可能同时使用胃管、导尿管、氧气管、输液管、气管切开管、T 形引流管以及腹腔冲洗引流管等。护理时要注意：①了解每根导管的作用，妥善固定，保持通畅。②保持无菌，防止导管污染，外接的消毒引流瓶、管道应定期更换。③准确记录各种引流物的性状、颜色、量，冲洗液、灌注液要现用现配。

(2) 伤口的护理：观察有无渗液、裂开，按时换药。并发胰外瘘时，用氧化锌糊剂保护瘘口周围皮肤。

(3) 营养支持：患者需长时间禁食，要注意及时补充营养，营养支持分三个阶段：第一阶段，完全胃肠外营养，2 ~ 3 周，以减少对胰腺分泌的刺激；第二阶段，肠道营养，采用经空肠造瘘口灌注要素饮食，3 ~ 4 周；第三阶段，逐步恢复到经口进食。

（4）做好基础护理，预防压疮、休克、多器官功能衰竭、大出血、胰外瘘以及呼吸系统和泌尿系统并发症的发生。

三、健康教育

（1）向患者及其家属介绍本病的主要诱发因素和疾病发生发展的过程。

（2）急性胰腺炎多因胆道疾病所致，故有胆道疾病、十二指肠疾病者应积极治疗，防止蛔虫感染。

（3）指导患者及其家属掌握饮食卫生知识，患者平时应规律进食，避免暴饮暴食和嗜酒，症状缓解后从低脂、低糖、无刺激性的饮食逐渐恢复到正常饮食，戒烟酒，以防止疾病复发。

（4）如出现腹痛、腹胀、恶心等表现时，及时就诊。

第五章　急性神经系统疾病急救护理

第一节　脑出血急救护理

脑出血是指原发性非外伤性脑实质内出血，也称自发性脑出血，占急性脑血管病的20%～30%。其病死率和致残率在各种脑血管病中居于首位。

一、评估要点

1. 病因评估　脑出血最常见的病因是高血压合并细小动脉硬化。其他原因有脑动脉粥样硬化、脑淀粉样血管病、脑动脉瘤、脑动静脉畸形、脑肿瘤、血液病、抗凝及溶栓治疗等。诱发因素主要有情绪激动、精神紧张、兴奋、劳累、排便用力、气候变化等。

2. 症状体征评估

(1) 临床特点：①多见于50岁以上高血压病史者，男性较女性多见，冬季发病率较高。②在体力活动或情绪激动时发病。③起病较急，症状于数分钟至数小时达高峰。④有肢体瘫痪、失语等局灶定位症状，以及剧烈头痛、喷射性呕吐、意识障碍等全脑症状。⑤发病时血压明显升高。

(2) 不同部位出血的表现：

1) 壳核出血：最常见，患者常出现三偏征，即病灶对侧偏瘫、偏身感觉障碍和同向性偏盲，双眼球不能向病灶对侧同向凝视，优势半球损害可有失语。

2) 丘脑出血：约占脑出血的20%。患者常有三偏征，通常感觉障碍重于运动障碍。

3) 脑干出血：多数为脑桥出血，患者常表现为突发头痛、呕吐、眩晕、复视、四肢瘫等。

4）小脑出血：主要表现为眼球震颤、病变侧共济失调、站立和步态不稳等，无肢体瘫痪。

5）脑室出血：出血少时，仅表现为头痛、呕吐，脑膜刺激征阳性。出血量大时，很快进入昏迷，双侧瞳孔如针尖样，四肢肌张力高，脑膜刺激征阳性，早期出现去大脑强直发作。

6）脑叶出血：以顶叶最为常见。可表现为头痛、呕吐等，肢体瘫痪较轻，昏迷少见。

3. 并发症　肺部感染，心功能不全，应激性溃疡出血，水、电解质紊乱及酸碱平衡失调，压疮等。

二、急救护理

1. 休息与体位　脑出血急性期应绝对卧床休息2～4周，尽量减少探视和不必要的搬动，床头抬高15°～30°，以减轻脑水肿。应用亚低温疗法，进行全身和头部局部降温，可降低脑代谢。病室保持安静、空气流通，减少刺激。室温保持在18～20℃。

2. 对症护理

（1）保持气道通畅，及时吸痰，必要时行气管切开。患者头偏向一侧，及时清除口腔及鼻腔分泌物。病情稳定后，定时翻身、叩背，以利于痰液排出。注意保暖，避免受凉。

（2）观察体温、脉搏、呼吸、血压、意识、瞳孔的变化，如有剧烈头痛、呕吐、烦躁不安、感染、再出血或出现脑疝先兆，应及时通知医生进行处理。

（3）急性脑出血昏迷时应暂禁食，发病第2～3天遵医嘱给予鼻饲饮食。神志清楚无吞咽困难者，给予高蛋白、高维生素、易消化、营养丰富的流质或半流质饮食，协助进食时不宜过急，以免引起呕吐或呛咳。同时，要保证足够的营养和水分。

（4）给予氧气吸入，改善脑缺氧。

（5）注意安全，对于躁动不安者，加用床挡，取下活动义齿；烦躁、血压持续升高者，遵医嘱及时镇静、降压；便秘者，遵医嘱给予缓泻剂。

（6）颅内压升高时，应迅速降低颅内压。如患者出现剧烈头痛、喷射性呕吐、烦躁不安、意识障碍进行性加重、双侧瞳孔不等大、呼吸不规则等脑疝的先兆表现，应立即报告医生。用药时要注意有无水、电解质紊乱。

（7）预防泌尿系统感染。尿失禁或尿潴留患者留置导尿管，严格无菌操作。

（8）预防压疮。保持皮肤清洁干燥，床单位整洁、干燥，骨隆突处垫软枕或海绵垫，使用电动气垫床。每天床上擦浴1～2次，每2～3h协助患者变换体位一次，变换体位时尽量减少头部摆动幅度，以免加重脑出血。

（9）保持口腔清洁，每日给予口腔护理2次。

（10）保持大便通畅，用力排便有使脑出血再发生的可能。因此需注意饮食结构，给予低脂、高蛋白、高能量、粗纤维饮食等，并摄入足够水分，养成定时排便的习惯。

（11）两眼不能闭合时，用生理盐水纱布敷盖，以免角膜干燥。

3. 用药护理

（1）脱水治疗降低颅内压、改善脑水肿：急性期一般不予应用降压药物，而以脱水降低颅内压为基础。

（2）控制血压：降压治疗时，血压下降不宜过快过低，否则会影响脑血流量，加重脑缺氧。当血压≥200/110mmHg时，应采取降压治疗，使血压维持在略高于发病前水平或180/105mmHg左右。收缩压在180～200mmHg或舒张压在100～110mmHg，暂不用降压药物。

（3）凝血、止血药物的应用：仅用于并发消化道出血或凝血功能障碍时，对高血压性脑出血无效。

4. 心理护理　脑出血病程长、恢复慢，患者常有忧郁、沮丧、烦躁、易怒、悲观失望、思想负担重等情绪反应，应关心、体贴、安慰、鼓励患者，耐心解释病情，消除其悲观情绪，帮助其树立和巩固功能康复训练的信心及决心。

5. 功能锻炼　保持瘫痪肢体功能位是保证肢体功能顺利康复的前提。仰卧或侧卧位时，头抬高15°～30°，下肢膝关节略屈曲，足与小腿保持90°，脚尖向正上，上肢前臂呈半屈曲状态，手握一布卷或圆形物，以防肌肉萎缩、关节强直及足下垂。有运动性失语者，应进行语言训练。

6. 其他　合并消化道出血时，执行消化道出血急救护理；合并高热时，执行高热急救护理。

三、健康教育

（1）告知患者及其家属疾病的基本病因、主要危险因素和防治原则，嘱患者服用降压药，维持血压稳定。

（2）教会患者及其家属测量血压的方法和对疾病早期表现的识别。发现血压异常波动或无诱因的剧烈疼痛、头晕、晕厥、肢体麻木或语言交流困难时，应及时就医。

（3）教会患者及其家属自我护理的方法和康复训练技能，使他们认识到坚持主动或被动康复训练的意义。

（4）定期进行健康检查，复查血压、血脂、血糖，发现危险因素，及时选择合适的预防措施。

（5）建立健康的生活方式，保证充足的睡眠，适当运动，避免体力或脑力劳动过累，避免突然用力、愤怒、焦虑和惊吓等刺激。

（6）应低脂、低盐、高蛋白、高维生素饮食，避免便秘。禁烟酒及辛辣刺激性食物。

第二节　脑梗死急救护理

脑梗死又称缺血性脑卒中，是指各种原因导致脑部血液供应障碍，引起缺血、缺氧，造成的局限性脑组织缺血性坏死或软化，以及相应的神经系统症状和体征。引起脑梗死的主要原因是供应脑部血液的颅内或颅外动脉发生闭塞性病变而未能得到及时、充分的侧支循环供血，使局部脑组织缺血、缺氧。脑梗死发病率占全部脑卒中的60%～80%。临床上最常见的脑梗死有脑血栓形成和脑栓塞。

脑血栓形成

脑血栓形成是脑血管疾病中最常见的一种，是在脑动脉粥样硬化等动脉壁病变的基础上，脑动脉主干或分支动脉狭窄、闭塞或形成血栓，造成该动脉供应区局部脑组织血流中断而发生缺血、缺氧性坏死，引起偏瘫、失语等相应的神经系统症状和体征。

一、评估要点

1. 病因评估　最常见病因的是脑动脉粥样硬化，其次为脑动脉炎、高血压、糖尿病、高脂血症、吸烟、酗酒等。诱发因素为天气变化、情绪激动、不良生活习惯等。

2. 症状体征评估

（1）多于静态情况下发病，约25%患者发病前有短暂性脑缺血发病史。多数病例症状经数小时甚至一两天达高峰。通常意识清楚，生命体征平稳。

（2）脑血栓阻塞血管的表现：①颈内动脉与大脑中动脉阻塞时，出现对侧偏瘫，偏身感觉障碍；优势半球障碍时可有失语。②大脑前动脉阻塞时，可出现双侧中枢性面、舌瘫及上肢轻瘫。③大脑后动脉阻塞时，可出现同向性偏盲及一过性视力障碍如黑蒙等。④椎基底动脉阻塞，可出现眩晕、眼球震颤、复视、语言障碍、吞咽困难、共济失调、交叉瘫等症状。⑤当大脑大面积梗死或基底动脉闭塞严重时，可出现意识障碍，甚至脑疝，引起死亡。

（3）根据起病形式和病程可分为以下临床分型。①完全型：起病后6h内病情达高峰，病情重表现为一侧肢体完全瘫痪，甚至昏迷。②进展型：发病后症状在48h内逐渐进展或呈阶梯式加重。③缓慢进展型：起病2周以后症状仍逐渐进展。④可逆性缺血性神经功能缺失：症状和体征持续时间超过24h，但在1～3周内完全恢复，无任何后遗症。

（4）并发症：肺部感染，肺水肿，泌尿系统感染，压疮，水、电解质紊乱及酸碱平衡失调。

二、急救护理

1. 休息与体位

（1）急性期卧床休息，应去枕平卧，头部不宜太高，以防止脑血流减少。患者的肢体应及早给予被动运动和按摩，防止关节挛缩及足下垂等。对于意识不清、躁动、合并精神症状的患者，应给予防护。急性期的患者多有严重的脑缺氧，应持续吸氧。

（2）进展型血栓形成患者应绝对卧床（去枕平卧位），禁止使用冰袋及止血剂，以防血液凝固，加重血栓形成。

2. 病情观察

（1）注意观察血压变化，血压应维持在发病前的基础血压或患者按年龄应有血压的稍高水平，以保证脑灌注。除非血压过高（收缩压 > 220mmHg 或舒张压 > 120mmHg 及平均动脉压 > 130mmHg），否则不予应用降压药。

（2）溶栓治疗应在发病后 6h 之内进行。用药期间定时测出、凝血时间及凝血酶原时间，观察有无出血倾向。

（3）预防脑水肿：脑水肿常于发病后 3 ~ 5d 达高峰期，如发现患者有剧烈头痛、喷射性呕吐、意识障碍等高颅压征象，及时通知医生采取脱水降颅内压等治疗。

（4）防止窒息：告知患者进餐时不要讲话，不可用吸管饮水、饮茶。床边备吸引装置，保持气道通畅，预防窒息及吸入性肺炎。如果患者呛咳、窒息，应立即将头偏向一侧，及时清理口腔、鼻腔内分泌物和呕吐物，保持气道通畅。

3. 基础护理　保持床单位整洁、干燥，定期按摩、抬高瘫痪肢体。必要时对骶尾部及足跟使用减压贴，预防压疮及下肢深静脉血栓的形成。

4. 药物护理　本病常联合应用溶栓药、抗凝药、脑代谢活化剂等多种药物治疗。护士应熟悉所用药物的药理作用、用药注意事项、不良反应和观察要点，遵医嘱正确用药。

（1）脱水治疗：选择较大血管静脉滴注，以保证药物能快速滴入（250mL 甘露醇应在 15 ~ 30min 滴完），注意观察用药后患者的尿量和尿液颜色，准确记录 24h 出入水量。

（2）脑保护剂及抗自由基治疗：降低脑代谢，减少脑细胞耗氧量，使缺血灶区血流量增加，降低颅内压，清除自由基，增加高密度脂蛋白胆固醇。

（3）溶栓和抗凝药物：严格掌握用药剂量。监测凝血时间，观察有无黑便、牙龈出血、皮肤瘀斑等出血表现。如有激发颅内出血的表现（严重头痛、血压升高、恶心呕吐等），立即停用溶栓和抗凝药物，紧急行头颅 CT 检查。同时观察有无栓子脱落所致的其他部位栓塞的表现。

（4）血管活性药物：观察药物的疗效及不良反应，如出现头痛、恶心、呕吐、面部潮红、心慌等症状，及时通知医生处理。输液肢体勿过多活动，避免因液体外漏而引起局部组织坏死。

（5）脑代谢活化剂治疗：具有激活、保护、修复大脑神经细胞的作用，能够抵抗物理、化学因素所致的脑功能损害，改善记忆和回忆能力。

5. 心理护理　瘫痪、失语及肢体和语言功能恢复速度慢，可使患者产生焦虑、抑郁等心理问题，应多与患者沟通，解除其思想顾虑。

6. 其他　对于昏迷患者，执行昏迷急救护理。

三、健康教育

（1）消除危险因素，积极防治高血压、脑动脉硬化、糖尿病、心脏病，戒烟酒。

（2）按医嘱应用降压、降糖和降脂药物，定期检测血常规、血脂、血糖等指标。

（3）告知患者及其家属疾病发生的基本病因和主要危险因素，识别早期症状和及时就诊的指征。

（4）合理休息，气候变化时注意保暖，防止感冒。生活规律，保持心境平和，避免过分激动及情绪紧张，以免加重病情或引起疾病复发。

（5）进食高蛋白、高维生素、低盐、低脂、清淡的饮食，多食蔬菜、水果、谷类等，少食动物脂肪及高胆固醇食物如动物内脏、鸡蛋黄等。保持大便通畅，必要时服用缓泻剂。

（6）告知患者及其家属康复治疗的知识和功能锻炼的方法，如关节伸屈、肌肉按摩等，以促进肢体功能恢复。

（7）鼓励患者从事力所能及的家务劳动。家属在精神上和物质上给予患者帮助和支持，帮助患者树立战胜疾病的信心，同时增强其自我照顾的能力。

脑栓塞

脑栓塞是指血液中的各种栓子（心脏内的附壁血栓、动脉粥样硬化的斑块、脂肪、肿瘤细胞、空气等）随血流进入颅内动脉系统，导致血管腔急性闭塞，引起相应供血区脑组织缺血坏死，出现局灶性神经功能缺损的症状和体征。

一、评估要点

1. 病因评估　脑栓塞的栓子来源可分为三类。

（1）心源性：为脑栓塞最常见的原因，尤以风湿性心脏病瓣膜赘生物附壁血栓脱落最为常见。

（2）非心源性：常见的有动脉粥样硬化斑块脱落、脂肪栓塞、空气栓塞、癌栓塞等。

（3）来源不明：少数病例查不到栓子来源。

2. 症状体征评估　常见的临床症状为局限性抽搐、偏盲、偏瘫、偏身感觉障碍、失语等，意识障碍常较轻且很快恢复。严重者可突起昏迷、全身抽搐，可因脑水肿或颅内压增高，继发脑疝而死亡。

二、急救护理

1. 休息与体位　急性期给予一级护理，绝对卧床休息，半坐卧位。指导空气栓塞患者采取头低左侧卧位，进行高压氧治疗。

2. 对症护理

（1）心功能良好者，给予普通饮食；心力衰竭者，给予低盐饮食。

（2）对尿潴留患者，严格做好留置导尿管的护理，注意尿的量、颜色及性质的变化。应用利尿药时，准确记录尿量，注意观察有无低血钾。

（3）被动活动和按摩瘫痪肢体，并保持功能位置，预防肌肉萎缩、关节强直及足下垂。

（4）控制心率，维持正常血压，尽可能将心房颤动转为正常心律。

（5）对于颅内压高的患者，应首先降低颅内压，常用 20% 甘露醇 250mL 快速静脉滴注，防止脑水肿。

（6）抗凝治疗时，注意观察有无出血倾向。当发生出血性梗死时应立即停用溶栓、抗凝、抗血小板聚集的药物，防止出血加重，并适当给予止血药物、脱水降颅内压、调节血压等。

（7）有抽搐、烦躁的患者，给予镇静治疗。

（8）保持床单位整洁干燥，加强皮肤护理，预防压疮的发生。

3. 药物护理

（1）早期溶栓：尽快恢复脑缺血区的血液供应是急性期的主要治疗原

则，早期溶栓是指发病后 6h 内采用溶栓治疗。

（2）调整血压：急性期的血压维持在比发病前稍高的水平，除非血压过高，一般不使用降压药物。

（3）防止脑水肿：出现颅内压增高时，应行降低颅内压治疗，常用 20% 甘露醇 125 ~250mL 快速静脉滴注。

（4）抗凝治疗：用于进展性脑梗死的患者，防止血栓继续进展。

4. 心理护理　鼓励患者解除思想顾虑，稳定情绪，增强战胜疾病的信心。

5. 其他　患者昏迷时，执行昏迷急救护理；心力衰竭时，执行心力衰竭急救护理。

三、健康教育

（1）教患者及其家属掌握防治脑梗死形成的知识，嘱患者保持良好的精神状态，坚持康复治疗，戒烟酒，合理饮食，作息规律，适量运动，减轻体重。

（2）定期复查血糖、血脂、血液流变学及血压，坚持在医生指导下正确服药，有糖尿病、高血压者需终身用药，用药不可间断，因为血糖及血压的剧烈波动对身体伤害更大。

（3）一旦发现手指麻木无力或短暂说话困难、眩晕、步态不稳等状况（可能为脑缺血先兆），应及时去医院就诊。

（4）教患者及其家属康复治疗的知识和功能锻炼的方法，如关节伸屈、肌肉按摩等。

（5）鼓励患者生活自理。鼓励患者从事力所能及的家务劳动，帮助患者树立战胜疾病的信心，同时增强其自我照顾的能力。

第三节　癫痫持续状态急救护理

癫痫持续状态或称癫痫状态，是指癫痫连续发作之间意识尚未完全恢复又再发，或癫痫发作持续 30min 以上未自行停止。癫痫状态是内科常见急症，若不及时治疗，可因高热、循环衰竭、电解质紊乱或神经元兴奋毒性损伤而导致永久性脑损害，致残率和死亡率均很高。

一、评估要点

1. 病因评估　癫痫持续状态有原发性和继发性之分，临床以继发性多见，包括颅脑外伤、中枢神经系统紊乱、脑血管疾病、颅内肿瘤、代谢性脑病、药物中毒、变性等。原发因素主要是遗传因素。促发因素常见的有突然停药、减药、漏服药物，其次为感染、发热、劳累、熬夜、妊娠及分娩等。

2. 症状体征评估　以瞬间麻木、疲乏、恐惧或无意识的动作为先兆，随后出现意识丧失，发出叫声倒地，所有骨骼强直收缩，头后仰，眼球上翻，上肢屈肘，下肢伸直，喉部痉挛，牙关紧闭，呼吸暂停，口唇发紫，瞳孔散大，对光反射消失，持续15～20s，随即全身肌肉痉挛，约1min抽搐突然停止，伴有大小便失禁，在发作间歇期仍有意识障碍或发作持续30min以上未自行缓解。常见并发症有颅内压升高，脑水肿，高热，酸中毒，水、电解质紊乱等。

二、急救护理

1. 发作期护理

（1）控制发作：迅速建立静脉通路，遵医嘱应用镇静类药物。用药过程中密切观察患者呼吸、心律、血压的变化，如出现呼吸变浅、昏迷加深、血压下降，应暂停应用。值得注意的是，建立静脉通路应静脉注射生理盐水维持，而葡萄糖注射液能使某些抗癫痫药沉淀，尤其是苯妥英钠。

（2）保持气道通畅：迅速协助患者取仰卧位，松开衣领、腰带，有义齿者取出，去枕平卧，头偏向一侧，及时清除口腔和鼻腔分泌物，防止误入气道引起吸入性肺炎。将缠有纱布的压舌板（急救时用手帕、毛巾等）垫在上下牙之间，以防损伤牙齿和咬伤舌头。将患者下颌托起，防止因舌后坠堵塞气道，有舌后坠者及时用舌钳牵出，以免影响通气功能。患者昏迷，喉头痉挛，分泌物增多，应随时吸痰，防止窒息，每次吸痰不超过15s，以免引起反射性呼吸、心搏停止。不可强行喂水、喂药，以防误吸。

（3）给氧：发作期加大氧流量和氧浓度，以保证脑部供氧，随时检查用氧的效果，必要时可行气管插管、气管切开或呼吸机辅助呼吸。

（4）安排专人护理，做好安全防护，防止患者受伤。必要时使用保护性约束用具或加床栏，防止患者坠床。对易摩擦的关节，用软垫加以保护。四肢抽动者，不能强力按压其肢体，以防脱臼和骨折。

（5）病情观察：密切观察患者生命体征、意识及瞳孔的变化，注意发作过程和有无心率增快、血压升高、呼吸减慢或暂停、瞳孔散大、牙关紧闭、大小便失禁等，观察并记录发作的类型、发作频率与发作时间；观察发作停止后患者意识完全恢复的时间，以及有无头痛、乏力及行为异常。

（6）防治并发症：频繁抽搐可引起脑水肿，因此在控制抽搐的同时可静脉滴注甘露醇或静脉注射呋塞米，4～6h 可重复使用。癫痫持续状态常有中枢性高热和继发性高热，使脑组织的基础代谢率增高，脑细胞需氧量增加，脑水肿加重，因此降温是减轻脑水肿、保护脑组织的必要措施，应严密观察高热类型及持续时间，遵医嘱予以降温措施，观察降温效果。有条件时可使用冰毯降温。

2. 间歇期护理

（1）减少刺激：病室光线易暗，各种护理操作和治疗应尽可能集中进行，动作要轻柔，避免由于外界刺激而引起抽搐。

（2）保持口腔清洁：24h 不能经口进食者，应给予鼻饲流质饮食，每日口腔护理 2～3 次，口腔糜烂时涂以冰硼散，口唇干裂者涂以液状石蜡。

（3）预防压疮：加强皮肤护理，保持床单位整洁干燥，有大小便污染时及时更换，协助患者每 2h 翻身一次，骨隆突处垫软枕，也可使用气垫床。

3. 心理护理　长期用药加之疾病反复发作，患者易产生紧张、焦虑、易怒等不良心理问题。护士应仔细观察患者的心理反应，关心、理解患者，采取积极的应对措施，配合长期药物治疗。

4. 其他　对于昏迷患者执行昏迷急救护理。

三、健康教育

（1）指导患者养成良好的生活习惯，充分休息，注意劳逸结合，避免过劳、便秘、睡眠不足和情感冲突。

（2）合理饮食，饮食宜清淡无刺激、富含营养，避免饥饿或过饱，多吃蔬菜、水果，戒烟酒。

（3）告知患者避免劳累、睡眠不足、饥饿、便秘、强烈的声或光刺激、惊吓等诱发因素。

（4）遵医嘱坚持长期规律服药，切忌突然停药、减药、漏服药及擅自换药，尤其禁止在服药控制发作后不久自行停药。定期复查，首次服药后5～7d检测抗癫痫药物的血药浓度，每3个月至半年复查1次，每月做血常规和每季度做肝肾功能化验。

（5）禁止从事高风险活动，如攀登、游泳、驾驶；禁止在炉火旁、高压电机旁作业，以免发作时危及生命。

（6）随身携带写有姓名、住址、联系电话及病史的个人资料，以备发作时他人及时帮助联系和处理。

第四节　吉兰－巴雷综合征急救护理

吉兰－巴雷综合征又称急性炎症性脱髓鞘性多发性神经病或急性炎症性脱髓鞘性多发性神经根神经炎，是一种自身免疫介导的周围神经病，常累及脑神经。主要病理改变为周围神经广泛炎症性阶段性脱髓鞘和小血管周围淋巴细胞及巨噬细胞的炎性反应。

一、评估要点

1. 病因评估　本病为神经系统一种自身免疫性疾病。可能与感染、疫苗接种、代谢及内分泌障碍、营养障碍、化学因素有关。多数患者在发病前1～4周有呼吸道、肠道感染史。

2. 症状体征评估

（1）运动障碍：急性或亚急性起病，四肢对称性无力（首发症状），多从双下肢开始，逐渐向上发展，出现迟缓性瘫痪，多于数日至2周达高峰。病情危重者在1～2d内迅速加重，出现四肢对称性迟缓性瘫痪。严重者可因累及肋间肌及膈肌而导致呼吸麻痹，出现呼吸困难、两侧呼吸音减弱。腱反射减弱或消失，病理反射阴性。

（2）感觉障碍：发病时多有肢体感觉异常，如麻木、刺痛和不适感，感觉缺失或减退，呈手套、袜子样分布。

（3）颅神经损害症状：如鼻唇沟浅、口歪向健侧、咳嗽无力、饮水发呛、声音嘶哑、双侧周围性面瘫等。

(4) 自主神经功能障碍表现：血压增高、多汗、脉快、一过性大小便潴留、皮肤潮红、手足肿胀及营养障碍。

(5) 神经反射异常，深反射减弱或消失。

二、急救护理

1. 病情观察

(1) 重症患者应在重症监护病房治疗，绝对卧床休息，给予生命体征监测、心电监护、血氧饱和度监测。密切观察患者的神志、呼吸及运动、感觉障碍情况。询问患者有无胸闷、气短、呼吸费力等症状，注意呼吸困难的程度和血气分析指标的改变。

(2) 保持气道通畅，本病早期多因呼吸肌麻痹所致，因此早期保持患者气道通畅非常关键。应鼓励患者咳嗽，翻身时进行拍背、体位引流以促进排痰，必要时吸痰。

(3) 呼吸机管理，如有缺氧症状如呼吸困难、烦躁、出汗、指（趾）甲及口唇发绀，肺活量降低至20～25mL/kg体重或以下，血氧饱和度降低，动脉氧分压低于9.3kPa，宜及早使用呼吸机。护士应熟悉血气分析的正常值，随时调节呼吸机的各项指标。严格无菌操作。

(4) 备好抢救物品，如呼吸困难、两侧呼吸音减弱、吞咽困难，立即通知医生。备齐抢救药品和器械，以便随时抢救。

(5) 指导患者进食高蛋白、高维生素、高热量且易消化的软食，多食水果、蔬菜，补充足够的水分，尤其注意补充维生素 B_{12}。吞咽困难者应及时留置胃管，进食开始到进食后30min应抬高床头，防止食物反流和吸入性肺炎。

(6) 高热时执行高热急救护理。

(7) 保证患者瘫痪肢体处于功能位，病情稳定后协助患者做被动运动，防止肌肉萎缩，维持运动功能及正常功能位，防止足下垂、爪形手等后遗症，必要时用T形板固定双足。

(8) 教会患者服药，告知其药物的作用、不良反应、使用时间、使用方法及使用注意事项。

2. 预防并发症

（1）患者卧床时间长，机体抵抗力低下，易发生肺部感染，每 2h 翻身一次，翻身后叩背以利于排痰，痰液黏稠者给予雾化吸入，每次 30min。定时开窗通风，限制探视，保持室内空气新鲜。加强营养，提高机体抵抗力。

（2）预防压疮，保持床单位清洁干燥，骨隆突处垫软枕，或者使用电动气垫床。每 2h 翻身一次，保持皮肤清洁干燥，翻身时按摩受压部位，定时温水擦浴按摩，促进局部血液循环。正确使用便盆，避免拖、拉、推等动作，骨隆突处可给予减压贴保护。

（3）患者长期卧床营养低下，还可导致深静脉血栓形成、肢体挛缩和肌肉失用性挛缩。应指导和帮助患者活动肢体，每日行四肢向心性按摩，每次 10～15min，以促进静脉血回流，或使用气栓泵防止深静脉血栓形成。

3. 心理护理　患者常因呼吸费力而紧张、恐惧，常表现为躁动不安及依赖心理。护士应及时了解患者的心理状况，主动关心患者，尽可能陪伴在患者身边，耐心倾听患者的感受，使其情绪稳定、安心休息。

4. 用药护理　告知患者药物的作用、不良反应、使用时间、使用方法和使用注意事项。如应用糖皮质激素治疗时可能出现应激性溃疡所致的消化道出血，应观察有无胃部疼痛不适和柏油样大便等，留置胃管时应定时回抽胃液，观察胃液的颜色、性质和量。

三、健康指导

（1）指导患者及其家属掌握本病相关知识及自我护理方法，帮助分析和消除不利于疾病恢复的个人和家庭因素。

（2）避免诱因，加强营养，增强体质和机体抵抗力，避免淋雨、受凉、疲劳和创伤，防止复发。

（3）加强肢体功能锻炼和日常生活活动训练，减少并发症，促进康复。

（4）告知患者消化道出血、营养失调、压疮及深静脉血栓形成的表现以及预防窒息的方法。

（5）学会正确的咳嗽、咳痰方法，防止肺部继发感染。

（6）鼓励患者保持心情愉快和情绪稳定，树立战胜疾病的信心。

第六章　急性泌尿系统疾病急救护理

第一节　尿石症急救护理

尿石症又称尿路结石，是泌尿系统的常见病，是泌尿系统各部位结石病的总称，分为肾结石、输尿管结石、膀胱结石、尿道结石。根据结石所在部位分为上尿路结石和下尿路结石。上尿路结石是指肾结石和输尿管结石，下尿路结石包括膀胱结石和尿道结石。临床上以上尿路结石多见。其典型临床表现有腰腹绞痛、血尿，或伴有尿频、尿急、尿痛等泌尿系统梗阻和感染的症状。

一、评估要点

1. 病因评估　尿路结石的病因极为复杂，应从流行病学（性别、年龄、种族、职业、地理环境、饮食习惯、水分摄入）、自身疾病、尿液改变（尿液 pH 值、量、性质改变）、泌尿系统解剖结构等方面评估。

2. 症状体征评估

(1) 上尿路结石：多见于青壮年男性，好发于 21 ~ 50 岁。以单侧多见。主要表现为与结石活动有关的肾区疼痛及血尿。

1) 肾区疼痛：结石大、移动小的肾盂及肾盏结石可引起上腹部和腰部钝痛。结石活动或引起输尿管完全梗阻时，出现肾绞痛。典型的肾绞痛位于腰部或上腹部，沿输尿管走向向下腹和会阴部放射，可至大腿内侧。疼痛性质为刀割样阵发性绞痛，疼痛剧烈，患者面色苍白、出冷汗，坐立不安，甚至休克；伴随症状为恶心、呕吐。疼痛时间持续几分钟至数小时不等。可伴有明显肾区叩击痛。结石位于输尿管膀胱壁段和输尿管口处或结石伴感染时可有尿频、尿急、尿痛等症状，男性患者有尿道和阴茎头部放射痛。

2）血尿：通常患者都有肉眼或镜下血尿，后者常见。有些患者以活动后出现镜下血尿为其唯一表现。

3）其他症状：结石引起严重肾积水时，可触到增大的肾脏。继发急性肾盂肾炎或肾积脓时，可有发热、畏寒、脓尿、肾区压痛。双侧上尿路完全梗阻时可导致无尿。

（2）膀胱结石：可有膀胱刺激征，尿频、尿急、尿痛。典型症状为排尿突然中断并感疼痛，疼痛反射至阴茎头部和远端尿道（小儿常搓拉阴茎），变换体位又能继续排尿。常有终末血尿，合并感染者可有脓尿。

（3）尿道结石：排尿困难、尿痛、点滴状排尿，甚至出现急性尿潴留。

（4）实验室检查：尿常规可见肉眼或镜下血尿、脓尿、晶体尿。感染性尿结石患者尿细菌培养呈阳性。怀疑尿路结石与代谢状态有关时，应测定血和尿的钙、磷、草酸、肌酸、尿酸等，必要时做钙负荷试验。此外，应监测肾功能。

（5）影像学检查：X 线平片可显示结石部位和数量，但结石过小、钙化程度不高或相对纯的尿酸结石常不显示。此外，还可通过排泄性尿路造影、逆行肾盂造影、B 超检查、输尿管镜、膀胱镜检查。

二、急救护理

1. 缓解疼痛　严密观察患者疼痛的部位、性质、程度及伴随症状，发作期应卧床休息。疼痛较轻者，指导其采用分散注意力、深呼吸等非药物治疗方法缓解；疼痛不能缓解者，遵医嘱应用解痉止痛药物，常用的药物有阿托品、哌替啶、消旋山莨菪碱（654－2），另外，局部热敷、针刺，应用钙通道阻滞剂、吲哚美辛、黄体酮等也可缓解疼痛。

2. 保持尿路通畅，及时排出结石

（1）多饮水、多活动：鼓励非手术治疗的患者大量饮水，病情允许的情况下，适当做一些跳跃运动，以促进结石排出。

（2）体外冲击波碎石（ESWL）：在 X 线、B 超定位下，将冲击波聚焦后作用于结石使之粉碎，然后随尿排出。适用于结石直径小于 2.5cm、结石以下输尿管通畅、肾功能良好、未发生感染的上尿路结石者。必要时可重复治疗，两次间隔不少于 7d。但伴有结石远端梗阻、严重心脑血管疾病、急性尿路感染、出血性疾病患者及孕妇不宜使用。

(3) 手术治疗:

1) 非开放性手术:适用于非手术治疗失败者、肥胖患者、结石直径大于2.5cm的患者等,常用的有输尿管镜取石或碎石术、经皮肾镜取石或碎石术、腹腔镜输尿管取石等。

2) 开放性手术:适用于结石远端存在梗阻、部分泌尿系统畸形、结石嵌顿紧密、既往非手术治疗失败、肾积水、感染严重者。手术方式有肾盂切开取石术、肾实质切开取石术、肾部分或全部切除术、输尿管切开取石术。

3. 遵医嘱应用药物

(1) 调节尿pH值:口服枸橼酸钾、碳酸氢钠等碱化尿液,可治疗与尿酸和胱氨酸相关的结石。口服氯化铵使尿液酸化,有利于防止磷酸钙及磷酸镁铵结石的生长。

(2) 调节代谢的药物:别嘌醇可降低血和尿的尿酸含量,D-青霉胺、α-巯丙酰甘氨酸、乙酰半胱氨酸有降低尿胱氨酸及溶石的作用。

(3) 抗感染:根据尿细菌培养及药物敏感试验结果选用合适的抗菌药控制感染。

(4) 通过中医、中药如金钱草、车前子、滑石、鸡内金等,达到解痉、止痛、利水、促进小结石排出的作用。

4. 并发症观察、预防、护理

(1) 血尿:观察血尿情况,遵医嘱应用止血药物,肾实质切开者,绝对卧床2周,减少出血。

(2) 感染:注意观察患者的生命体征,尿液的颜色、性质及尿检结果;多饮水,起到内冲刷作用,利于感染控制;做好伤口及引流管的护理。

三、健康教育

1. 大量饮水 每日1 000~4 000mL,保持每日尿量大于2 000mL,尤其睡前及半夜饮水,效果更好,可增加尿量,稀释尿液,减少尿中晶体沉积。

2. 活动 饮水后多活动,以利于结石排出。

3. 饮示指导 根据结石成分调节饮食结构。含钙结石者宜食用含纤维丰富的食物,限制牛奶、奶制品、豆制品、巧克力、坚果等含钙多的食物的摄入;限制含有草酸多的食物如浓茶、菠菜、西红柿、土豆、芦笋等的摄入。避免摄入大量动物蛋白、精制糖和动物脂肪。尿酸结石者不宜食用含嘌呤高的食物，如动物内脏、豆制品、啤酒。

4. 用药指导　维生素 B_6 有助于减少尿中草酸含量，氧化镁可增加尿中草酸溶解度。严格遵医嘱使用抗菌药物控制感染。

5. 预防骨脱钙　伴甲状旁腺功能亢进者，必须手术摘除腺瘤或增生组织。鼓励长期卧床者进行功能锻炼，防止骨脱钙，减少尿钙含量。

6. 预防结石　有尿路梗阻、尿路异物、尿路感染、长期卧床者，应及时治疗，避免结石发生。

7. 复诊　定期做尿液检查及 X 线、B 超检查，观察有无复发或残余结石。若出现剧烈肾绞痛、恶心、呕吐、寒战、高热、血尿等症状，及时就诊。

第二节　急性肾损伤急救护理

急性肾损伤是指由多种病因引起的肾功能快速下降而出现的临床综合征。可发生于既往无肾脏病者，也可发生在原有慢性肾脏病的基础上。与急性肾衰竭相比，急性肾损伤的提出更强调对这一综合征早期诊断、早期治疗的重要性。该病死亡率高，是肾脏病中的急危重症。

一、评估要点

1. 病因评估　本病根据病因发生的解剖部位不同可分为三大类：肾前性、肾性和肾后性。

(1) 肾前性：常见原因为有效血容量不足、心排血量减少、全身血管扩张、肾动脉收缩、肾自主调节反应受损。

(2) 肾性：常见原因有急性肾小球肾炎、急性肾大血管病变、急性间质性肾炎、严重损伤及血流动力学改变等。

(3) 肾后性：常见原因有输尿管结石、肾乳头坏死组织堵塞等。

2. 症状体征评估

(1) 典型的急性肾损伤临床病程分为三期：

1) 起始期：此期患者常遭受低血压、缺血、脓毒血症和肾毒素等因素影响，但是在此阶段的急性肾损伤是可预防的。

2）维持期：又称少尿期，患者可出现少尿（<400mL/d）或无尿（<100mL/d），继而出现一系列临床表现。①消化系统症状：食欲减退、恶心、呕吐、腹胀、腹泻等，严重者可发生消化道出血。②呼吸系统症状：呼吸困难、咳嗽、憋气等。③循环系统症状：体液过多引起高血压、心力衰竭；电解质紊乱、酸中毒等引起各种心律失常及心肌病变。④神经系统症状：意识障碍、躁动、谵妄、昏迷等尿毒症脑病症状。⑤水、电解质紊乱和酸碱平衡失调。

3）恢复期：尿量正常，肾小球滤过率逐渐恢复正常或接近正常范围。

（2）并发症：高钾血症、代谢性酸中毒、感染等。其中，感染是急性肾损伤常见而严重的并发症，死亡率很高。

二、急救护理

1. 体位与休息　应绝对卧床休息以减轻肾脏负担。下肢水肿者抬高下肢，促进血液回流。

2. 饮食护理　对能进食的患者，给予优质蛋白质饮食，蛋白质的摄入量应限制为0.8g/（kg·d）。饮食应以清淡的流质或半流质食物为主，尽可能减少钠、钾、氯的摄入量。不能经口进食者可给予鼻饲或肠外营养。

3. 病情观察

（1）生命体征的监测：监测血压、脉搏、呼吸、体温和体重。

（2）维持与监测水平衡：坚持“量出为入”的原则。严格记录24h出入水量，同时将出入量的记录方法、内容告诉患者，以取得患者的充分配合。

（3）电解质平衡的观察：①监测血清钾、钠、钙等电解质的变化，如发现异常，及时通知医生处理。②密切观察有无高钾血症的征象，如脉律不齐、肌无力、心电图改变等。血钾高者应限制钾的摄入，少用或忌用富含钾的食物。预防高钾血症的措施还包括积极控制和预防感染、及时纠正代谢性酸中毒、禁止使用库存血等。③密切观察有无低钙血症的征象，如手指麻木、易激惹、腱反射亢进、抽搐等。

（4）做好肾脏替代疗法过程中的观察，观察有无低血压、头痛、呕吐、过敏反应，血液和透析液的颜色是否正常等。

（5）做好呼吸、心搏骤停的抢救和各种急救用物及药品的准备。

4. 心理护理　做好心理护理，解除患者的恐惧、焦虑情绪。

三、健康教育

（1）慎用氨基糖苷类等肾毒性抗生素。尽量避免使用大剂量造影剂的影像学检查，尤其是老年人及肾血流灌注不良者（如脱水、失血、休克者）。加强劳动防护，避免接触重金属、工业毒物等。误服或误食毒物时，应立即进行洗胃或导泻，并采用有效解毒剂。

（2）恢复期患者应加强营养，增强体质，适当锻炼；注意个人清洁卫生，注意保暖，防止受凉；避免妊娠、手术、外伤。

（3）嘱患者定期随访，强调监测肾功能、尿量的重要性，并教会其测量和记录尿量的方法。

第七章　急性内分泌系统疾病急救护理

第一节　糖尿病酮症酸中毒急救护理

糖尿病酮症酸中毒为最常见的糖尿病急症。以高血糖、酮症和酸中毒为主要表现，是胰岛素不足和拮抗胰岛素激素过多共同作用所致的严重代谢紊乱综合征。

一、评估要点

1. 病因评估　了解患者既往有无糖尿病及其类型，有无糖尿病症状加重的表现，有无感染、胰岛素中断或不适当增减、饮食不当、创伤、手术、妊娠和分娩等诱发因素。

2. 症状体征评估　评估患者体温、脉搏、呼吸、血压、意识、面色、末梢温度及尿量，特别注意呼吸频率、深度及呼出气体有无烂苹果味。了解血糖、血酮等的检测结果。本病按病情程度分为轻、中、重度。

（1）轻度：有口渴、多饮、多尿、乏力等症状，可逐渐或突然加重，可出现食欲不振、恶心、呕吐，伴有头痛、烦躁、嗜睡等症状。

（2）中度：呼吸深慢（Kussmaul 呼吸），呼气中有烂苹果味（丙酮所致），甚至出现脱水、尿少、四肢厥冷。

（3）重度：伴有意识障碍或重度酸中毒（CO_2 结合力低于 10mmol/L）。出现少尿或无尿，并可出现神志淡漠，各种深浅、反射迟钝或消失，甚至昏迷。严重酸中毒者呼吸受抑制，可危及生命。

3. 并发症评估

（1）心力衰竭、心律失常、冠状动脉病变。补液过多可导致心力衰竭和肺水肿，应注意预防。

（2）肾衰竭是本病主要死亡原因之一，与原来有无肾病变、失水和休克的程度及持续时间、有无延误治疗等密切相关。

（3）脑水肿常与脑缺氧、补碱或补液不当、血糖下降过快等有关。如经治疗后，血糖有所下降，酸中毒改善，但昏迷反而加重，或虽然一度清醒又再次昏迷，或出现烦躁、心率慢而血压偏高、肌张力增高，应警惕脑水肿的可能。

（4）酸中毒引起呕吐或伴有急性胃扩张者，可用1.25%碳酸氢钠溶液洗胃，清除残留食物，预防吸入性肺炎。

二、急救护理

1. 病情观察

（1）生命体征：密切观察病情变化，必要时给予心电监护。

（2）意识状态：观察患者有无精神疲倦、烦躁、嗜睡、表情淡漠、意识不清，甚至昏迷。

（3）瞳孔：观察患者瞳孔的大小、形状及对光反射。

（4）出入水量：准确记录患者尿的颜色、性质、量的变化。

（5）血糖、血酮：定时测量患者血糖、血酮，并准确记录，预防低血糖的发生。

2. 对症护理

（1）患者绝对卧床休息。保持病室安静，空气新鲜。给予低流量持续吸氧。

（2）迅速建立两条静脉通路，遵医嘱补液，要确保胰岛素及时输入，纠正水、电解质紊乱和调节酸碱平衡。输液时应根据患者的年龄及心、肺、肾功能情况，酌情调整补液成分和输液速度，避免诱发心力衰竭、肺水肿等并发症。

（3）及时留取血、尿标本，监测血糖、血酮，及时报告医生。

（4）昏迷患者保持气道通畅，头偏向一侧，防止呕吐物误吸入气管内。

（5）高热时执行高热急救护理。

（6）加强基础护理，预防并发症。加强基础护理是抢救糖尿病酮症酸中毒的一个重要环节，应注意口腔、皮肤、留置导尿管的护理，预防各种并发症的发生。

3. 治疗护理

（1）补液：补液是抢救糖尿病酮症酸中毒的首要和关键措施。只有在组织灌注得到改善后，胰岛素的生物效应才能充分发挥。补液通常使用生理盐水，补液量和速度视失水程度而定。如患者无心力衰竭，开始时补液速度应快，在2h内输入1 000～2 000mL，以便迅速补充血容量，改善周围循环和肾功能。第3～6h输1 000～2 000mL。第一个24h输液总量为4 000～6 000mL，严重失水者可达6 000～8 000mL。如治疗前已有低血压或休克，应输入胶体溶液并进行抗休克处理。

（2）胰岛素治疗：小剂量胰岛素疗法，即静脉滴注短效胰岛素0.1U/(kg·h)，以达到血糖快速、稳定下降而又不宜发生低血糖反应的效果，同时还能抑制脂肪分解和酮体产生。血糖下降速度一般以每小时3.9～6.1mmol/L为宜，每1～2h复查血糖。尿酮体消失后，根据患者尿糖、血糖及进食情况调节胰岛素剂量，或改为每4～6h皮下注射胰岛素一次，待病情稳定后再恢复平时的治疗。

（3）纠正电解质及酸碱平衡失调：①根据治疗前血钾水平和尿量决定补钾时机、补钾量及速度。如治疗前血钾水平高于正常水平（≥6.0mmol/L）或无尿，则暂缓补钾。如治疗前血钾正常，每小时尿量在40mL以上，可在输液和胰岛素治疗的同时即开始补钾。在整个治疗过程中需定时监测血钾水平，并结合心电图、尿量，调整补钾量和速度。②轻、中度酸中毒经充分静脉补液及胰岛素治疗后可纠正，无须补碱。pH≤7.0的严重酸中毒者应给予小量的等渗的碳酸氢钠静脉输入，但补碱不宜过多过快，以避免诱发或加重脑水肿。同时，补碱后需监测动脉血气情况。

（4）治疗中应注意，胰岛素剂量较大易造成血糖下降速度过快，导致血浆渗透压骤然降低，而细胞内尚处于高渗状态，造成细胞内、外渗透压差异悬殊，引起水分子向细胞内急速扩散，造成细胞水肿，不利于细胞功能恢复。应密切观察治疗中病情的变化，定时监测生命指标和血糖、渗透压、CO_2结合力的变化，并做到及时处理。患者昏迷期要加强临床护理，防止意外和并发症的发生。根据患者全身状况与血常规，适时给予抗感染治疗。

三、健康教育

1. 预防疾病指导　指导患者对该病的病因、发病机制、正常血糖和血酮值的认知，提高患者在治疗中的依从性。指导患者掌握糖尿病常见急性并发症的主要临床表现、观察方法及处理措施。

2. 用药指导　①磺脲类降糖药治疗应从小剂量开始，于早餐前半小时口服。该药的主要不良反应是低血糖。②双胍类药物的不良反应有腹部不适、口中金属味、恶心、畏食、腹泻等，餐中或餐后服药，或从小剂量开始可减轻不适症状。③糖尿病患者不可随便停用胰岛素或频繁更换治疗药物。

3. 饮示指导　平时要养成多喝水的习惯。如糖尿病症状加重、出现不明原因的消瘦、恶心、呕吐等，要及时检查血糖。如果一时难以弄清是低血糖还是高血糖，又无法检查血糖和酮体时，可以让患者尝试喝一点糖水。如血糖超过15mmol/L，必须检查尿酮体。若尿酮体阳性，患者可以先喝500～1 000mL水（约两大杯）。如尿酮体强阳性或持续阳性，则必须去医院进一步检查。

4. 紧急救治　糖尿病患者一旦出现呼叫不醒，立即将其头偏向一侧，防止呕吐物误入气管，紧急拨打“120”急救电话。

第二节　低血糖危象急救护理

低血糖危象是由于某些病理和生理原因使血糖降低至2.5mmol/L以下的异常生化状态，引起以交感神经兴奋和中枢神经异常为主要表现的临床综合征。一般血糖小于1.8mmol/L可致意识障碍，小于0.8mmol/L即可昏迷，并将造成中枢神经系统功能永久性损害。

一、评估要点

1. 病因评估　了解患者有无用餐、服药，区分患者是空腹低血糖、药物致低血糖还是餐后低血糖。

（1）空腹低血糖：常见于内分泌异常、肝源性低血糖、营养障碍。

（2）餐后低血糖：多见于2型糖尿病初期餐后胰岛素分泌高峰延迟、胃切除术后饮食性反应性低血糖、功能性餐后低血糖、晚期或迟发性餐后低血糖。

（3）药物引起的低血糖：常见于使用胰岛素、降糖药后。其他如酒精和水杨酸也可引起低血糖。

2. 症状体征评估　当血糖低于 2.8mmol/L 时，可产生交感神经兴奋和中枢神经功能障碍两组症状。

（1）交感神经兴奋的表现：心动过速、肌肉震颤、心悸、烦躁、面色苍白、出冷汗、四肢冰冷等。

（2）中枢神经功能障碍的表现：初期为精神不集中、思维和语言迟钝、头晕、嗜睡、步态不稳，后可有幻觉、躁动、易怒、认知障碍，严重时发生抽搐、昏迷、休克甚至死亡。

（3）辅助检查：血糖、葡萄糖耐量试验、血清胰岛素、C 肽、胰岛素原测定、禁食试验、激发试验、垂体激素测定、定位影像学检查等。

二、急救护理

1. 病情观察

（1）密切观察病情变化，必要时给予心电、血压监护。监测体温、脉搏、呼吸、血压变化。

（2）观察患者有无乏力、出汗、面色苍白、皮肤湿冷、心动过速、头晕、幻觉、神志不清、血压下降、昏迷等现象。

（3）观察尿液和粪便的颜色、性质、量，记录出入水量，发现异常，及时向医生汇报。

（4）在急救期间，应定时监测血糖，以观察和评估治疗效果。

2. 用药护理

（1）立即给予静脉注射 50% 葡萄糖注射液 40～60mL，并继以 10% 葡萄糖 500～1 000mL 静脉滴注，特别是酒精和磺脲类药物引起的低血糖可能使昏迷持久，老年人或葡萄糖缺乏时间久者对葡萄糖治疗的反应可能缓慢，可根据病情调整滴速和输液量。必要时可静脉滴注地塞米松磷酸钠或肌内注射胰高血糖素。

（2）胰岛素治疗的患者，正规胰岛素于饭前 30min 皮下注射（长效胰岛素于饭前 1h 皮下注射），注射剂量要准确，经常更换注射部位，如有低血糖现象发生，立即检测血糖并口服糖水或静脉注射 50% 葡萄糖液。

（3）安装胰岛素泵治疗的患者，应掌握其操作方法、注意事项及护理，根据血糖水平及时调整胰岛素用量。

（4）口服降糖药物，要严格掌握给药时间，注意观察药物的疗效及不良反应，如有恶心、食欲不振、腹胀、腹泻、四肢无力、皮疹等不良反应时，应通知医生及时处理。

3. 对症护理

（1）凡怀疑低血糖危象的患者，应立即做血糖测定，有条件者应用快速血糖仪测定，以便尽快获知血糖值，在治疗过程中动态观察血糖水平。

（2）神志清醒者，可给予含 15～20g 糖的糖水、含糖饮料或饼干、面包等，葡萄糖为佳。

（3）病情重，神志不清者，建立静脉通路，静脉注射 50% 葡萄糖 40～60mL，然后使用并继以 10% 葡萄糖 500～1 000mL 静脉滴注，直到患者清醒，血糖正常。

（4）昏迷患者清醒后，或血糖升至 3.9mmol/L 以上但距下次就餐时间在 1h 以上者，应进食含淀粉或蛋白质的食物，以防再度昏迷。

（5）伴抽搐的患者，遵医嘱应用镇静药。放置床挡，必要时使用约束带，以防坠床及导管脱落等意外情况的发生。

（6）做好患者的心理护理。神志清楚的患者，给予其精神安慰，消除其紧张心理。

4. 其他　对昏迷患者，执行昏迷急救护理。

三、健康教育

（1）合理使用胰岛素和口服降糖药。药物使用过多是低血糖发生的主要原因。

（2）生活规律，养成良好的生活习惯，戒烟戒酒，饮食定时定量，保持每日基本稳定的摄入量。

（3）适当的运动有利于减轻体重，提高对胰岛素的敏感性，改善血糖和血脂代谢紊乱，还可减轻患者的压力和紧张情绪。运动治疗的原则是适量、经常性和个体化。

（4）自我血糖监测能够明显减少低血糖的发生率。

（5）糖尿病患者外出时应随身携带两件物品：一是含糖食物，如糖果、饼干等，以备发生低血糖时急用，及时纠正低血糖，避免导致严重低血糖；二是急救卡片（注明姓名、诊断、电话、用药等），它提供了与糖尿病急救有关的重要信息，使患者能在发生严重低血糖时得到及时救治。

第三节 甲状腺危象急救护理

甲状腺危象是指甲状腺功能亢进症（简称甲亢）在某些应激因素作用下，导致病情突然恶化，出现高热、烦躁不安、大汗淋漓、恶心、呕吐、心房纤颤等，以致虚脱、休克、谵妄、昏迷等全身代谢功能严重紊乱，并危及患者生命安全的综合征。

一、评估要点

1. 病因评估

（1）询问患者及其家属有无自身免疫疾病、家族史、其他精神创伤因素。

（2）了解患者有无感染、手术、放射性碘治疗、严重的躯体疾病、口服过量的甲状腺激素、手术过程中挤压甲状腺。感染主要包括上呼吸道感染、咽炎、支气管肺炎，其次是胃肠和泌尿系统感染、脓毒病。

（3）不适当停用碘剂药物。突然停用碘剂，原有的甲亢表现可迅速加重，因为碘化物可以抑制甲状腺激素结合蛋白的水解，使甲状腺素释放减少。此外，细胞内碘化物增加超过临界浓度时，可使甲状腺激素的合成受抑制。由于突然停用碘剂，甲状腺滤泡上皮细胞内碘浓度降低，抑制效应消失，甲状腺内原来贮存的碘又能合成激素，释入血中的激素使病情迅速加重。

（4）放射性碘治疗甲亢引起的放射性甲状腺炎，甲状腺活体组织检查，以及过多、过重或反复触摸甲状腺，引起甲状腺损伤，均可使大量的甲状腺激素在短时间内释放入血中，引起病情突然加重。

（5）甲亢未被控制而行手术。甲亢患者术前未用抗甲状腺药准备，或准备不充分，或虽用抗甲状腺药，但已停用过久，手术时甲状腺功能仍处于亢进状态。或是用碘剂做术前准备时，用药时间较长，作用逸脱，甲状腺又能合成及释放甲状腺激素。

（6）术中释放甲状腺激素。手术本身的应激、手术挤压甲状腺，使大量甲状腺激素释入血中。另外，采用乙醚麻醉时也可使组织内的甲状腺激素进入末梢血中。

2. 症状体征评估

（1）体温升高：体温急骤升高，高热39℃以上，大汗淋漓，皮肤潮红，继而汗闭，皮肤苍白和脱水。高热是甲状腺危象的特征表现，是与重症甲亢的重要鉴别点。

（2）中枢神经系统：精神变态、焦虑很常见，也可有震颤、极度烦躁不安、谵妄、嗜睡，最后陷入昏迷。

（3）循环系统：有窦性或异源性心动过速，常达160次/min以上，与体温升高程度不成比例，可出现心律失常，也可以发生肺水肿或充血性心力衰竭。最终血压下降，发生休克。

（4）消化系统：食欲差，恶心、呕吐频繁，腹痛、腹泻明显。恶心、呕吐及腹痛可发生于发病早期。病后体重锐减，肝脏可肿大，肝功能不正常，随病情的进展，肝细胞功能衰竭，常出现黄疸。黄疸的出现预示病情预后不良。

（5）电解质紊乱：出现进食差、呕吐、腹泻以及大量出汗，最终出现电解质紊乱，约半数患者有低钾血症，1/5的患者血钠减低。

（6）“淡漠型”甲状腺危象症状：临床上，有很少一部分患者的临床症状和体征很不典型，突出的特点是表情淡漠、木僵、嗜睡、反射降低、低热、明显乏力、心率慢、脉压小等，甲状腺常仅轻度肿大，最后陷入昏迷，甚至死亡。

二、急救护理

1. 病情观察

（1）生命体征监测：心电监护，注意观察体温、呼吸、脉搏、血压和心率变化。准确记录24h出入水量。

（2）意识状态的观察：观察患者有无谵妄、表情淡漠、木僵、嗜睡、昏迷或震颤、昏迷等现象。

（3）瞳孔的观察：观察患者瞳孔的大小、形状、对光反射。

（4）辅助检查：甲状腺摄碘率测定，血清游离T_3、T_4测定，血清蛋白结合碘测定。

2. 对症护理

(1) 眼睛护理：眼球突出明显、不能闭合时，可经常以眼药水湿润眼睛，睡前涂抗生素眼膏，以防发生角膜炎和角膜溃疡。睡觉或休息时抬高头部，使眶内液回流减少，减轻球后水肿。

(2) 谵妄患者注意防止坠床。

(3) 高热时则按高热急救护理用退热药物、冬眠药物、物理降温等综合方法，尽量保持患者体温在37℃左右。腹泻严重患者应注意肛周护理，便后清洁肛门，预防肛周感染。禁用乙酰水杨酸类药物（乙酰水杨酸类药物能够竞争性与甲状腺素结合球蛋白结合，增加游离甲状腺素水平，加重甲状腺危象）。

(4) 昏迷患者保持气道通畅，头偏一侧，避免呕吐物误吸入气管内。加强皮肤、口腔护理，定时翻身，防止压疮、肺炎的发生。

(5) 保证静脉输液通道畅通，抢救药品完备，输入适量液体及维生素，静脉滴注复方碘溶液时，避免光照，同时注意过敏反应。根据病情及时调整滴速，因碘溶液对血管刺激性大，温度过高或滴速过快都会引起静脉炎。注意不要使液体渗至血管外，以免造成组织损伤。年纪大、有心脏病的患者应注意输液速度不要太快，避免加重心脏负担，必要时给予吸氧以减轻组织水肿。

(6) 加强基础护理。病室整洁、安静、通风、环境舒适，避免提供兴奋、刺激信息，以减少患者激动、易怒的精神症状。还应注意口腔、皮肤、留置导尿管等的护理。

(7) 预防并发症甲状腺危象和甲亢性心脏病。

3. 心理护理　向患者及其家属耐心解释病情，提高其对疾病的认知水平。鼓励患者表达内心感受，理解患者，建立互信关系。

4. 用药护理　指导患者正确用药，不可自行减量或停药，并密切观察药物的不良反应，及时处理。

三、健康教育

1. 疾病知识指导　教患者掌握有关甲状腺危象的知识和眼睛的保护方法，教会患者自我护理。指导患者注意加强自我保护，上衣领宜宽松，避免压迫甲状腺，严禁用手挤压甲状腺，以免甲状腺激素分泌过多，加重病情。

鼓励患者保持身心愉快，避免精神刺激或过度劳累，建立和谐的人际关系和良好的社会支持系统。

2. 饮示指导　选择高热量、高蛋白、高脂肪、高维生素饮食，以保证摄入足够热量。鼓励患者多饮水，每天饮水 2 000 ~ 3 000mL。

3. 治疗指导

（1）抗甲状腺药物治疗，如使用硫脲类药物等。

（2）放射性同位素碘治疗。利用甲状腺有聚碘能力和^{131}I 的放射作用，破坏甲状腺组织，从而达到治疗的目的。

（3）手术治疗适用于中、重度弥漫性甲状腺肿伴甲亢，长期服药无效，停药后复发或不能长期服药者。

4. 用药指导　指导患者坚持遵医嘱按剂量、按疗程服药，不可随意减量和停药。服用抗甲状腺药物的头 3 个月，每个月查一次血常规，每隔 1 ~ 2 个月测一次甲状腺功能，每天清晨卧床自测脉搏，定期测体重。出现高热、恶心、呕吐、不明原因的腹泻、突眼加重等，应及时就诊。

第八章　常见急性中毒急救护理

第一节　急性有机磷中毒急救护理

急性有机磷农药中毒是指短期内大量有机磷农药进入人体，抑制了胆碱酯酶的活性，造成组织乙酰胆碱积聚，从而引起胆碱能神经生理功能紊乱，出现似毒蕈碱样、烟碱样作用和中枢神经系统症状。

一、评估要点

1. 病因评估　询问患者及其家属，患者有无误服、自服有机磷农药或食用被有机磷农药污染的食物；有无皮肤接触或吸入有机磷农药等。

2. 症状体征评估　急性有机磷中毒发病时间与毒物品种、剂量和进入人体的途径密切相关。主要症状分为三类：

（1）毒蕈碱样表现：主要是副交感神经兴奋所致，表现为平滑肌痉挛和腺体分泌增加，如恶心、呕吐、腹痛、多汗、瞳孔缩小、流涎、支气管痉挛、分泌物增加、咳嗽、气促，严重者出现肺水肿。

（2）烟碱样表现：运动神经过度兴奋，引起肌肉震颤、抽搐、麻痹，可因呼吸肌麻痹引起周围性呼吸衰竭而死亡。

（3）中枢神经系统症状：包括头痛、乏力、谵妄、意识模糊、昏迷等。

（4）并发症：肺水肿，脑水肿，抽搐，水、电解质紊乱等。

（5）辅助检查：全血胆碱酯酶活力测定（是判断中毒程度及观察疗效的重要指标，降至正常人均值 70% 以下即有意义）、尿中有机磷分解产物测定。

二、急救护理

1．急救原则　迅速清除毒物，协助中毒者立即脱离现场，脱去污染衣物，用清水或肥皂水（敌百虫中毒除外）彻底清洗污染的皮肤、毛发和指甲。眼部污染可给予清水或生理盐水冲洗。口服中毒者用清水或1：5 000高锰酸钾溶液反复洗胃，直至洗出的胃液无味并澄清为止，然后再给予硫酸镁导泻。有机磷农药中毒患者，即使中毒已超过12h，亦应积极洗胃，且洗胃务必彻底。

2．病情观察

（1）监测生命体征：密切观察病情变化，给予心电监护。观察体温、脉搏、呼吸、血压。应用阿托品治疗时，应观察神经系统、皮肤、瞳孔、体温及心率的变化，注意有无阿托品中毒的现象。当出现血压下降、循环衰竭时，遵医嘱应用升压药及强心药。

（2）神志、瞳孔变化的观察：多数患者中毒后即出现意识障碍，有些患者入院时神志清楚，但随着毒物的吸收很快陷入昏迷。瞳孔缩小为有机磷中毒患者的特征之一，应密切观察患者瞳孔变化。

（3）监测出入水量：准确记录患者尿的颜色、性质、量的变化。

（4）观察有无中间型综合征和“反跳”现象的发生。中间型综合征是指在急性中毒症状缓解后迟发性神经病变发作，一般在急性中毒后24～96h突然出现以呼吸肌麻痹为主的表现。“反跳”表现为经急救后临床症状好转，可在数天至1周时突然出现再次昏迷，甚至发生脑水肿或死亡。

（5）动态监测血胆碱酯酶活力。

3. 用药护理

（1）胆碱酯酶复活药：常用的药物有碘解磷定（解磷定）、氯解磷定（氯磷定）、双复磷、双解磷。胆碱酯酶复活药对解除烟碱样作用效果明显，但对各种有机磷农药中毒疗效并不相同。

（2）抗胆碱药：阿托品对缓解毒蕈碱样作用、对抗呼吸中枢抑制有效，对烟碱样作用和恢复胆碱酯酶活力无作用。其应用原则为早期、足量、联合和反复应用，直至阿托品化。阿托品化的临床表现为瞳孔较前散大、颜面潮红、口干及皮肤干燥、心率增快、肺部湿啰音消失。

4. 对症护理

(1) 保持气道通畅：有机磷中毒患者往往气道有大量分泌物且常伴有肺水肿，因呼吸肌麻痹或呼吸中枢抑制致呼吸衰竭，应保持气道通畅，维持有效通气。将患者头偏向一侧，及时清除其气道分泌物，必要时气管插管、气管切开，给予机械通气治疗。

(2) 氧气吸入的护理：呼吸困难时给予氧气吸入（4～6L/min），必要时注射呼吸兴奋药，呼吸停止时立即建立人工气道。

(3) 防治脑、肺水肿：对于合并肺、脑水肿的患者，应用脱水药、利尿药进行治疗。

(4) 患者体温过高时采取降温措施，如头部置冰袋、酒精擦浴、冰水灌肠等，使用解热药应注意避免过量，防止大汗引起失水、休克。

(5) 保持患者皮肤清洁卫生，防止压疮形成。严重惊厥者给予镇静药，并加强保护措施，防止外伤或坠床。

5. 基础护理　使用阿托品后，患者口舌干燥，加上胃管或气管插管对口腔及咽喉部黏膜的损伤，成为感染的诱因，故应特别加强口腔护理。洗胃或催吐后，禁食1d，中、重度中毒患者一般需禁食1～3d，待病情稳定、意识清醒后可口服蛋清或温流质食物以保护胃黏膜，禁食刺激性及含油脂多的食物。

6. 心理护理　护士应了解患者服毒或染毒的原因，根据不同的心理特点予以心理疏导，以诚恳的态度为患者提供情感上的支持，并认真做好患者家属的思想工作。

7. 预防并发症　积极预防肺水肿，脑水肿，抽搐，水、电解质紊乱等并发症。

8. 其他　昏迷时执行昏迷急救护理。

三、健康教育

(1) 加强劳动保护，如喷洒农药时应穿戴防护衣裤、鞋帽、手套、口罩，一次作业时间不宜太长，尤其是在高温天气。

(2) 工作结束后及时沐浴更衣，适当休息。

(3) 防治病虫害宜选用高效低毒低残留的农药。

(4) 经治虫后的蔬菜瓜果，在雨季需半个月后方可食用，干旱季节至少需经一个月方可食用。蔬菜经加热处理能去除部分残留农药。

（5）对企图自杀者，做好患者及其家属的思想工作，以消除隐患。

第二节 急性百草枯中毒急救护理

百草枯又名克无踪，为联吡啶杂环化合物，对人、畜有很强的毒性作用。急性百草枯中毒是指口服吸收后突出表现为进行性弥漫性肺纤维化，最终死于呼吸衰竭及MODS，病死率达90%～100%。

一、评估要点

1. 病因评估　询问患者及其家属，患者有无误服、自服百草枯；有无生产与使用中的不规范操作、吸入或皮肤接触百草枯。

2. 症状体征评估

（1）呼吸系统：症状最突出，表现为呼吸困难，发绀及肺部干、湿啰音，顽固性的低氧血症等。大量口服后，24h内可出现肺水肿、出血，常在1～3d因ARDS而死亡，在此期间经抢救存活者，部分患者在10～14d可出现迟发性肺纤维化，呈进行性呼吸困难，最终导致呼吸衰竭而死亡。非大量吸收者开始时肺部症状可不明显，但在1～2周内因发生肺纤维化，逐渐出现肺部症状。

（2）消化系统：经口中毒者有口腔烧灼感，口腔和食管黏膜糜烂、溃疡，以及恶心、呕吐、腹痛、腹泻，甚至呕血、便血等。严重者发生中毒性肝病，表现为肝区疼痛、肝大、黄疸和肝功能异常、肝衰竭等。

（3）中枢神经系统：表现为头晕、头痛、肌肉痉挛、抽搐、幻觉、恐惧、昏迷等。

（4）心：可见心肌炎、心包出血，心电图有窦性心动过速和过缓、心律失常等表现。

（5）肾：表现为肾区叩痛，尿蛋白阳性，血BUN、Cr升高。严重者发生急性肾衰竭。

（6）皮肤、黏膜：接触浓缩液可以引起皮肤的刺激、烧灼，1～3d后逐渐出现皮肤烧伤，表现为红斑、水疱、溃疡等，吸收量大时可造成全身重度损害。高浓度百草枯接触指（趾）甲后，可使指（趾）甲出现白点，甚至横断、脱落。眼结膜、角结膜接触百草枯后可发生严重的炎性改变，24h 后逐渐加重，形成溃疡，甚至继发虹膜炎，影响视力，另外可有鼻、喉刺激，鼻出血等。

（7）并发症：肺不张、肺部炎症或胸膜渗出、肺间质纤维化、呼吸衰竭等。

（8）辅助检查：尿定性、定量测定和血浆百草枯浓度测定可明确诊断，判断预后。

二、急救护理

1. 急救护理　阻止毒物继续吸收，皮肤污染者，立即脱去衣服，用肥皂水彻底洗净。眼睛污染者，用2% ~4% 碳酸氢钠冲洗 15min，继而用生理盐水冲洗。经口中毒者，立即催吐，尽量彻底洗胃，可用清水或2% 碳酸氢钠溶液洗胃，洗毕可口服或经洗胃管给予吸附剂，如 7% 的皂土溶液 1L 或活性炭混悬液，恶心、呕吐明显者可适量给予胃动力药物，然后用硫酸镁、硫酸钠或甘露醇导泻。

2. 病情观察

（1）生命体征的监测：给予心电监护，重点监测呼吸的频率、节律，评估有无胸闷、咳嗽及进行性呼吸困难，有无气道梗阻及肺损害。监测心律、心率，了解有无心肌损害。

（2）皮肤黏膜的评估：观察皮肤黏膜、巩膜的色泽，有无发绀、黄染。

（3）出入水量的监测：准确记录患者尿的颜色、性质、量的变化。

（4）瞳孔的观察：观察患者瞳孔的位置、大小、形状、对光反射变化。

（5）实验室检查：尿定性、定量测定和血浆百草枯浓度测定可明确诊断，判断预后。评估有无白细胞升高、发热、血尿、肾上腺坏死、贫血、血小板减少、高铁血红蛋白血症等。

3. 对症护理

（1）清除已吸收的毒物：血液灌流、血液透析能清除血液中的百草枯。

（2）应用百草枯拮抗剂、免疫抑制药、自由基清除剂等药物。

（3）消化道护理：①急诊洗胃后，6h 后给予第二次洗胃，洗胃液 3 000 ~ 5 000mL，洗胃毕注入吸附剂并保留胃管，必要时行胃肠减压，吸出残余毒药，并及时了解有无上消化道出血。插管时注意动作轻柔，充分润滑，以减轻胃管对咽喉、食管的刺激，避免加重上消化道的损伤。②急性期暂禁食，2～3d后可给予牛奶、豆浆等流质饮食，做好口腔护理，观察口腔黏膜糜烂情况，观察有无继发感染及出血，并根据情况给予相应处理。③观察导泻后大便的颜色、量、性质，观察有无出血及腹痛，并监测血压。

（4）气道护理：急性期一般不给予吸氧，以免加重肺损伤；密切观察呼吸情况，有无咳嗽、咳痰、咯血等，有无进行性呼吸困难，及时行血气分析检查，当 $PaO_2 < 5.3kPa$ 时，可间断给予低流量吸氧。

4. 营养支持　禁食期间，保持静脉输液通畅，按时完成当日补液量及各种药物的输入；禁食期后鼓励患者进食，当患者因口咽疼痛而不能进食时，可于饭前给予其利多卡因稀释后含漱，以减轻疼痛，必要时给予鼻饲，以保证营养供给。

5. 预防并发症　积极预防肺不张、肺部炎症或胸膜渗出、肺间质纤维化、呼吸衰竭等并发症。

6. 基础护理　应注意口腔、皮肤、留置导尿管的护理，预防各种并发症。

7. 心理护理　应根据患者的心理状态及个性特征，给予不同的心理护理，同时做好患者家属的工作，使其给予患者精神上的安慰及支持。

8. 其他　昏迷患者执行昏迷急救护理。

三、健康教育

（1）加大对百草枯危害的宣传力度，提醒广大农民正确使用，合理保管，以防误服。加强农民自我保护意识，减少接触中毒，更不要因家庭矛盾而自服药物，从而减少中毒的发生。

（2）一旦出现中毒应及时送医院抢救，避免延误抢救时机。百草枯中毒目前尚无特效解毒剂，病死率高。决定百草枯中毒患者预后的因素主要是百草枯的吸收量和院内开始治疗的时间，故在中毒后应尽可能早期（一般应在6h内）给予反复彻底的洗胃、净化血液、导泻以及抗氧化等全方位治疗，抢救患者生命及减少各种并发症。

第三节 急性一氧化碳中毒急救护理

急性一氧化碳中毒又称煤气中毒，是指人体短期内大量吸入一氧化碳，造成脑及全身组织缺氧，导致脑水肿和中毒性脑病。急性一氧化碳中毒是常见的生活中毒和职业中毒。

一、评估要点

1. 病因评估　询问患者及其家属，患者有无一氧化碳吸入史，如冬季关闭门窗，用煤炉生火取暖，同室人是否一起发病等。

2. 症状体征评估　正常成人血液中碳氧血红蛋白（COHb）含量可达5% ~10%。急性一氧化碳中毒的症状与血液中 COHb 浓度有密切关系，同时也与患者中毒前的健康状况（如有无心脑血管疾病及中毒时的体力活动等）有关。按中毒程度可为三级：

（1）轻度中毒：血液 COHb 浓度为 10% ~20%。患者出现不同程度的头痛、头晕、乏力、恶心、呕吐、心悸、四肢无力，甚至短暂性晕厥等。原有冠心病患者可出现心绞痛。

（2）中度中毒：血液 COHb 浓度为 30% ~40%。除上述症状外，可出现皮肤黏膜呈樱桃红色、神志不清、呼吸困难、烦躁、谵妄、昏迷，对疼痛刺激可有反应，瞳孔对光反射、角膜反射可迟钝，腱反射减弱，脉率快，多汗等。

（3）重度中毒：血液 COHb 浓度为 40% ~60%。患者出现深昏迷、抽搐、呼吸困难、面色苍白、四肢湿冷、全身大汗、血压下降、反射消失、大小便失禁等。还可发生脑水肿伴惊厥、呼吸抑制、休克、心律失常、上消化道出血等。受压部位皮肤可出现红肿和水疱。眼底检查可发现视神经乳头水肿。

（4）并发症：脑水肿、肺水肿、中枢性高热、心肌损害等。

二、急救护理

1. 急救护理　迅速将患者移至通风良好处，解开衣扣，及时清除气道分泌物，保持呼吸道通畅。给予呼吸兴奋药，必要时行气管切开、人工机械通气治疗。呼吸、心搏骤停者即行心肺复苏术。

2. 病情观察

（1）监测患者生命体征，重点是呼吸和体温。高热和抽搐者应密切观察，防止坠床和自伤。

（2）观察瞳孔大小、出入水量、液体滴速等，防治脑水肿。

（3）观察神经功能，防止受伤和皮肤损害。

3. 对症护理

（1）氧气吸入：中毒者给予吸氧治疗，如鼻导管或面罩吸氧。吸入新鲜空气时，一氧化碳由 COHb 释放出半量约需 4h；吸入纯氧时可缩短至 30～40min；吸入 3 个大气压的纯氧可缩短至 20min。

（2）高压氧治疗：能增加血液中物理溶解氧，提高总体氧含量，促进氧释放和加速一氧化碳排出，可迅速纠正组织缺氧，缩短昏迷时间和病程，预防一氧化碳中毒引发的迟发型脑病。

（3）重度中毒昏迷并高热和抽搐者，给予以头部降温为主的冬眠疗法。降温和解痉的同时应注意保暖，防止自伤和坠伤。昏迷患者经抢救苏醒后应绝对卧床休息，观察 2 周，避免精神刺激。

（4）防治脑水肿：已经昏迷且昏迷时间较长、瞳孔缩小、四肢强直性抽搐或病理反射阳性的患者，提示存在脑水肿，应尽快应用脱水药。

4. 护理安全　对烦躁不安、频繁抽搐者，除遵医嘱使用镇静药外，还需用约束带约束四肢，放置压舌板或开口器于两臼齿之间等。做好皮肤护理，严防压疮发生。

5. 预防并发症　积极预防吸入性肺炎、心律失常、高热、休克、肺水肿、呼吸衰竭、心肌损害、脑水肿、上消化道出血等并发症的发生。

6. 其他　昏迷患者，执行昏迷急救护理；水、电解质紊乱者，执行水、电解质紊乱急救护理；酸碱平衡失调者，执行酸碱平衡失调急救护理。

三、健康教育

（1）加强预防一氧化碳中毒的宣传。

（2）居室内用火炉要安装烟筒管道，防止管道漏气。

（3）使用燃气热水器者切勿在浴室内安装热水器，并需安装排风扇或通风窗。

（4）在有可能产生一氧化碳的场所生活、工作时，若出现头晕、恶心等先兆症状，应立即离开所处环境，以免继续中毒。

（5）学会一氧化碳中毒的自救与互救方法。发生中毒时立即开窗通风，迅速脱离现场，转移到空气新鲜处，就近治疗或拨打“120”。

第四节　急性有机氟类制剂中毒急救护理

有机氟类制剂是指氟乙酰胺、氟乙酸钠等高毒类农药。其毒性大，而且可引起二次中毒，故已被禁止使用，但近年来又开始出现使用现象。有机氟类制剂可经呼吸道、消化道、皮肤吸收，人中毒剂量为2～10mg/kg，其进入人体后，脱去氨基转化为氟乙酸，阻断三羧酸循环，阻碍丙酮酸代谢，妨碍正常氧化磷酸化代谢。

一、评估要点

1. 病因评估　了解患者有无吸入有机氟类杀虫剂，有无口服有机氟类灭鼠剂。

2. 症状体征评估

（1）有机氟类灭鼠剂中毒可有一定的潜伏期，一般为6～15h，严重者有不同程度的意识障碍。

（2）消化系统症状：口服中毒者常可见上腹部灼痛、恶心、呕吐等胃肠道症状。

（3）心血管系统症状：有机氟可直接作用于心肌，轻者可出现心悸、胸闷，重者可见心律失常，甚至心室颤动、心力衰竭。

3. 按病情程度分类

（1）轻度中毒：吸入毒物后一般在72h内出现头晕、乏力、咽痛、胸闷及咳嗽等症状。

（2）中度中毒：轻度中毒临床表现加重，胸部紧束感、胸痛、心悸、活动后轻度发绀，两肺有较多的干啰音或少量湿啰音，呼吸音降低。

（3）重度中毒：发绀、呼吸急促、惊厥、昏迷、心力衰竭或心律失常、呼吸衰竭及肠麻痹、粉红色泡沫样痰等。

二、急救护理

1. 病情观察与救治

（1）迅速撤离现场，脱去污染衣物，用清水彻底清洗污染的皮肤。

（2）立即催吐及洗胃：口服中毒者，应立即采取催吐措施，继而给予清水或1：5 000高锰酸钾溶液洗胃，直至洗出液无色、无味、澄清为止，然后再给予硫酸镁导泻。洗胃务必彻底。

（3）用药护理：①建立静脉通道，遵医嘱使用乙酰胺（别名解氟灵，是有机氟中毒的特效解毒药），并注意观察药物疗效。②纠正水、电解质、酸碱平衡。③给予营养心肌类药物：选用1，6－二磷酸果糖及能量合剂等，禁用洋地黄。

（4）保持气道通畅：有机氟中毒者气道可有大量分泌物，故应使患者的头偏向一侧，及时清除其口鼻及呼吸道分泌物，必要时行气管插管或气管切开，给予呼吸机辅助呼吸。

（5）生命体征监测：心电监护，严密观察患者生命体征变化。观察患者瞳孔的位置、大小、形状、对光反射变化。

（6）观察意识状态：观察患者有无精神疲倦、烦躁、嗜睡、表情淡漠、意识不清，甚至昏迷等状况。

（7）出入水量的监测：准确记录患者尿的颜色、性质、量的变化。

（8）实验室检查：血液及尿液含氟量增高，血钙降低，血酮增加；心电图QT间期延长，ST段改变。

2. 对症护理

（1）安全防护：患者抽搐发作时，可给予苯巴比妥类药物，同时做好防护措施，防止其坠床。

（2）对高热患者执行高热急救护理。

（3）昏迷患者保持气道通畅，头偏向一侧，防止呕吐物误吸气管内。

（4）对气道梗阻者，应先解除气道梗阻，必要时可行气管插管术。

（5）积极防止并发症，如出现并发症，应及时予以处理。

三、健康教育

（1）有机氟是一种剧毒杀虫、灭鼠剂，主要作用于中枢神经和心脏。

（2）加大对有机氟危害的宣传力度，提醒广大群众正确使用，合理保管，以防误服。加强群众的自我保护意识，减少接触中毒，更不要因家庭矛盾而自服药物，从而减少中毒的发生。

（3）有机氟中毒后应及时到医院救治。

第九章　急性妇产科系统疾病急救护理

第一节　异位妊娠急救护理

正常妊娠时，受精卵着床于子宫体腔内膜。若受精卵在子宫体腔外着床发育，称为异位妊娠，习称宫外孕。异位妊娠和宫外孕的含义稍有区别。异位妊娠包括输卵管妊娠、卵巢妊娠、腹腔妊娠、宫颈妊娠及阔韧带妊娠等；宫外孕仅指子宫以外的妊娠，宫颈妊娠不包括在内。在异位妊娠中，输卵管妊娠最为常见，占异位妊娠的95%左右。

一、评估要点

1. 病因评估应　仔细询问月经史，以准确推断停经时间，对不孕、放置宫内节育器、绝育术、输卵管复通术、盆腔炎等与本病发病相关的高危因素予以高度重视。

2. 症状体征评估

（1）一般状况：输卵管妊娠未发生流产或破裂前，症状及体征不明显。患者腹腔内出血较多时呈贫血貌，严重者可出现面色苍白，四肢湿冷，脉速、弱、细，血压下降等休克症状，腹痛剧烈。

（2）诊断检查：

1）腹部检查：异位妊娠流产或破裂者，下腹部有明显压痛和反跳痛，尤以患侧为甚，轻度腹肌紧张。出血较多时，叩诊有移动性浊音。如出血时间较长，形成血凝块，则可在下腹触及软性肿块。

2）盆腔检查：异位妊娠未发生流产或破裂者，除子宫略大较软外，仔细检查可能触及胀大的输卵管并有轻度压痛。异位妊娠流产或破裂者，阴道后穹隆饱满，有触痛。腹腔内出血多时检查子宫呈漂浮感。

3）阴道后穹隆穿刺：适用于疑有腹腔内出血的患者。由于腹腔内血液易积聚于子宫直肠陷凹，即使血量不多，也能经阴道后穹隆穿刺抽出。抽出暗红色不凝血为阳性，说明存在血腹症。无内出血、内出血量少、血肿位置较高或子宫直肠陷凹有粘连时，可能抽不出血液，因而穿刺阴性并不能排除异位妊娠存在。如有移动性浊音，可做腹腔穿刺。

4）妊娠试验：放射免疫法测血中 HCG，尤其是 β－HCG 阳性有助诊断。虽然此方法灵敏度高，异位妊娠的阳性率一般可达80%～90%，但β－HCG 阴性者仍不能完全排除异位妊娠。

5）超声检查：B 超显像有助于诊断异位妊娠。

6）腹腔镜检查：适用于异位妊娠尚未流产或破裂的早期患者和诊断有困难的患者，腹腔内大量出血或伴有休克者，禁做腹腔镜检查。

二、急救护理

1. 手术治疗护理

（1）严密监测患者的生命体征，配合医生积极纠正患者的休克症状，做好术前准备。

（2）对于严重内出血合并休克的患者，应立即开放静脉通道，交叉配血，做好输血输液的准备，以便配合医生积极补充血容量、纠正休克，并按急诊手术要求迅速做好术前准备。

（3）向患者及其家属讲解手术的必要性，根据患者的年龄、生育要求及病情决定手术方式，使患者消除顾虑，积极配合治疗。

（4）向患者介绍手术过程，解释术前准备的内容及各项准备工作所需要的时间、必要的检查程序等，以及如何接受检查、可能出现的不适感觉等。

（5）体位：按手术及麻醉方式决定术后体位。全身麻醉患者去枕平卧，头偏向一侧，以免呕吐物、分泌物呛入气道，引起吸入性肺炎或窒息。蛛网膜下腔麻醉者，去枕平卧 12h；硬膜外麻醉者，去枕平卧 6～8h。如果患者病情稳定，术后次晨可采取半卧位。

（6）术后严密监测患者生命体征的变化及伤口有无渗血。

（7）观察尿量：术后患者每小时尿量至少应在 50mL 以上。通常于术后 24h 拔出尿管，身体虚弱者可延至 48h。每小时尿量少于 30mL，伴血压下降，脉搏细速，患者烦躁不安，或诉说腰背部疼痛，或肛门处下坠感等，应考虑有腹腔内出血。

（8）缓解疼痛：患者在麻醉作用消失后，会感到伤口疼痛，通常手术后24h内最为明显。遵医嘱使用止痛药或镇痛泵为患者止痛，保证患者得到充分休息。

（9）会阴护理：保持会阴部清洁，每天清洗，防止感染。

（10）患者排气后可进流质饮食，但应避免甜食和牛奶，进食宜少量多餐，24h后进半流质饮食，3d后进软食，术后如无禁忌，早期下床活动，可预防深静脉血栓形成，促进肠蠕动恢复及伤口愈合。

（11）注意饮食和营养，保证蛋白质的摄入。术后肠胃功能恢复后，注意饮食调养，进食易消化、高蛋白、高维生素及含铁丰富的食物，可多吃些鸡肉、猪瘦肉、蛋类、奶类、豆类和豆类制品、新鲜蔬菜、水果，可用大枣、当归、阿胶、鸡血藤、黄精等补血。

2. 非手术治疗护理

（1）密切观察患者的一般情况、生命体征，并重视患者的主诉，尤应注意阴道流血量与腹腔内出血量不成比例，当阴道流血量不多时，不要误以为腹腔内出血量亦很少。

（2）告诉患者病情发展的一些指征，如出血量增多、腹痛加剧、肛门坠胀感明显等，以便当病情发展时，医患均能及时发现，给予相应处理。

（3）患者应卧床休息，避免腹部压力增大，如咳嗽、用力大便等，保持大便通畅，便秘时可使用润肠通便之物，如蜂蜜、麻仁丸等。禁止灌肠，避免造成宫外孕破裂腹腔内急性出血，危及生命。

（4）向患者讲解异位妊娠保守治疗的方案以及需要配合的事项。

（5）协助正确留取血标本，以监测治疗效果。

（6）指导患者摄取足够的营养物质，尤其是富含铁蛋白的食物，如动物肝脏、鱼肉、豆类、绿叶蔬菜以及黑木耳等，以促进血红蛋白的增加，增强患者的抵抗力。

三、健康教育

（1）指导术后患者进行腹部肌肉增强运动。

（2）术后2个月内避免提举重物，防止正在愈合的腹部肌肉用力，并应逐渐加强腹部肌肉的力量。

（3）出现阴道流血、异常分泌物时应及时就医。

（4）异位妊娠的预后在于防止输卵管的损伤和感染。保持良好的卫生习惯，如勤洗浴、勤换衣、性伴侣稳定，防止发生盆腔感染。发生盆腔炎后须立即彻底治疗，以免延误病情。

（5）由于异位妊娠者中约有10%的再发率和50%～60%的不孕率，因此需要告知患者，下次妊娠时要及时就医，并且不宜轻易终止妊娠。

（6）异位妊娠预防较难，下面这些情况容易发生异位妊娠，应高度警惕：①有附件炎、盆腔炎病史的妇女。②有输卵管手术史的妇女。③曾被诊断为不孕症的妇女。④有异位妊娠史的妇女。

（7）定期随访，出院后一个月或月经干净后再来院检查及复查B超。

第二节　子痫急救护理

子痫是指在先兆子痫的基础上发生抽搐发作或伴有昏迷，是妊娠高血压综合征发展的最严重的阶段，少数患者病情进展迅速，子痫前期的征象不明显而骤然发作，病情危重，随时都有生命危险。子痫多发生于妊娠晚期或临产前，称为产前子痫；少数发生于分娩过程中，称为产时子痫；个别发生于产后24h内，称为产后子痫。

一、评估要点

1. 病因评估　了解患者既往基础疾病的情况、子宫胎盘供血及营养状况。

2. 症状体征评估

（1）评估患者的神志、血压、呼吸、脉搏、体温、皮肤颜色、尿量、血氧饱和度、二氧化碳结合力及尿素氮等，以及有无吸入性肺炎、肾衰竭、心力衰竭、颅内出血、缺氧和酸中毒等。

（2）评估有无生产征兆的出现，注意胎心变化，观察有无子宫收缩、胎盘早期剥离。

二、急救护理

（1）置患者于单间病室，挂遮光窗帘，灯光暗淡，空气流通，保持病室清洁，环境安静，避免各种声、光的刺激。患者尽量减少活动，卧床休息，宜左侧卧。一切必要的检查、治疗、护理操作尽量轻柔、集中。

（2）患者由专人护理，防止外伤，加用床挡，防止患者坠床，取出口腔义齿，将缠有纱布的压舌板放于上下臼齿之间，防止其抽搐时咬伤唇、舌。

（3）吸氧、保持气道通畅：昏迷患者取平卧位，头偏向一侧，及时吸出呼吸道分泌物及呕吐物，防止窒息或吸入性肺炎，必要时用舌钳将舌拉出，以免舌后坠影响呼吸，患者清醒前应禁食，做好口腔护理。

（4）严密观察病情，按时测量血压，注意子痫前期症状。发现有恶心、头痛、眼花、上腹不适等应立即报告医生。注意抽搐持续时间、间歇时间及次数，昏迷的持续时间，以及各种并发症及药物不良反应的出现。

（5）备好急救物品和药品：氧气、开口器、舌钳、吸痰器、压舌板，镇静药、降压药、脱水药等。

（6）密切观察体温、脉搏、呼吸、血压、神志，并记录出入水量。

（7）观察产兆与胎心音，避免发生胎儿宫内窒息等意外。昏迷者产兆更易忽略。因此当患者出现躁动不安时（可能为宫缩开始），应随时监测胎心，观察宫缩强弱，观察子宫张力，标记宫底曲线，及时发现胎盘早剥，做好术前准备及新生儿抢救准备，并迅速通知医生共同处理。

（8）观察、预防并发症：病情越重，并发症越多，但若能正确处理，尚可在短时间内恢复，反之则加重病情，甚至死亡。并发症以急性心力衰竭、肺水肿、吸入性肺炎最多见。

（9）硫酸镁应用的护理：硫酸镁具有解痉、降压、利尿的作用，故静脉滴注或肌内注射硫酸镁有预防和控制子痫发作的作用。硫酸镁又是一种中枢抑制药，过量硫酸镁可致呼吸、心搏抑制，甚至死亡。因此，使用硫酸镁前均应做以下检查：①膝腱反射必须存在；②呼吸每分钟不少于 16 次；③尿量每小时不少于 25mL，因尿少时镁离子易积蓄引起中毒；④必须准备 10% 葡萄糖酸钙 10mL，在出现镁离子中毒时解毒用。

（10）产后密切观察血压、子宫收缩、阴道流血等情况。防止发生产后子痫、产后出血。

（11）加强基础护理：保持外阴清洁，防止上行感染，定时翻身，防止压疮发生等。

（12）进食高蛋白、低盐、含维生素和钙丰富的食物。

三、健康教育

（1）怀孕期间要保持积极乐观的心态。

（2）孕期要加强营养并适当休息：睡眠时取左侧卧位，至少保证每天睡眠 8～10h；孕期增加营养尤其是蛋白质、维生素、叶酸、钙、铁及其他微量元素的摄入，减少脂肪和盐的摄入，限制甜食的摄入。自妊娠 20 周开始，每天补充 2g 钙可降低妊娠高血压综合征的发生。

（3）孕期进行正规的产前检查：有条件者最好在怀孕前监测血压，了解血压的基础水平，体重超重者最好在妊娠前减肥。正常情况下，在妊娠的早期、中期可 1 个月产检一次；进入 28 周后每 2 周产检一次；36 周后每周产检一次；超过预产期者每 2～3 天产检一次。如果有高危因素或已经诊断为妊娠高血压，应该遵医嘱增加产检次数。

（4）关注妊娠期体重的增加：每次产检时测体重，诊断为高血压者，可 3d 测一次，一般每周体重增加不超过 0.5kg，若超过 0.5kg，则有存在水肿的可能性。在妊娠晚期尽量避免长时间站立，休息及睡眠时抬高下肢，促进下肢静脉回流，可减少水肿的发生。如果体重增加过快，或有头晕、头痛、视物模糊、胸闷、憋气、上腹部不适、恶心、呕吐、下腹疼痛、阴道出血或流液、尿量减少、尿液呈咖啡色或酱油样，或已有血压升高，应及时就医。

（5）每次产检测血压，应在休息 10～15min 平静后测量，一旦发现血压超过 140/90mmHg，应考虑存在高血压的可能；或者血压超过 130/80mmHg，视为临界高血压，则需要在家自行监测血压，有条件的话最好测量晨起、14：00 及 20：00 的血压并记录在册，自测血压超过 150/100mmHg 时，及时就医。

（6）关注胎儿在宫内的安危，具体方法：在每天早、中、晚固定一个时间，数 3 次胎动，每次 1h，将 3 次胎动数相加，乘以 4 即得 12h 的胎动数，一般胎动 >30 次/12h。一旦发现胎动减少，应立即就诊。

（7）同时警惕胎盘早剥（胎儿娩出前胎盘部分或全部从子宫剥离）的发生，由于此时胎儿的血液循环部分或全部中断，因而会造成胎儿宫内窘迫甚至死亡，若不及时就诊，孕妇会出现大出血、休克等并发症，危及生命。

（8）产后随访，有先兆子痫病史的妇女应筛查有无慢性高血压、潜在肾脏疾病和血栓形成倾向。告知患者下次妊娠与此次妊娠的时间间隔 <2 年或≥5 年时，可能再度发生子痫。鼓励超重妇女减轻体重，以减少未来妊娠的风险。如果产后高血压持续超过 6 周，则说明患者有慢性高血压可能，需要专科医生治疗。

第十章　急性耳鼻喉系统疾病急救护理

第一节　急性喉梗阻急救护理

喉梗阻又名喉阻塞，指喉部及其周围邻近组织病变引起的以吸气期呼吸困难为特征的综合征，可在发病数小时或数分钟内引起窒息而危及生命。

一、评估要点

1. 病因评估

（1）咽喉部的急性炎症，如小儿急性喉炎、喉水肿、咽后壁脓肿等。

（2）异物误吸入咽喉及气管，常见的是花生米或瓜子。

（3）喉水肿：麻醉插管、变态反应、心肾疾病等均可引起喉水肿。

（4）喉外伤：喉外部和喉内部（如异物、烧伤等）的损伤，可因水肿、血肿、气肿等引起急性喉阻塞。

（5）其他：喉肿瘤、双侧声带外展麻痹、喉痉挛等。

2. 症状体征评估

（1）喉梗阻按轻重程度一般分为以下四度：

Ⅰ度：安静时无症状，活动或哭闹时有轻度吸气性困难及喘鸣音，吸气时胸部周围软组织凹陷。

Ⅱ度：安静时有轻度吸气性呼吸困难，活动时加重，但不影响睡眠和进食，缺氧症状不明显。

Ⅲ度：吸气期呼吸困难明显，喉鸣音较响，胸骨上窝、锁骨上窝等处软组织在吸气期凹陷明显。因缺氧而出现烦躁不安、难以入睡、不愿进食。患者脉搏加快，血压升高，心搏强而有力，即循环系统代偿功能尚好。

Ⅳ度：呼吸极度困难。由于严重缺氧和体内二氧化碳积聚，患者坐卧不安，出冷汗、面色苍白或发绀，大小便失禁，脉搏细弱，心律不齐，血压下降。如不及时抢救，可因窒息及心力衰竭而死亡。

（2）主要临床表现：

1）吸气性呼吸困难：表现为吸气运动增强、吸气时间延长、感觉吸气费力，可见到吸气时鼻翼扇动，出现吸气性三凹征（锁骨上窝、胸骨上窝、肋间隙凹陷）。由于缺氧，患者可出现烦躁不安、不能平卧，严重缺氧者出现四肢发冷、出冷汗、面色苍白或发绀、血压升高、脉搏细弱而不规则，可发生呼吸衰竭而危及生命。

2）吸气性喉喘鸣：吸气性喉喘鸣是喉阻塞的一个重要症状，吸入气流急速通过狭窄的声门裂时，气流的摩擦和声带颤动即可发出哮吼和笛鸣，尤其多见于小儿急性喉炎。

3）声嘶或失声：急性喉梗阻者可出现声音改变，如引起喉梗阻的病变在声门或声门附近者出现声音嘶哑。

4）原发病表现：引起喉梗阻的原发病不同，表现也各异，如为活动性气管异物所致者，则有阵发性呛咳等症状。

5）精神状态：小儿多有烦躁不安，成人常出汗或精神紧张，重症者可昏迷。

二、急救护理

1. 体位　患者取半坐卧位或平卧位。婴幼儿服药和注射给药时，宜取抱坐哺乳位，注意头颈勿扭转或过分前俯后仰，以防压迫气管导致窒息。

2. 密切观察患者缺氧程度的变化　监测患者生命体征和神志的变化，及时消除病因。喉梗阻患者主要表现为吸气性呼吸困难，要严密观察患者的生命体征尤其是呼吸及血氧饱和度的变化，根据患者呼吸困难的程度，结合病史，及时做出病因判断。如为炎症，要及早使用抗生素和激素，控制炎症，减轻水肿；对咽喉部异物要及时取出，解除喉痉挛；对过敏引起的喉水肿，立即切断过敏源，皮下注射0.1%的肾上腺素。注意气管切开后的呼吸情况，如有呼吸困难，立即拔出内套管，然后吸痰，观察患者血氧饱和度和呼吸困难程度有无改善，四肢、口唇有无青紫。

3. 迅速建立静脉通路　一旦诊断患者为急性喉梗阻，要及时建立静脉通路并妥善固定，遵医嘱尽早、足量静脉注射糖皮质激素，以快速有效地缓解喉梗阻症状。

4. 保持气道通畅，确保有效供氧　吸氧对喉梗阻患者有一定的治疗意义，开始给氧量不宜过大，以免发生呼吸骤停。对Ⅰ度、Ⅱ度、Ⅲ度喉梗阻患者，在应用糖皮质激素的同时，要保证气道畅通，酌情使用口咽通气管。如为异物阻塞，应迅速取出，并给予氧气吸入，及时改善缺氧状态。Ⅲ度喉梗阻患者在应用足量糖皮质激素和给氧治疗缓解不明显时，要及时做好气管切开的准备。Ⅳ度喉梗阻患者则应立即行气管切开，畅通气道。若情况十分紧急，可先行环甲膜切开术。

5. 备好急救用物　要积极备好气管插管和气管切开包等急救用物，根据患者情况，一旦需要行气管插管、气管切开，则迅速配合医生在最短时间内完成。做好常规气管切开术后护理。气管切开术后，妥善固定外套管，在管口覆盖生理盐水浸湿的无菌纱布，保持内管通畅，及时吸痰，如痰液黏稠，阻塞气道不易吸出，可给予雾化吸入或气管内持续滴药。气管切开术后，注意保持气管套管通畅，严密观察有无出血、感染、皮下气肿、纵隔气肿、气管食管瘘等并发症发生。

6. 基础护理　保持患者安静，绝对卧床休息，限制探视人数，减少刺激因素，以减少氧气消耗。烦躁不安者，可给予不抑制呼吸的镇静药，患者卧床期间，协助其进食、洗漱、大小便等。给予半流质饮食或软食。喉外伤者，鼻饲饮食，必要时静脉输液。

7. 心理护理　Ⅲ、Ⅳ度喉梗阻患者，既要告知患者及其家属此病的危险性，让其对疾病有一定的认知性，同时还要注意安抚患者及其家属的情绪，使其保持镇静，尽量消除恐惧心理，积极配合治疗。

三、健康教育

（1）指导患者加强营养，增强机体抵抗力。避免受凉、感冒等引起急性喉炎、急性会厌炎，避免吸入有毒物质。

（2）出院后仍需长期带气管套管的患者，应教会其清洗、消毒气管套管的方法及注意事项。

（3）养成良好的生活习惯，吃饭时不大声谈笑，儿童和老人避免吃花生、豆子等易引起呛咳的食物。

（4）指导患者练习发声。

第二节　鼻出血急救护理

不论任何原因，凡血液从鼻黏膜流出均称为鼻出血。鼻出血又称鼻衄，它是许多局部或全身疾病的症状之一，故又称症状性或继发性鼻出血，为耳鼻喉科常见急症。鼻腔血管较浅，尤以鼻中隔处黏膜下组织较薄，血管一旦受损，不易收缩至黏膜下层，因而即使是轻微的损伤也会引起较多出血。

一、评估要点

1. 病因评估　详细询问病史及出血情况。了解有无与鼻出血有关的局部损伤、全身疾病或家族史，询问生活和工作环境等。评估出血是否来源于鼻腔或相邻组织，排除咯血和呕血。

2. 症状体征评估

（1）判断出血部位：由于病因和患者年龄的不同，鼻出血的部位、出血量及出血次数也不相同，症状及体征变化较大。儿童及青少年出血多在鼻腔前部，中老年患者出血多在鼻腔后部。结合前鼻镜、鼻镜及 CT、磁共振（MRI）检查，判断出血部位。

（2）估计出血量：鼻出血多为单侧，亦可为双侧，可间歇反复出血，亦可持续出血，出血量多少不一，轻者仅鼻涕中带血，重者可引起失血性休克，反复出血则可导致贫血。密切观察脉搏及血压，评估当前循环系统状况及有无出血性休克。根据每次出血情况及发作次数、血压、脉搏、一般情况及实验室检查来综合判断出血量。失血量达 500mL 时，可出现头昏、口渴、乏力、面色苍白等症状；失血量达 500～1 000mL 时，可出现出汗、血压下降、脉速而无力；若收缩压低于 80mmHg，则提示血容量已损失约 1/4。

（3）评估呼吸：由颅底外伤等引起的鼻出血，应注意观察呼吸的情况。

（4）评估止血效果：鼻腔填塞后观察止血效果、填塞物位置及其滞留时间，判断有无气味及有无因填塞物所致的鼻窦、鼻咽部及耳部感染。筛动脉、上颌动脉或颈外动脉结扎止血者，应观察止血效果及有无并发症。

二、急救护理

（1）消除患者及其家属的惊慌、恐惧心理。患者及其家属见出血往往紧张不安，医护人员在做好紧急处理的同时要对患者及其家属进行耐心疏导，安慰患者，使其解除恐惧心理，稳定情绪，擦净面部血迹，安静休息，必要时遵医嘱给予镇静药。

（2）取合适卧位。一般情况下，使患者取坐位或半坐位，嘱其及时吐出口中血液，勿咽下，以免刺激胃黏膜引起恶心、呕吐，同时便于评估出血量，以便及时处理。休克者，助其取去枕平卧位，并协助医生积极进行抢救。

（3）密切观察病情变化，定时测量血压，注意观察有无继续出血。如发现患者有面色苍白、出冷汗、脉搏细弱、血压下降等情况，应立即报告医生，并协助医生进行抢救处理。

1）少量出血者，可行简易止血：①如用冰袋或湿毛巾敷在前额及颈部，使血管收缩，减少出血。②用手指紧捏两鼻翼 10～15min。③用浸有1%麻黄碱或0.1%肾上腺素的棉球塞入鼻腔，可暂缓出血。

2）对反复出血者，尽快查找出血点，用射频治疗封闭或凝固血管。

3）对出血较多、渗血面较大或出血部位不明显者，迅速建立静脉通道，遵医嘱给予止血药及补液，必要时做好输血准备，备齐抢救及止血所需的物品和药品。

（4）观察出血情况和全身状况，记录出血量。

（5）行颈外动脉结扎止血者，注意止血效果，观察术侧颞动脉搏动情况。防止伤口感染。

（6）根据医嘱给予温凉、富含蛋白质和维生素的饮食。

（7）做好口腔护理，保持口腔清洁，预防感染，用淡盐水漱口，每日3次。

三、健康教育

1. 入院时的健康教育　初次出血和反复出血的患者大都有不同程度的紧张和恐惧心理。特别是高血压患者，可因心情紧张血压升高，加重出血。因此在积极抢救的同时，应对患者进行心理护理，对患者主动热情，关心、安慰患者，为患者提供治疗信息，及时消除患者的不良情绪和恐惧感，增强其战胜疾病的信心。为患者提供舒适安静的环境，室内宜光线柔和、清洁整齐，尽量避免让患者看到抢救危重患者的情景，以免增加其心理压力。嘱患者取半卧位，稍仰高头部，可用冷毛巾或冰块敷患者额头，让其静卧休息。耐心解释鼻腔填塞是最直接、最有效的止血措施，使患者及其家属积极配合。嘱患者不可自行取出鼻腔填塞物，防止引起再次出血。

2. 住院期间的健康教育

（1）鼻出血的相关疾病知识：若患者原有高血压，且血压持续升高，易引起鼻腔再次出血，且不易止住。可通过健康教育，使患者保持良好的情绪，维持正常的血压。鼻腔或鼻窦手术、经鼻插管、强烈的咳嗽、打喷嚏、用力擤鼻、挖鼻等损伤黏膜或血管以及鼻外伤等，均可引起鼻出血。患者鼻腔填塞后可出现疼痛、发热、烦躁、失眠，血压也可能轻度升高。告诉患者待鼻腔纱条抽出后，这些症状均可消失。不要自行取出鼻腔纱条，以免引起再出血。鼻腔填塞后指导患者张口呼吸、多饮水，不要做剧烈运动，避免用力咳嗽、打喷嚏，保持大便通畅。鼻出血时，需将口中血液吐出，切勿咽下，以便观察出血的情况。

（2）饮示指导：鼻腔填塞止血后，患者宜进高营养、易消化的冷流质或半流质饮食。鼓励患者多进食、少食多餐。对高血压并发鼻出血的患者，指导其多吃低脂、富含纤维素的食物，如芹菜、黄瓜、胡萝卜、牛奶、绿豆等。忌食过咸的食物及腌制品、蛤贝类、皮蛋及含钠高的食物。烟、烈性酒、浓茶、咖啡及辛辣刺激性食物均在禁忌之列。

（3）加强口腔护理：鼻腔填塞期，患者张口呼吸，嘱其在口唇干燥时多饮水或润唇。勿咽下血液，以免恶心、呕吐。经常漱口，去除腥味。必要时做口腔护理，每日 2 次，随时观察口腔黏膜的变化，增进患者食欲，减少并发症的发生。

（4）用药宣教：在止血的同时，患者应积极配合医生治疗原发病。如高血压患者应定时测量血压，密切观察血压的变化，并根据不同患者用药的情况，向患者及其家属讲解用药的目的，并了解药物的不良反应。根据所用药物的特性及可能出现的不良反应，指导患者合理用药。

3. 出院前的健康教育

（1）养成良好的卫生习惯，注意保持鼻腔清洁、湿润，切勿用手指挖鼻及用力擤鼻涕，避免局部黏膜破裂，勿剧烈运动及过度兴奋，以防鼻腔再出血。

（2）合理饮食，加强营养，多吃蔬菜和水果，以增加维生素，忌辛辣刺激饮食，保持大便通畅，便秘者可给予缓泻剂。

（3）严禁酗酒，避免过度劳累，增强机体抵抗力，同时要保持心情愉快。

（4）高血压患者注意血压的升降动态，应坚持长期服药，定期测量血压。

（5）再次出现鼻出血时，简易止血方法为：用拇指和示指紧压鼻翼两侧 10～15min，同时冷敷鼻部、额部、颈部，并及时到医院就诊。

（6）有鼻衄史者，尤其为时令性发作的，要注意工作和生活环境，保持室内安静、清洁、空气清新，适当开窗通风换气，温度宜保持在 18～20℃。因空气过于干燥可诱发鼻腔出血，所以空气湿度应≥60%。

（7）接触有害气体时应取有效的卫生预防措施。

（8）积极治疗引起鼻出血的全身性疾病和局部疾病。

第十一章　常用急救技术

第一节　心肺复苏术

心肺复苏（CPR）是针对心搏、呼吸骤停所采取的一系列及时、有序的抢救措施，即用按压心脏的方法形成暂时的人工循环并恢复心脏自主搏动和血液循环，用人工呼吸代替自主呼吸并恢复自主呼吸，达到恢复、苏醒和抢救生命的目的。为了最大限度地提高复苏成功率，美国心脏协会（AHA）提出“心搏骤停抢救的生命链”概念，旨在将影响存活的关键环节有机连锁，形成以“早”为核心的抢救程序。心搏骤停一旦发生，应立即按顺序启动这一程序。

2015年10月15日，美国心脏协会公布了《2015心肺复苏心血管急救（ECC）指南更新》，主要包括急救系统和持续质量改进、成人基础生命支持和心肺复苏质量（非专业施救者心肺复苏）、成人基础生命支持和心肺复苏质量［医护人员基本生命支持（BLS）］（表11－1、图11－1）、成人高级心血管生命支持、儿童高级生命支持等部分。

表 11－1　BLS 人员进行高质量 CPR 的要点总结

<table>
<tr><th>内容</th><th>成人和青少年</th><th>儿童
（1 岁至青春期）</th><th>婴儿
（不足 1 岁，除新生儿以外）</th></tr>
<tr><td>现场安全</td><td colspan="3">确保现场对施救者和患者均是安全的</td></tr>
<tr><td>识别心搏骤停</td><td colspan="3">检查患者有无反应
无呼吸或仅是喘息（即呼吸不正常）
不能在 10s 内明确感觉到脉搏
（10s 内可同时检查呼吸和脉搏）</td></tr>
<tr><td>启动应急反应系统</td><td>如果您是独自一人且没有手机，则离开患者启动应急反应系统并取得 AED，然后开始心肺复苏；或者请其他人去，自己则立即开始心肺复苏；在 AED 可用后尽快使用</td><td colspan="2">有人目击的猝倒：对于成人和青少年，遵照左侧的步骤
无人目击的猝倒：给予 2min 的心肺复苏；离开患者去启动应急反应系统并获取 AED；回到该儿童身边并继续心肺复苏：在 AED 可用后尽快使用</td></tr>
<tr><td>没有高级气道的按压与通气比</td><td>1 名或 2 名施救者
30: 2</td><td colspan="2">1 名施救者
30: 2
2 名以上施救者
15: 2</td></tr>
<tr><td>有高级气道的按压与通气比</td><td colspan="3">以 100～120 次/min 的速率持续按压
每 6s 给予 1 次呼吸（每分钟 10 次呼吸）</td></tr>
<tr><td>按压速率</td><td colspan="3">100～120 次/min</td></tr>
<tr><td>按压深度</td><td>至少 2 英寸（5cm）*</td><td>至少为胸部前后径的 1/3，大约 2 英寸（5cm）</td><td>至少为胸部前后径的 1/3，大约 1.5 英寸（约 4cm）</td></tr>
<tr><td>手的位置</td><td>将双手放在胸骨的下半部</td><td>将双手或一只手（对于很小的儿童可用）放在胸骨的下半部</td><td>1 名施救者：将 2 根手指放在婴儿胸部中央，乳线正下方
2 名以上施救者：将双手拇指环绕放在婴儿胸部中央，乳线正下方</td></tr>
<tr><td>胸廓回弹</td><td colspan="3">每次按压后使胸廓充分回弹；不可在每次按压后倚靠在患者胸上</td></tr>
<tr><td>尽量减少中断</td><td colspan="3">中断时间限制在 10s 以内</td></tr>
</table>

* 对于成人的按压深度不应超过 2.4 英寸（6cm）。

AED：自动体外除颤器。

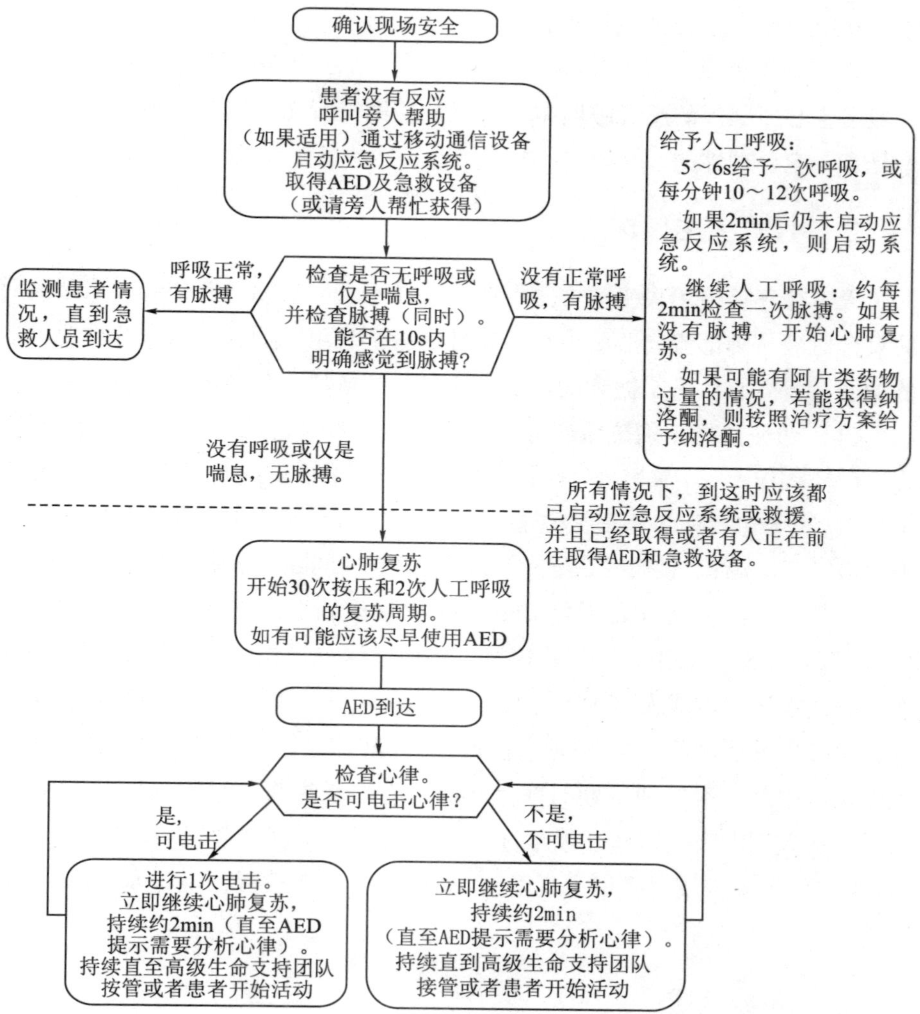

图 11－1　医护人员成人心搏骤停流程（2015 年更新）

一、识别和启动急救反应

心搏骤停常发生于院外，一经发现，需迅速做出正确的现场反应和紧急救援。据资料报道，每延迟抢救 1min，存活率下降 10%；延迟 10～12min，生还者已不足 20%。因此，“生命链”的启动必须争分夺秒。

1. 早期识别成人心搏骤停　一旦发现患者没有反应，医护人员必须立即就近呼救，但在现实情况中，医护人员应继续同时检查呼吸和脉搏，然后再启动应急反应系统（或请求救援）。

2. *启动急救反应系统*　对社区来说，利用社会媒体技术，帮助在院外疑似发生心搏骤停的患者呼叫附近有愿意帮助并有能力实施心肺复苏的施救者是有一定合理性的。

二、建立人工循环

人工循环是指用人工的方法促使血液在血管内流动，并使经人工呼吸后的氧合血液从肺部流向心脏，再经动脉供应全身组织器官，以维持重要脏器的功能。建立有效人工循环的主要方法是胸外按压。具体方法如下：

（1）快速选择正确按压部位：双乳头连线的中点或胸骨下 1/3 交界处。

（2）操作者一手掌根部紧贴按压部位，另一手重叠其上，指指交叉，双臂关节伸直并与患者胸部呈垂直方向，用上半身重量及肩臂肌力量向下用力按压，力量均匀、有节律，使胸壁完全回弹，避免在按压间隙倚靠在患者胸壁上。

施救者应注重施行高质量 CPR，注意事项如下：①在识别心脏停搏后 10s 内开始按压。②用力按、快速按，不要过深、过快，按压速率 100 ~ 120 次/min，按压深度成人至少 5cm（不大于 6cm），儿童约 5cm，婴儿约 4cm。③每次按压后让胸部完全回弹，避免在按压间隙倚靠在患者胸部。④尽可能减少按压中断（努力使中断时间 < 10s）。⑤给予患者足够的通气（30 次按压后 2 次人工呼吸，每次呼吸超过 1s，每次须使胸部隆起），避免过度通气（呼吸次数太多，或呼吸用力过度）。如果有多位施救者，应该每 2min 轮换一次。

三、开放气道

开放气道（用仰头抬颏或托颌法），随机人工呼吸能改善氧合通气。方法如下。

1. *去除气道内异物*　舌根后坠（图 11 - 2）和异物阻塞是造成气道阻塞的最常见的原因。开放气道时应先清除气道内异物。如无颈部创伤，清除口腔中的异物和呕吐物时，可一手按压打开下颌，另一手用示指将固体异物钩出，或用指套或手指缠纱布清除液体分泌物。

2. *仰头抬颏法*　将一手小鱼际置于患者前额部，用力使其头部后仰；另一手置于患者下颏骨骨性部分向上抬颏，使下颏尖、耳垂连线与地面垂直

（图 11－3）。切记：勿用力压迫下颌部软组织（易造成气道梗阻）；头颈部损伤者禁用此法。

3. 托颌法　将肘部支撑在患者所处的平面上，双手放置在患者头部两侧并握紧下颌角，同时用力向上托起下颌（图 11－4）。如患者紧闭双唇，可用拇指把其口唇分开。如需要进行辅助呼吸，则将下颌持续上托，用面罩将患者口鼻完全包严，紧贴患者的皮肤，以防漏气。对于怀疑有头颈部创伤的患者，此法更安全，不会因颈部动作而加重颈部损伤。

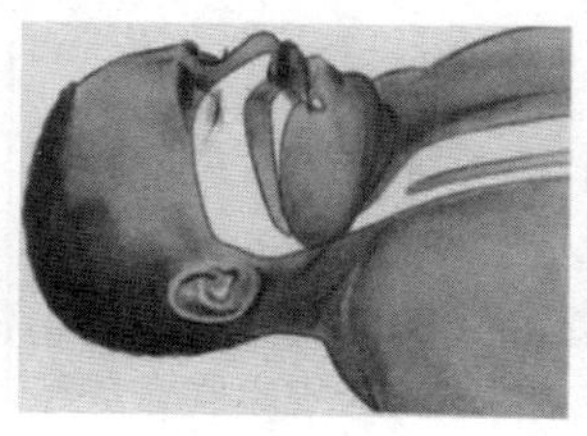
图 11－2　气道阻塞

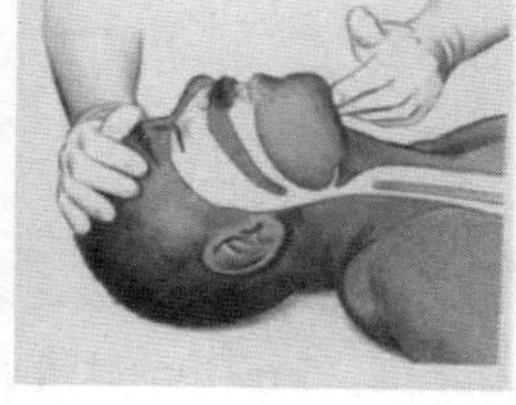
图 11－3　仰头抬颏法

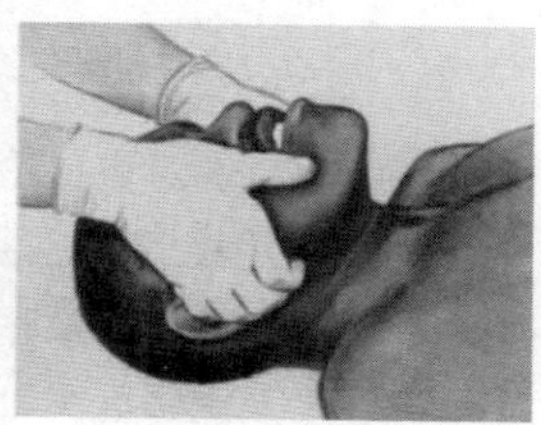
图 11－4　托颌法

四、建立人工呼吸

球囊面罩（简易呼吸器）通气：用连接好的简易呼吸器完全覆盖患者的口鼻，一手用力将面罩贴紧患者皮肤使之密闭（用力适度，以不漏气为宜），另一手挤压呼吸囊将气体送入（每次送气量可达 500～1 000mL），然后松开，频率 16～20 次/min。亦可将简易呼吸器连接氧气，流量为 8～10L/min，每次送气量为 400～600mL，频率 10～12 次/min。

五、心脏按压与通气比

按压与通气比为 30: 2，即按压 30 次，送气 2 次。5 个循环后以送气结束，重新检查循环体征，如未恢复，继续行 CPR，无特殊情况不得中断按压。

六、早期除颤

早期除颤是心室颤动和无脉性室性心动过速的最基本的治疗方法，应尽量缩短心搏骤停与电除颤之间的时间间隔。

七、（成人）单人简易呼吸器心肺复苏操作流程

（成人）单人简易呼吸器心肺复苏操作流程见表 11－2。

表 11－2　（成人）单人简易呼吸器心肺复苏操作流程

目的	抢救突然发生呼吸心搏骤停的患者，为其恢复自主循环、呼吸功能及意识，保证重要脏器的血液供应。
用物	清洁治疗盘 1 个、简易呼吸器及麻醉面罩 1 套、60mL 注射器 1 支、手电筒 1 把、听诊器 1 副、弯盘 2 个、纱布 2 块、记录单、笔、快速手消毒液 1 瓶、污物桶 1 个，必要时备四头带、储氧袋、氧气装置。
操作流程	1. 评估环境是否安全。 2. 判断意识：拍患者肩部，并呼唤“喂！你怎么了?”如患者无反应，立即呼救。 3. 检查脉搏及呼吸：以示指和中指尖触及患者气管正中部，左右旁开两指，至胸锁乳突肌前缘凹陷处，触摸颈动脉搏动是否消失，同时观察胸廓是否起伏（时间 5～10s），如果无呼吸或呼吸不正常（仅是喘息），颈动脉无搏动，立即启动院内急救系统。 4. 协助患者去枕平卧于硬板床或地上，解开其衣领及裤带。 5. 立即给予胸外心脏按压，给予高质量的 CPR。 6. 开放气道：用仰头抬颏法或托颌法。 7. 建立呼吸：常用球囊面罩进行通气。 8. 胸外按压与通气的配合：单人法，成人或儿童 30：2（新生儿为 3：1），即按压 30 次，连续简易呼吸器通气 2 次，5 个循环后以通气结束。判断自主呼吸与大动脉搏动是否恢复、瞳孔有无缩小、对光反射是否恢复，口唇、肤色、甲床有无转红润及血压有无回升。 9. 复苏成功者，为其擦净口鼻周围，头复位，穿好衣裤，盖好被子，继续给予高级生命支持及综合的心搏骤停后治疗。如未成功，继续进行 CPR。 10. 整理用物，洗手，记录。
注意事项	1. 操作熟练，沉着冷静，手法正确。 2. 关心、体贴患者。 3. 复苏有效（口述有效指征：心音及大动脉搏动恢复，自主呼吸恢复，瞳孔回缩、对光反射恢复，口唇、肤色、甲床转红润，收缩压≥60mmHg）。 4. 时间不超过 3min。 5. 全程做 5 个循环。 6. 用物处置符合要求。

八、急救配合流程

急救配合流程如图 11 –5、图 11-6、图 11-7 所示。

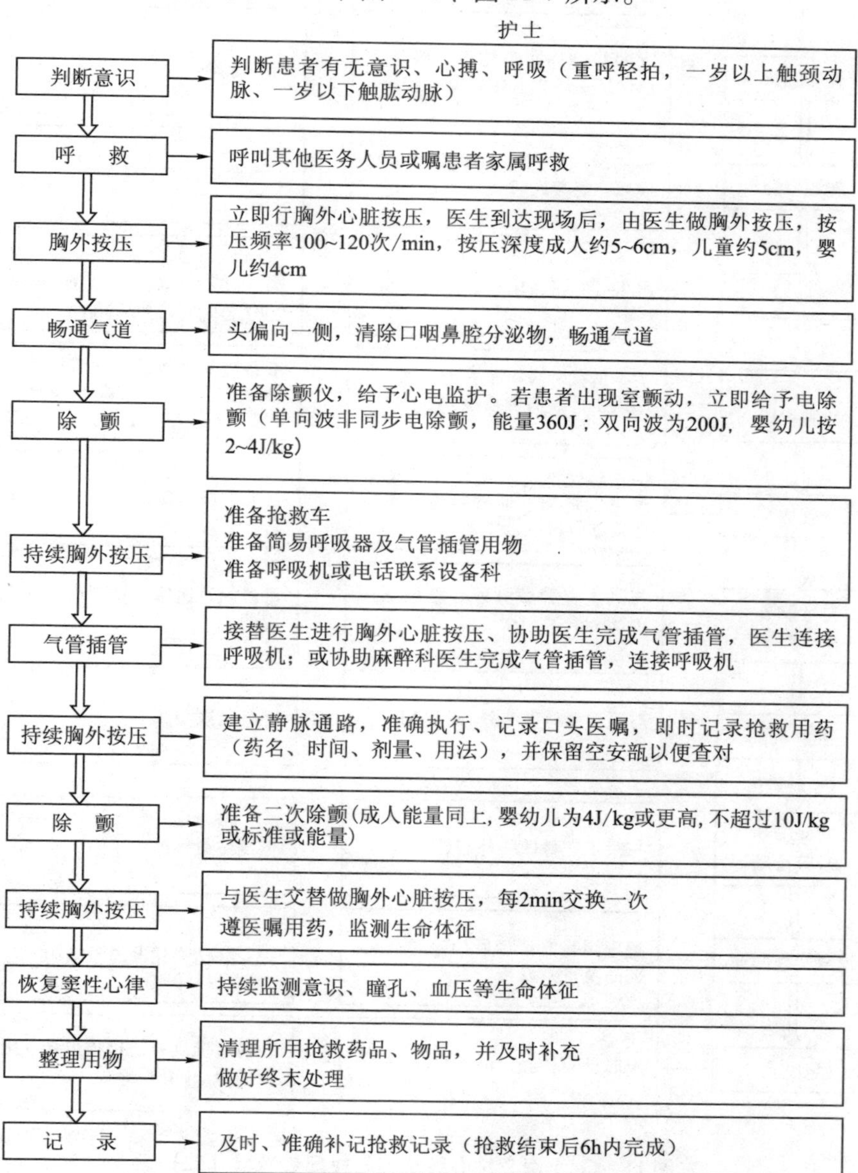

图 11 –5　1 医 1 护心肺复苏急救配合流程（一）

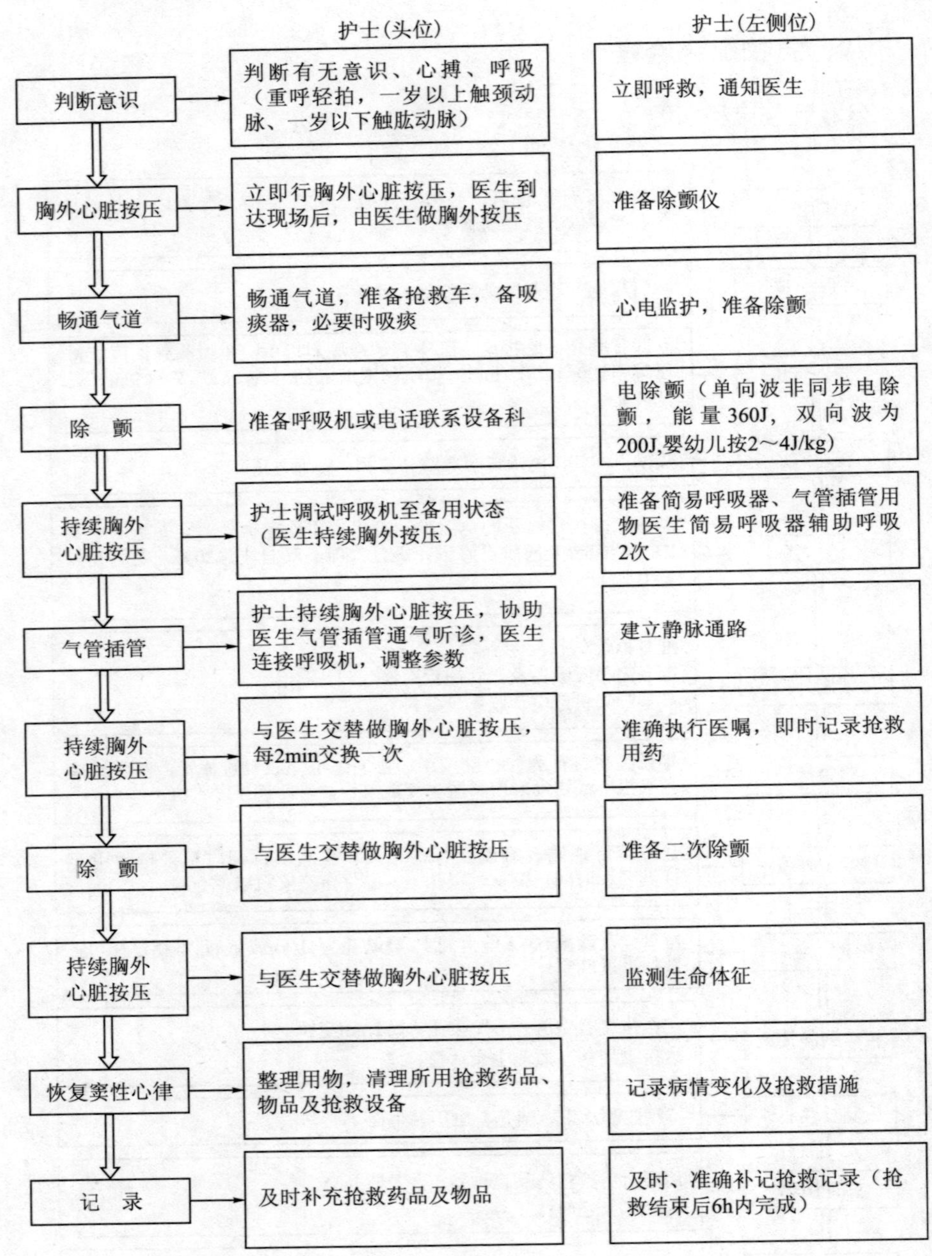

图11－6　1医2护心肺复苏急救配合流程（二）

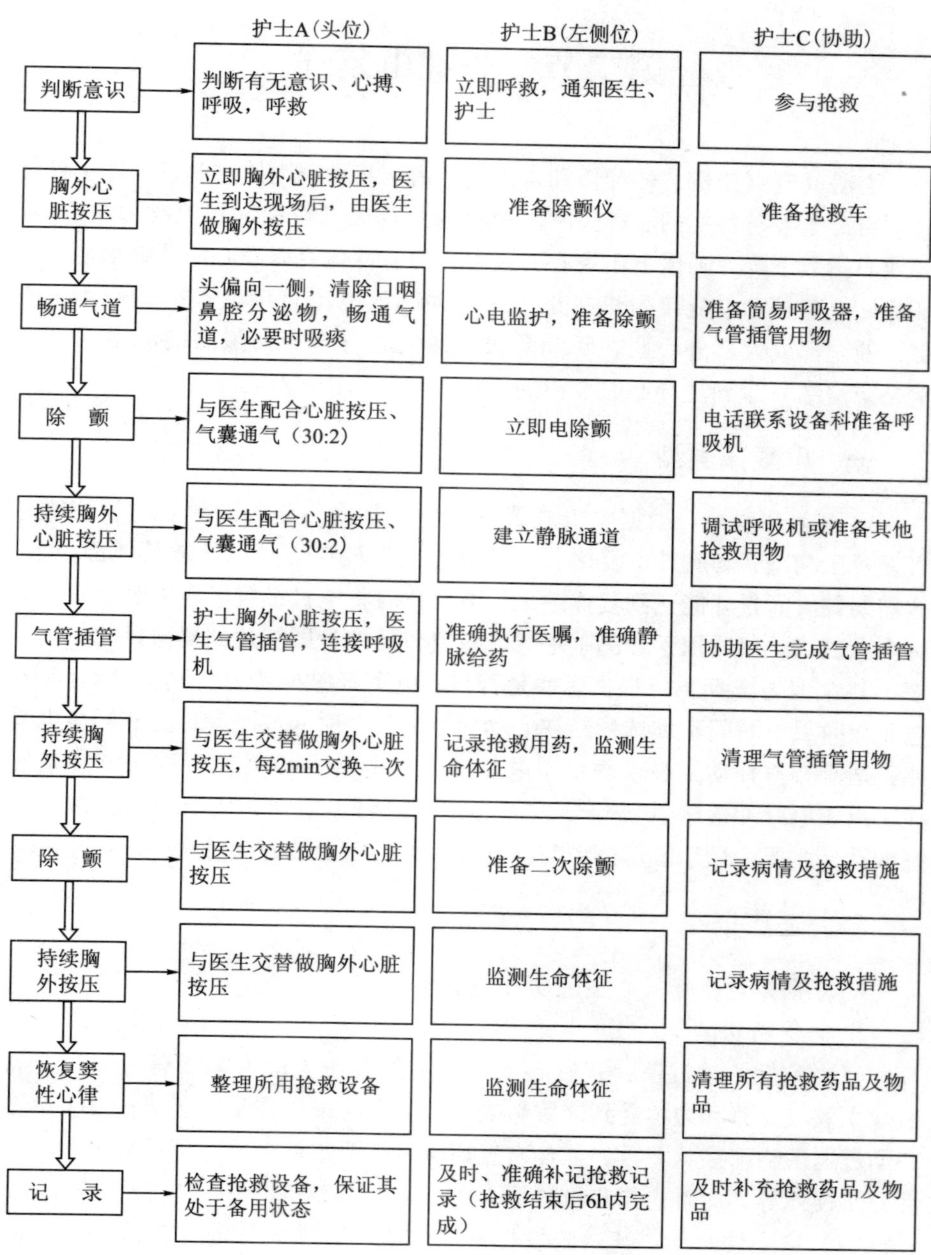

图 11－7　1 医 3 护心肺复苏急救配合流程（三）

第二节　心脏电复律

心脏具有兴奋性、传导性和自律性。由于某种原因使这些特性发生异常时则可产生各种各样的心律失常。严重的心律失常可引起血流动力学障碍，导致心指数下降，临床上出现心力衰竭、心源性休克以及心源性脑缺血综合征等。电除颤和电复律的机制是将一定强度的电流直接或经胸壁作用于心脏，使全部或大部分心肌在瞬间除极，然后心脏自律性最高的起搏点（通常是窦房结）重新主导心脏节律的治疗过程。

一、电复律类型

1. 胸内和胸外　根据电极放置位置分为胸内与胸外两种。电复律时电极板置于胸壁者为胸外电复律。因部分电能消耗在心脏以外的其他部位上，故需要较大能量才能达到复律效果。电复律时将电极板置于心脏表面者称为胸内电复律，仅适用于开胸手术时，只要较低能量即能达到复律目的。

2. 同步与非同步　根据脉冲是否与心电图 R 波同步分为同步与非同步。电复律时放电时间不加选择，在心动周期的任一时间放电者称为非同步电复律，适于心室扑动及心室颤动。电复律时放电由 R 波触发者称为同步电复律。由于电脉冲落于 R 波降支，即心室肌绝对不应期，从而可避免造成心室颤动，主要适用于心房颤动与扑动、室性与室上性心动过速等。

二、适应证

1. 非同步电复律　心室颤动及心室扑动。

2. 同步电复律

（1）室性心动过速：室性心动过速不伴有血流动力学障碍时如经药物治疗无效或血流动力学受到严重影响时，应及时采用同步电复律；发生室性心动过速后临床症状严重，如伴有意识障碍、严重低血压、急性肺水肿、急性心肌梗死等，应首先同步电复律。

（2）室上性心动过速：阵发性室上性心动过速发作时，常规物理或药物治疗无效且伴有明显血流动力学障碍者，应采用同步电复律；预激综合征伴室上性心动过速者在药物治疗无效时，可行同步电复律。

（3）心房扑动：是一种药物较难控制的快速性心律失常，对于药物治疗无效或伴有心室率快、血流动力学恶化的患者，宜用同步电复律，成功率高（98%～100%），且所用电能较小，因而是同步电复律的最佳适应证。

（4）心房颤动：是同步电复律最常见的适应证。符合下列情况者可考虑同步电复律：①房颤时心室率快（>120 次/min）且药物控制不佳者；②房颤后心力衰竭或心绞痛恶化和不易控制者；③持续房颤病程在 1 年内，且房颤前窦房结功能正常，心功能Ⅰ～Ⅱ级，心脏无明显扩大，心胸比≤55%，左心房内径≤45mm，无左心房附壁血栓者；④二尖瓣病变已经纠正 6 周以上者，因二尖瓣手术或人工瓣膜置换术后 6 周内部分患者可自行恢复窦性心律，且 6 周内常因手术创伤未完全恢复不易电击成功，也有人认为手术 3 个月后行同步电复律，此时左心房已经缩小，电复律后不易复发；⑤预激综合征合并快速房颤者，如药物无效且存在血流动力学障碍，应尽快电复律；⑥去除或有效控制基本病因（如甲状腺功能亢进、心肌梗死、肺炎等）后，房颤仍持续存在者。

三、禁忌证

1. 绝对禁忌证　下列情况时绝对禁用电复律：

（1）洋地黄中毒引起的快速性心律失常。

（2）室上性心律失常伴高度或完全性房室传导阻滞。

（3）持续性房颤在未用影响房室传导药物的情况下心室率已缓慢者。

（4）伴有病态窦房结综合征者。

（5）近期内有动脉栓塞或经超声心动图检查发现左心房内存在血栓而未接受抗凝治疗者。

2. 相对禁忌证　房颤患者有下列情况时为电复律的相对禁忌证：

（1）拟近期接受心脏外科手术者。

（2）电解质紊乱尤其是低血钾，电复律应在纠正后进行。

（3）严重心功能不全已纠正者，因转复后有发生急性肺水肿的可能。

（4）心脏明显扩大者，即使成功转复后，维持窦性心律的可能性也不大。

（5）甲状腺功能亢进伴房颤而未对前者进行正规治疗者。

（6）伴风湿活动或感染性心内膜炎而未控制的心脏病患者。

（7）转复后在胺碘酮的维持下又复发或不能耐受抗心律失常药物维持治疗者。

（8）房颤为阵发性，既往发作次数少、维持时间短，预期可自动转复者。因为电复律并不能预防其发作。

四、心房颤动或心房扑动择期复律前的准备

(1) 如有心力衰竭，应先用洋地黄等强心类药物改善心功能，将心室率控制在 70～80 次/min，复律前 24～48h 停用药物。长期使用利尿药者，最好停服 1～2d。如有电解质紊乱，应先纠正。

(2) 过去有栓塞史，超声心电图发现有心房内附壁血栓及人造生物瓣膜者，复律前两周应使用抗凝药，复律后继续使用。

(3) 奎尼丁可提高复律的成功率，减少心房颤动的复发率，故复律前数天应做奎尼丁试验，对不能使用奎尼丁者，可改用胺碘酮。

(4) 患者在复律当日早晨禁食，术前 2h 给予少量镇静药，术前排空大小便及去除义齿。

(5) 记录 12 导联心电图，了解心律失常及 ST 段情况，以资对照参考。心室颤动、室性心动过速者，由于病情危急，一旦决定除颤，无禁忌证者应立即电击除颤，无须做上述准备。

五、电复律术后观察要点

心脏在转复为窦性心律后，还需要维持一定时间，才能达到巩固。在这段维持时间里要密切观察，以防止一些并发症的发生。

(1) 转复窦性心律后，应密切观察患者的呼吸、心率及血压的变化，并监测血清肌酸磷酸激酶，确定有无心肌损伤。

(2) 心房颤动复律后，仍应用奎尼丁或胺碘酮类药物维持疗效。心房扑动及阵发性室上性心动过速者，在复律后不一定用药物维持。预激综合征的心律失常在复律后需用胺碘酮或奎尼丁加普萘洛尔以防止复发。有附壁血栓者，术后应用抗凝药物 4 周。

(3) 电复律后可能出现的并发症：

1) 心律失常：多数在复律后即刻出现，如为各种一过性的期前收缩，则无须处理。若出现频发、连发、多源性的室性期前收缩，或期前收缩的 R 波落在前一个 T 波上，则应尽早处理。如果出现房室传导阻滞、窦房阻滞或窦性停搏，应密切监视心电图变化，应用异丙肾上腺素、阿托品等药物加快心率，必要时安装临时起搏器。

2) 低血压：发生率为 1%～3%。多见于用高能量电击后，可能与心肌损害有关，也与使用麻醉药品有关。若血压持续不升，则应采取措施。

3）心肌损伤：发生率为3%。多因使用过大电击能量或反复多次电击所致。轻者密切观察，严重者给予相应处置，给予营养心肌药物等对症处理。

4）呼吸抑制：与使用麻醉药有关。可行人工辅助呼吸。

5）栓塞：发生率为1%～3%。可发生在电复律两周以后，多见于复律后24～48h。以往有栓塞史者，复律前宜予抗凝治疗。一旦发生，应积极采取抗凝或溶栓治疗。

6）急性肺水肿或心脏扩大：常于电击后1～3h内发作，常因左心房、左心室功能不全所致。

7）局部皮肤灼伤：较常见。主要与电复律操作时电极板按压不紧、导电糊涂得不均匀或多少有关。多数表现为局部红斑或轻度肿胀，一般无须特殊处理，可自行缓解。

六、电复律操作流程

1. 非同步电复律　见表11－3。

表11－3　非同步电复律操作流程

目的	纠正患者心律失常。
用物	治疗车、除颤器1台、导电糊1瓶、除颤电极片7个、弯盘、干纱布2块、酒精纱布2块。
操作流程	1. 衣帽整齐。 2. 检查及调试除颤器。 3. 将用物备齐，按使用顺序置于治疗车上，推至患者床旁，评估患者的病情，使患者平卧于硬板床上，暴露前胸，评估胸壁情况。 4. 接通电源，连接心电监护导联线，确认心电活动，确定除颤指征。 5. 迅速在电极板上均匀涂抹导电糊。 6. 打开除颤器电源，设置到非同步位置除颤，调节除颤器能量至所需读数，开始充电。 7. 正确放置电极板，心底部电极位于右锁骨下胸骨右缘，心尖部电极位于左腋中线第5肋间，用较大压力使胸壁与电极板紧密接触。 8. 充电至所需能量360J（单相波）或200J（双相波）后，再次观察心电示波，确实需要除颤时，嘱无关人员离开患者和病床，两手拇指同时按压手柄放电按钮进行除颤。放电结束后方可离开患者皮肤。

续表

操作流程	9. 除颤后立即进行心肺复苏（5个循环），并遵医嘱应用复苏药物；再次评估，如无效，可再次进行。 10. 放电完毕后，观察心电监护仪，评估患者心律，转为窦性时，除颤成功。 11. 将患者身上的导电糊擦拭干净，助其取舒适卧位，整理床单位。 12. 清洁电极板，消毒后归位。 13. 整理用物，洗手，记录。
注意事项	1. 迅速对目击下心搏骤停的患者实施电除颤。 2. 除颤前确定患者除颤部位无潮湿、无敷料，如带有植入性起搏器，应注意避开起搏器部位至少10cm。 3. 除颤前确定周围人员无直接或间接接触患者。 4. 除颤时，电极板必须紧贴患者皮肤，不留空隙，以防皮肤灼伤。 5. 除颤仪的保养： （1）及时充电，以备急用。 （2）清洁前必须关掉电源。 （3）用干净的软布擦拭机器，禁用腐蚀性物质。 （4）每次用完须擦净电极板上的导电糊。

2. 同步电复律　见表11－4。

表11－4　同步电复律操作流程

目的	纠正患者心律失常。
用物	治疗车、除颤器1台、导电糊1瓶、除颤电极片7个、弯盘、干纱布2块、酒精纱布2块。必要时备气管切开包、吸引器、抢救车。
操作流程	1. 衣帽整齐。 2. 检查及调试除颤器。 3. 将用物备齐，按使用顺序置于治疗车上，推至患者床旁，使患者平卧于硬板床上。 4. 评估患者的病情，心电图或心电示波确定同步电复律指征。 5. 患者取仰卧位，吸氧，床旁备好急救器材，如气管切开包、吸引器、抢救车等。建立静脉通道，以便麻醉用药及抢救时应用，患者卧硬板床或背部垫木板，空腹并排空小便。撤除患者身上连接的所有导线、电板，连接除颤器固有的心电监护电极。 6. 测试除颤器的同步性能。一般选择心电图上R波较高的导联来检查除颤器

续表

操作流程	的同步功能。注意脉冲是否落在R波的下降支上。同时检查除颤器的记录、示波功能。 7. 用地西泮静脉麻醉，一般注射15～20mg。平时经常服用大剂量镇静催眠药者以及嗜酒者剂量宜加大。静脉注射时，患者跟随操作者报数，一直到报不下去或含含糊糊呈嗜睡状态时，即可行电复律。 8. 为除颤器充电，视心律失常的性质及患者的实际情况决定充电量。一般心房扑动为50～100J；心房颤动、室上性心动过速为100～150J。一次不成功者，可加大电量再次复律。 9. 迅速在电极板均匀涂抹导电糊，稍加压。 10. 正确放置电极板，心底部电极位于右锁骨下胸骨右缘，心尖部电极位于左腋中线第5肋间，用较大压力使胸壁与电极板紧密接触。 11. 接同步复律按钮，待心电图上R波触发放电，患者胸肌及上肢会有短暂的抽动。同时，心电记录仪即时开始描记心电图。观察心电图V1导联，有无P波出现，若未转复，间歇2～3min后再次行电击。 12. 患者心律转复后，将患者身上的导电糊擦拭干净，助其取舒适卧位，整理床单位。 13. 清洁电极板，消毒后归位。 14. 整理用物，洗手，记录。
注意事项	同非同步电复律。

第三节　简易呼吸器使用技术

一、简易呼吸器的组成

简易呼吸器由面罩、球囊、储氧袋、接氧管四部分组成，共有单向阀、压力安全阀、呼气阀、储氧阀、进气阀、储气安全阀六个阀（图11－8）。

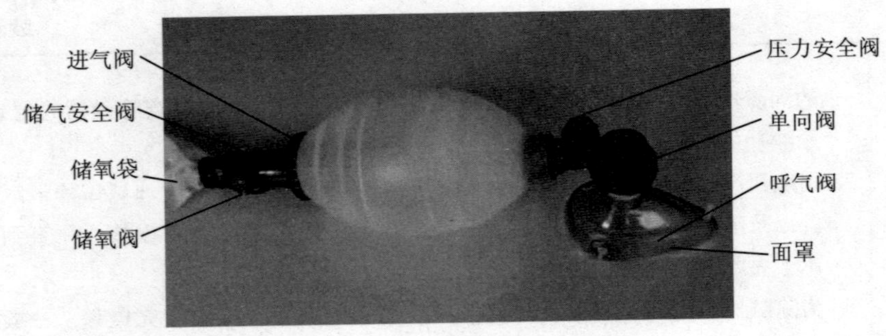

图 11－8　简易呼吸器的组成

二、简易呼吸器的工作原理

当挤压球体时产生正压，将进气阀关闭，内部气体强制性推动鸭嘴阀打开，并堵住呼气阀，球体内气体即由鸭嘴阀中心切口送向患者。如用氧气，则氧气随球体复原吸气动作暂存于球体内，在挤压球体时直接进入患者体内。

当被挤压的球体松开，鸭嘴阀即刻向上推，并处于闭合状态，以使患者吐出的气体由呼气阀放出。与此同时，进气阀受到球体松开所产生的负压，将进气阀打开，储氧袋内氧气进入球体，直到球体完全回复原状。

为避免过高的氧气流量及过少的挤压次数造成球体及储氧袋内压力过高，特设计储气安全阀释放出过量气体，以便保持低压氧气供应，保障患者的安全。

三、使用简易呼吸器的适应证

（1）在未行气管插管建立紧急人工气道时及辅助呼吸机突然出现故障时使用。

（2）急性呼吸衰竭时出现呼吸停止或呼吸微弱，肺通气量明显不足者；慢性重症呼吸衰竭；呼吸机使用前或停用时。

（3）各种原因引起的呼吸停止或呼吸衰竭抢救及麻醉期间的管理。

（4）在吸入 100% 氧气下，动脉血氧分压仍达不到 50～60mmHg。

（5）严重缺氧和二氧化碳潴留引起意识、循环障碍。

四、使用简易呼吸器的禁忌证

（1）中等以上活动性咯血。

（2）心肌梗死。

（3）大量胸腔积液。

五、简易呼吸器的测试

1. 球体测试　取下储氧阀和储氧袋，挤压球体，将手松开，球体应很快自动弹回原状。

2. 压力安全阀测试　关闭压力安全阀，将出气口用手堵住，挤压球体时，将会发觉球体不易被压下，打开压力安全阀挤压球体时，部分气体自压力安全阀逸出。

3. 单向阀测试　挤压球体，鸭嘴阀会张开，有气体逸出。

4. 储气安全阀、储氧袋测试　将储氧阀和储氧袋接在一起，将气体吹入储氧阀，使储氧袋膨胀，将接头堵住，压缩储氧袋，气体自储氧安全阀逸出。

六、简易呼吸器操作中的注意事项

（1）连接氧源时要注意氧气管是否接牢，氧流量是否足够，以保证储氧袋充满氧气。无氧源的情况下要将储氧阀、储氧袋卸下，随时观察使用效果。

（2）有呼吸的患者尽量与自主呼吸同步。

（3）如人力足够，建议使用双人法，一人开放气道和密封面罩，另一人用双手挤压球囊。

（4）抢救人员应该使用成人型（1～2L）球囊，给约600mL的潮气量足以产生胸廓起伏，时间1s以上。这个通气量足够氧合，使胃胀气的风险减到最小。抢救人员应确保用仰头举颌法充分开放患者气道，提起患者下颌，紧贴面罩，手持面罩紧贴患者面部，使之密闭。CPR期间，每30次胸外按压后短暂的（约3～4s）暂停期间给予2次呼吸（每次1s）。

（5）对于婴儿及需要防止气压伤的患者，应打开压力限制阀，挤压球囊，当压力超过45cmH_2O时，气体从压力安全阀泄漏，使施加于气道内的压力不至于过大。

（6）如果感到挤压球囊的压力很大，应再次检查是否需要清除口咽喉部的异物，或患者是否处于气道通畅的体位。

七、简易呼吸器通气的并发症

简易呼吸器通气能导致胃胀气，包括反流、误吸和肺炎等并发症。胃胀气使横膈抬高，限制肺活动和降低呼吸系统顺应性，影响肺通气。

八、简易呼吸器的清洁与保养

（1）将组件依次拆开，放入500mg/L含氯消毒液中浸泡半小时，用清水冲净残留消毒液，晾干备用。

（2）储氧袋用酒精擦拭（禁用消毒剂，因易损坏储氧袋）。

（3）检查组件是否完好，并将各组件依次安装完好备用。

九、简易呼吸器的操作流程

简易呼吸器的操作流程见表11－5。

表11－5　简易呼吸器的操作流程

目的	维持和增加机体通气量，纠正威胁生命的低氧血症。常用于： 1. 在未行气管插管建立紧急人工气道的情况下及辅助呼吸机突然出现故障时使用。 2. 急性呼吸衰竭时出现呼吸停止或呼吸微弱；肺通气量明显不足者；慢性重症呼吸衰竭；呼吸机使用前或停用时。 3. 各种原因引起的呼吸停止或呼吸衰竭抢救及麻醉期间的管理。
用物	治疗车、护理盘、纱布2块、弯盘1个、简易呼吸器及麻醉面罩1套，60mL注射器1支、四头带、听诊器，必要时备氧气、吸痰器、速干手消毒剂。
操作流程	1. 衣帽整齐，规范洗手，必要时戴口罩。 2. 将用物备齐，按使用顺序置于治疗车上，推至患者床旁，评估患者病情，了解患者有无自主呼吸、呼吸型态，呼吸道是否通畅，患者的意识、脉搏、血压、血气分析等情况，患者及其家属对人工呼吸的了解程度等。 3. 立即将患者去枕平卧。 4. 畅通气道：操作者站于患者右侧，将患者头偏向一侧，清除其口、鼻、咽部污物，有活动义齿者取出。 5. 打开气道： （1）仰头抬颏法：左手置于患者的前额，掌根向后方施加压力，右手中指、示指向上向前提起下颏，使患者张口。 （2）托颌法：一手将患者头向后仰起，另一手拇指、示指分别放于患者下颌角处同时向上提起。

续表

操作流程	6. 检查用物，打开面罩充气（或检查有无漏气），迅速连接呼吸囊。 7. 操作者站在患者右侧肩部或头顶部，一手以“CE”手法固定面罩，用拇指及示指固定面罩（C），其余手指将下颏抬起（E），将连接好的简易呼吸器面罩完全覆盖患者的口鼻，用力将面罩贴紧患者皮肤使之密闭（用力适度，以不漏气为宜）；另一手挤压呼吸囊将气体送入（每次送气量可达 500 ~ 1 000mL），然后松开，频率 16 ~ 20 次/min；亦可将简易呼吸器连接氧气，流量为 8 ~ 10L/min，每次送气量为 400 ~ 600mL，频率 8 ~ 10 次/min。 8. 呼吸停止者重复进行 6 次后判断自主呼吸是否恢复（听呼吸音，用颊部感受气流，看胸部是否有呼吸动作），仪器到达后，立即连接呼吸机继续进行人工辅助呼吸。 9. 整理患者床单位及用物，规范洗手，记录。
注意事项	1. 操作熟练，沉着冷静，手法正确。 2. 操作中关心、体贴患者。 3. 面罩要紧扣住患者的面部，避免漏气。患者有自主呼吸时，应注意与其同步。 4. 简易呼吸器要定时检查、测试、维修和保养；使用后将呼吸活瓣、接头、面罩分离并清洗消毒，晾干，装配好备用。弹性呼吸囊不宜挤压变形后放置，以免影响弹性。 5. 根据患者情况选择合适的呼吸囊及面罩，挤压呼吸囊时，压力不可过大，一般挤压呼吸囊的 1/3 ~ 2/3 为宜。 6. 注意观察胸部起伏、面色及甲床末梢循环情况。

第四节　口咽通气管使用技术

口咽通气管（oropharyngeal airway）又称口咽通气道，是一种非气管导管性通气管道，是最简单、有效且经济的气道辅助物。可用于没有咳嗽或呕吐反射的无意识（无反应）的患者，在临床急救时及全麻术后复苏中应用广泛。

一、材料与结构

1. 材料　口咽通气管是一种由弹性橡胶或塑料制成的硬质扁管形人工气道，呈弯曲状，其弯曲度与舌及软腭相似。目前有四种系列、两种类型。四种系列分别是柔软的口咽通气管（规格：55～115mm）、口对口急救口咽通气管（规格：成人 80～105mm）、半硬式口咽通气管（规格：40～110mm）、双通道半硬式口咽通气管（规格：40～100mm）。两种类型即橡胶型和塑料型：橡胶型为黑色，柔软，中央有腔，具有方便吸痰、改善通气两种功能；塑料型为白色，半硬，分中央有腔和两侧有腔两种，具有改善通气的功能，但吸痰不方便。因此，用橡胶制成的口对口急救口咽通气管较为实用，其在通气、吸痰、固定、进行口对口人工呼吸时减少交叉感染等方面均优于其他类型。

2. 结构　目前使用的口咽通气管有两种形状，一种是“S”形，另一种呈“?”形，由翼缘、牙垫部分、咽弯曲度三部分组成（图 11－9）。

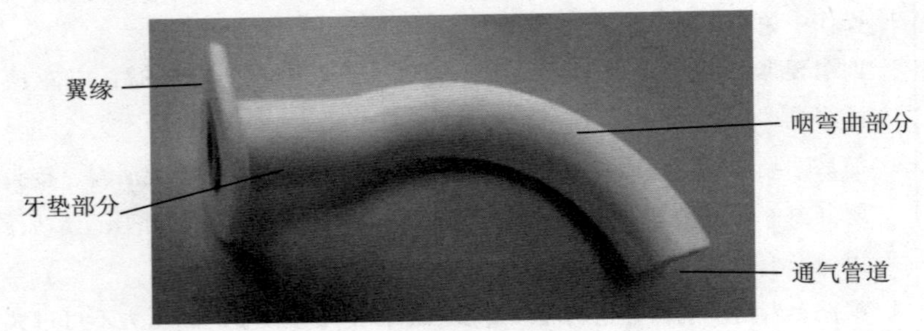

图 11－9　口咽通气管的结构

二、型号的选择

1. 型号的选择　口咽通气管有多种型号（图 11－10），大小不等，在使用时要因患者具体情况选择合适的型号，口咽通气管长度相当于从门齿至耳垂或下颌角的距离。合适的口咽通气管应该满足：口咽通气管末端位于上咽部，将舌根与口咽后壁分开，使下咽部到声门的气道通畅。因此，较为安全的选择方法是：宁长勿短，宁大勿小，因为口咽管太短不能经过舌根，起不到开放气道的作用，口咽管太小容易误入气管。口咽通气管应有足够宽度，以能接触上颌和下颌的 2～3 颗牙为最佳。

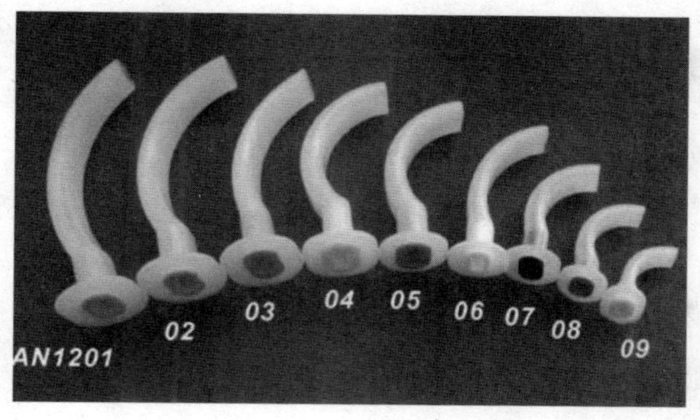

图 11－10 口咽通气管的各种型号

3. 置管的方法 分为两种：一种为直接放置，即将口咽通气管的咽弯曲沿舌面顺势送至上咽部，将舌根与口咽后壁分开；另一种为反向插入法，即把口咽管的咽弯曲部分贴近硬腭插入口腔，当其内口接近口咽后壁时（已通过悬雍垂），即将其旋转 180°，借患者吸气顺势向下推送，弯曲部分下面压住舌根，弯曲部分上面抵住口咽后壁，放置于口腔中央位置。虽然后者比前者操作难度大，但在开放气道及改善通气方面更为可靠（图 11－11）。

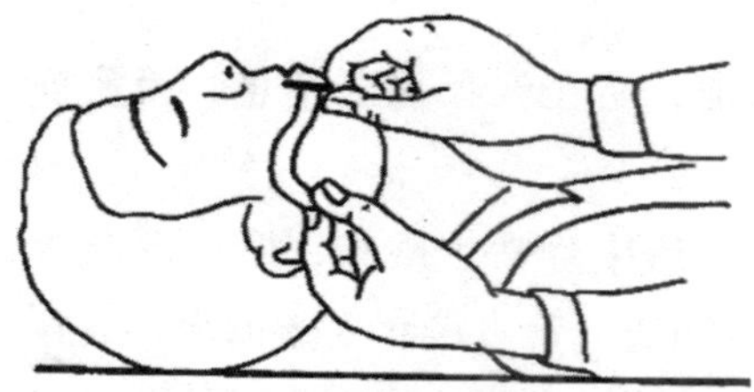

1. 选择合适的口咽通气管，患者取平卧位，头后仰，使口、咽、喉成一条直线

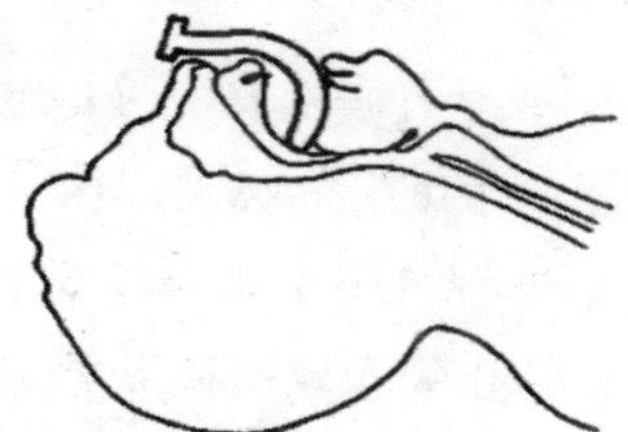

2. 口咽通气管凹面向上，咽弯曲部分抵住舌，轻轻放入口腔，然后贴近硬腭直接放入

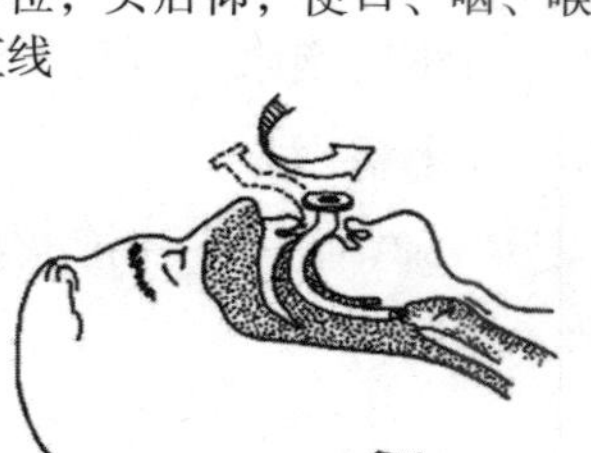

3. 旋转口咽通气管使凸面朝向头部并继续向前推进，直达咽部

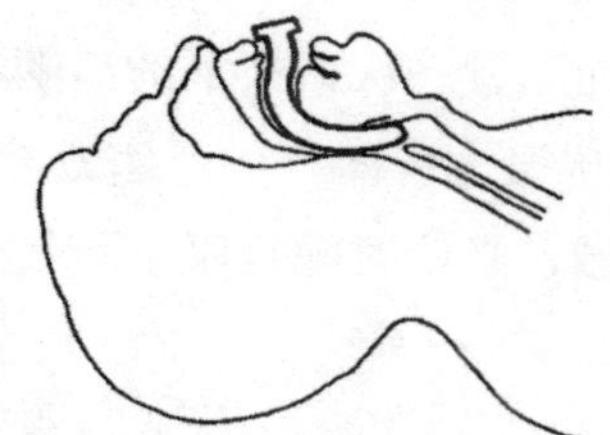

4. 检查，确定气流通畅后用胶布妥善固定

图 11－11 口咽通气管的置管方法

三、口咽通气管的适应证

（1）气道梗阻。

（2）急性中毒洗胃时患者不配合。

（3）气道分泌物增多（便于吸引）。

（4）癫痫发作或抽搐（保护舌齿免受损伤）。

（5）同时有气管插管（取代牙垫的作用）。

四、口咽通气管的禁忌证

（1）呼吸肌麻痹或中枢性呼吸衰竭。

（2）下气道梗阻。

（3）患者需要进行机械通气。

（4）喉头水肿、气管内异物、哮喘、咽反射亢进。

（5）前四颗牙具有折断或脱落的高度危险。

五、口咽通气管的护理

1. 保持气道通畅　及时吸痰，清理气道，防止误吸甚至窒息，吸痰前后给予高浓度氧气吸入。

2. 加强气道湿化　口咽通气管外口盖一层生理盐水纱布，既可湿化气道又可防止吸入异物和灰尘，也可适时经口咽通气管直接滴入蒸馏水，或在吸痰时将5～10mL生理盐水缓慢滴入，然后吸出，也能达到湿化目的。

3. 口腔护理　昏迷者，口咽通气管可持续放置于口腔内，每隔2～3h更换位置，每隔4～6h清洁口腔及口咽通气管1次，防止痰痂堵塞。每天更换口咽通气管一次，换下的口咽通气管浸泡消毒后，晾干备用。

4. 监测生命体征　严密观察病情变化，随时记录，并备好各种抢救物品和器械，必要时配合医生行气管插管术。

六、口咽通气管置管流程

口咽通气管置管流程见表 11-6。

表 11-6 口咽通气管置管流程

目的	防止昏迷患者舌后坠，便于清除气道分泌物，保持气道通畅。
用物	口咽通气管一个，弯盘一个，胶布，必要时备压舌板、开口器、舌钳、吸痰器、一次性吸痰管数根。
操作流程	1. 衣帽整齐，规范洗手，必要时戴口罩。 2. 备齐用物，按使用顺序置于治疗车上，推至患者床旁，评估患者的病情、生命体征、意识及合作程度，并向患者做好解释，以取得其配合。 3. 评估并清洁患者的口腔，评估患者咽部及气道分泌物情况，检查有无活动义齿。 4. 协助患者取平卧位，头偏向一侧，抬起患者下颌角，使其保持气道通畅。 5. 根据患者的年龄大小选择合适的口咽通气管型号。 6. 置管：方法分为两种，一种为直接放置，即将口咽通气管的咽弯曲沿舌面顺势送至上咽部，将舌根与口咽后壁分开；另一种为反向插入法，即把口咽管的咽弯曲部分贴近硬腭插入口腔，当其内口接近口咽后壁时（已通过悬雍垂），即将其旋转 180°，借患者吸气顺势向下推送，弯曲部分下面压住舌根，弯曲部分上面抵住口咽后壁。虽然后者比前者操作难度大，但在开放气道及改善通气方面更为可靠。 7. 对于意识障碍、牙关紧闭、抽搐、躁动者，操作者用一手的拇指与示指将患者的上唇齿与下唇齿分开，另一手将口咽通气管从患者后臼齿处插入，操作时注意动作轻柔、准确。 8. 测试人工气道是否通畅。将手掌放于口咽通气管外侧，于呼气期感觉是否有气流呼出，或将少许棉絮放于口咽通气管外，观察其随呼吸运动的幅度，此外还应观察患者胸壁运动幅度和听诊双肺呼吸音。 9. 检查口腔，以防止舌或唇夹置于牙和口咽通气管之间。 10. 固定：方法有两种，一种是用胶布交叉固定于面颊两侧；一种是在口咽管翼缘两侧各打一个小孔，用绷带穿过这两个小孔，将绷带绕至患者颈后部固定。 11. 口腔分泌物、呕吐物、血液多时可用吸痰管由口咽通气管两侧插入，轻轻将口咽部的分泌物吸净，使口腔清洁，保持有效通气。痰多时送吸痰管到气管深部，由下到上旋转式吸痰，便于清理气道深部的痰液。 12. 整理用物，洗手。
注意事项	1. 根据患者切牙到耳垂或下颌角的距离选择适宜的口咽通气管型号。 2. 禁用于意识清楚、有牙齿折断或脱落危险和浅麻醉的患者（短时间应用的除外）。 3. 牙齿松动者，插入及更换口咽通气管前后应观察有无牙齿脱落。 4. 口腔内及上下颌骨创伤、咽部气道占位性病变、咽部异物梗阻患者禁忌使用口咽通气管。 5. 定时检查口咽通气管是否通畅。

第五节　心电监护技术

心电监护是指对被监护者进行持续或间断的心电监测，它是心脏监护的重点。对患者实施持续或间断的心电监测，能早期发现心电改变及心律失常。

一、心电监护仪的作用及应用范围

（1）心电监护仪 24h 连续监测患者的生理参数，检出变化趋势，显示临危情况，为医生提供应急处理和进行治疗的依据。

（2）常用于手术中、手术后、外伤护理、冠心病、危重患者、新生儿、早产儿、高压氧舱、分娩室等。

二、电极安置要求

安置电极贴膜时应清洁皮肤，有胸毛者要脱毛，用酒精棉球涂擦脱脂后贴牢电极贴膜片。对于皮肤过敏者来说，应选用透气性较好的抗过敏电极，且每天清洁局部皮肤，更换电极贴膜，注意观察粘胶处有无皮疹。

三、主要观察指标

（1）定时观察并记录心率和心律。

（2）观察是否有 P 波，P 波的形态、高度和宽度如何。

（3）测量 PR 间期、QT 间期。

（4）观察 QRS 波形是否正常，有无“漏搏”。

（5）观察 T 波是否正常。

（6）注意有无异常波形出现。

四、造成心电监测伪差的原因

1. 交流电干扰　病房内各类电器可能对心电监测造成干扰。在有电极脱落、导线断裂及导电糊干扰等情况时则更易发生。

2. 肌电干扰　各种肌肉震颤可引起细小而不规则的波动，掺杂在心电图波形内，可被误认为心房颤动。患者精神紧张、因输液反应或低温疗法而打寒战，也可发生肌肉震颤，影响观察和记录。

3. 线路连接不良　电极片与皮肤接触不好，导线连接松动或断裂，可使基线不稳，大幅度漂移或产生杂波。

4. 电极放置位置不当　正负电极距离太近，或两个电极之间正好放在心肌梗死部位的体表投影区，会导致 QRS 波群振幅减小。

5. 使用胸前心电监测电极的注意事项

（1）力求获得清晰的心电波形：若存在规则的心房活动，则应选择 P 波显示较好的导联。QRS 波群振幅应 >0.5 mV，以触发心率计数。

（2）电极的粘贴应避开除颤时电极板的位置：暴露胸前部，留出便于除颤的心底部和心尖部。

（3）心电监护不能代替常规心电图检查：心电监护只是为监测心率、心律的变化，不能用以分析 ST 段异常或诊断心脏器质性病变，如需更详细地分析心电变化，应及时做 12 导联心电图进行分析诊断。

五、心电监护流程

心电监护流程见表 11－7。

表 11－7　心电监护流程

目的	监测患者心率、心律、血压、呼吸及血氧饱和度的变化。
用物	器械车、多功能监护仪 1 台、电源线、导联线、电极片 7 个（其中 2 个备用）、弯盘 2 个、干纱布 2 块、生理盐水纱布 1 块、记录本、笔、脱毛膏。需要时备配电盘。
操作流程	1. 衣帽整齐，洗手，必要时戴口罩。 2. 连接导联线，将无创血压的充气管插入监护仪的无创血压袖带套接口，血氧探头电缆线一端的连接器与监护仪的 SpO_2 接口连接，检查监护仪性能。 3. 将用物备齐，按使用顺序置于器械车上，推至患者床旁，核对患者的床号、姓名。评估患者的病情及皮肤情况，告知清醒患者或其家属操作的目的、方法和配合要点，询问患者的需要并协助解决。 4. 评估周围环境、室内温度、光照情况及有无电磁波干扰等。 5. 接通电源，开启并再次检查监护仪，将电极片连接在监护导联线上。 6. 根据病情协助患者取平卧位或半卧位，暴露胸部，有胸毛者予以脱毛。 7. 选择粘贴电极片部位，用生理盐水纱布清洁局部皮肤并用干纱布擦干。粘贴部位：左、右两侧锁骨中点外下方，左、右两侧腋前线第 6 肋间及剑突下偏左心前区处。

续表

操作流程	8. 按导联线标志粘贴电极片：RA，右侧锁骨中点外下方；LA，左侧锁骨中点外下方；V，剑突下偏左心前区处；RL，右侧腋前线第6肋间；LL，左侧腋前线第6肋间。 9. 连接手指血氧探头，将无创血压袖带缠于患者上臂或大腿上。 10. 根据医嘱或病情调整各参数，设置合理的指标、报警界限，出现正常心电示波信号后开始监护，按无创血压按键开始第一次自动测量。 11. 协助患者取舒适卧位，整理床单位，向清醒患者或其家属交代注意事项。 12. 整理用物，洗手，记录。 13. 停止监护： （1）核对患者的床号、姓名，向患者说明原因，观察监护仪上的监测数据，测量血压后关闭机器，摘除电极片，分离导联线、血氧探头和血压连线并放置在器械车上，用干纱布擦拭患者粘贴电极片处皮肤，连同纱布及电极片放入污物桶。 （2）协助患者穿好衣服，取舒适卧位，整理床单位。 （3）拔下电源线，整理用物，洗手，记录。
注意事项	1. 操作中以患者为中心。 2. 保证检测波形清晰、无干扰，密切观察各种监测数据，有干扰或电极及其他导连线脱落时要及时处理，每1～2 h记录一次。 3. 确定设定报警界限，不能关闭报警设置。 4. 定期观察患者粘贴电极片处皮肤的反应，定时更换电极片及其位置。 5. 对躁动患者，应当固定好电极和导线，避免电极脱位以及导线打折、缠绕。 6. 血压袖带宽度及缠绕的松紧度要适宜，不能在静脉输液或置有导管的肢体上放置袖带，应保证连接血压袖带和监护仪的充气管道通畅，不能缠结。 7. 监测血氧饱和度时，不能把传感器放在有动脉导管或静脉注射管的肢体上；血氧探头的电缆线应该置于手背，确保指甲正对血氧探头光源射出的光线。 8. 勿将血氧探头与血压袖带放在同一肢体上，因为血压测量过程中血流闭塞会影响血氧饱和度的读数。 9. 注意观察指端皮肤的变化，如有过敏、变红、起疱、坏死等情况，应及时更换测量部位。 10. 对患者用过的各种物品都要进行擦拭消毒、整理、分类，存放备用。

第六节　机械通气技术

机械通气是借助机械通气机或人工呼吸器的机械力量，使患者产生呼吸动作，或辅助患者的呼吸动作，从而增强或改善呼吸功能的一种治疗措施或方法。机械通气的合理使用，能纠正缺氧及二氧化碳潴留。机械通气是治疗各种类型呼吸衰竭最直接而有效的方法。

一、常用呼吸机与患者的连接方式

1. 面罩　主要适用于神志清醒、合作、气道分泌物少、气道无阻塞患者的通气。

优点：使用方便，无创伤。

缺点：容易漏气，有可能造成胃肠胀气，患者自觉面部压迫不适，易造成面部压疮。

2. 经口气管插管　适用于除口腔、喉部无严重损伤导致气管插管无法插入且呼吸机治疗时间较短期的患者。

优点：易于操作，管腔大，便于吸引呼吸道分泌物。

缺点：此操作会使意识清楚者感到非常痛苦，气管插管不易固定，难以维持，影响口腔护理，使患者不能进食，插管保留时间短。

3. 经鼻气管插管　对多数患者适用，可反复应用，对痰多、吸引困难或鼻腔病变者不宜。

优点：易于固定，便于口腔清洁，患者易耐受，能经口腔进食，便于口腔护理，插管留置时间较长。

缺点：管腔较小，不易吸痰，气道阻力大，易发生鼻窦炎等并发症。

4. 气管切开插管　适用于需长期通气者、有气管内插管禁忌或插管困难者。

优点：便于吸引气道分泌物，患者易耐受，能经口腔进食，便于口腔护理，插管留置时间可长达数月或数年。

缺点：创伤大，可发生切口出血和感染，痊愈后颈部留有瘢痕，可造成气管狭窄。

二、机械通气的应用

1. 适应证

（1）心肺复苏。

（2）各种原因引起的和各种类型的呼吸衰竭。

（3）重度急性肺水肿（包括 ARDS）。

（4）重度哮喘持续状态。

（5）神经肌肉病变（吉兰－巴雷综合征、重症肌无力）引起的呼吸麻痹。

（6）大手术中和手术后呼吸支持。

2. 禁忌证（相对）

存在这些问题需先进行处理后再应用机械通气。

（1）肺大疱、肺囊肿。

（2）气胸、纵隔气肿未引流。

（3）支气管胸膜瘘；大量胸腔积液。

（4）大量咯血后气道未通畅。

（5）气管食管瘘。

（6）低血容量性休克未补充血容量者。

3. 应用指征

（1）经积极治疗后病情恶化或发生意识障碍。

（2）呼吸形式严重异常：如呼吸频率小于 6 次/min 或大于 35 次/min，呼吸节律异常或自主呼吸微弱或消失。

（3）吸氧情况下血气分析：$PaO_2 < 50 \sim 60mmHg$ 或 $PaCO_2$ 进行性升高或 pH 值动态下降。

（4）严重肺水肿。

4. 常用机械通气模式

（1）间歇正压通气（IPPV）：也称机械控制通气（CMV）。应用此通气模式时，不管患者自主呼吸的情况如何，呼吸机均按照预置的容量、压力为患者间歇正压通气。适用于无自主呼吸或呼吸微弱者，或镇静、麻醉和肌肉松弛患者。

（2）辅助/控制通气（A/C）：吸气时，呼吸机产生正压，预设容量或压力的气体送入肺内；呼气时，胸肺弹性回缩，肺内气体排出体外。患者自主呼吸不能触发时，呼吸频率和潮气量均由机器决定；当患者自主呼吸触发时，呼吸频率由患者主导，潮气量由机器决定。适用于无自主呼吸或自主呼吸微弱但频率不能过快的患者。

（3）同步间歇指令通气（SIMV）：机器按每分钟指令的次数和预定的潮气量辅助患者呼吸，指令部分潮气量和频率由机器决定，非指令部分潮气量和频率由患者决定，通过触发窗来实现同步性。允许患者在两次指令呼吸间自由呼吸，用于脱机患者时可逐渐减少辅助次数。

（4）压力支持通气（PSV）：适用于自主呼吸力量不足者，呼吸频率由患者决定，在吸气时给予压力，能帮助患者克服气道阻力及胸肺顺应性，效果是增加潮气量，减少呼吸做功，潮气量由患者和机器共同决定。多在撤机、协调人机对抗时选择，常与 SIMV 联合使用。

（5）持续气道内正压（CPAP）通气：用于自主呼吸患者，在吸气和呼气相均给予一定的正压设定值，呼吸频率和潮气量均由患者决定，机器仅在一定的吸入氧浓度和正压下送气，可以使塌陷的肺泡复张，改善氧合，改善吸气触发做功及心脏功能。

上述为临床常用的几种通气模式，有时依据患者具体情况及呼吸机的型号，还可以选用如分钟指令通气（MMV）、反比通气（IRV）、压力调节容量控制通气（PRVC）、容量支持通气（VS）、气道压力释放通气（APRV）、成比例通气（PAV）、适应性支持通气（ASV）等。

5. 参数设置　要根据患者的原发病和病理生理状态设置机械通气参数，以获得合适的通气，保持适宜的氧分压和二氧化碳分压，防止呼吸机相关性损伤的发生。

（1）潮气量（V_T）：成人 5 ~ 10mL/kg，儿童 5 ~ 6mL/kg，避免过大导致气伤。

（2）呼吸频率（RR）：成人 12 ~ 20 次/min，一般新生儿 40 ~ 50 次/min，婴幼儿 30 ~ 40 次/min，年长儿 20 ~ 30 次/min。

（3）分钟通气量（MV）：由呼吸频率与潮气量决定，即 $MV = V_T \times F$。

（4）呼吸比（I/E）：呼吸功能正常者多选择 1:（1.5 ~ 2.0）；阻塞性通气功能障碍者选择 1:（2.0 ~ 2.5）；限制性通气功能障碍者选择 1:（1.0 ~ 1.5）；ARDS 时可以为（2 ~ 3）:1（反比通气）。机械通气早期一般应慎用反比呼吸，以后可根据动脉血气分析指标，兼顾心功能状况，再做调整。

（5）吸入氧浓度（FiO_2）：一般选用 30% ~ 45%，不宜超过 60%，长

时间吸入高浓度氧会导致氧中毒。一般维持 PaO_2 在 70 ~ 80 mmHg，SpO_2 在 91% ~94%，保证基本通气，避免 $PaCO_2$ 降低过快以致 pH 值过度升高。

（6）吸气流速（FLOW）：20 ~ 60L/min，根据患者病情和人机协调性而调整。

（7）吸气时间（Ti）：0.8 ~ 1.2s。

（8）吸气触发（Trigger）：流量触发，1 ~ 3L/min；压力触发，-2 ~ 1cmH_2O。一般情况下，流量触发优于压力触发，因为流量触发可以降低吸气触发做功。

（9）呼气末正压（PEEP）：作为通气模式的一种辅助功能，可以应用于任何通气模式中，但不能单独应用。PEEP 的生理作用与 CPAP 相同。一般从 3 ~ 5cmH_2O 开始应用，可逐步增高，一般最多不高于 15cmH_2O，病情好转时逐步降低（过高的 PEEP 对循环影响大，也易造成气压伤）。

6. 常用参数调节　调节各项参数的主要依据是动脉血气分析指标，其次要兼顾患者的心脏功能和血流动力学状况，最后应尽可能避免肺组织气压伤。

（1）动脉血气分析指标：是调节机械通气各项参数的最可靠的依据。通常在机械通气治疗 20 ~ 30min 后，常规进行动脉血气分析监测。情况平稳的患者，每日复查动脉血气 1 ~ 2 次，病情有剧烈变化者随时做血气监测。主要参考指标是 PaO_2 和 $PaCO_2$，通常以 PaO_2 作为低氧血症是否被纠正的标准，$PaCO_2$ 是判断呼吸性酸、碱中毒的主要指标。呼吸性酸中毒提示通气不足，呼吸性碱中毒提示通气过度。$PaCO_2$ < 35mmHg 提示过度通气；$PaCO_2$ > 50mmHg 提示通气不足。条件许可时应持续进行 SaO_2 和 $PaCO_2$ 监测。

（2）心功能和血流动力学状况：如心力衰竭和血压下降等，应该慎用某些机械通气功能，如 PEEP、吸气延长、吸气末屏气和反比通气。

（3）肺组织气压伤：①患者因素，如先天或后天肺大疱、肺损伤。②机械因素，如选用 PEEP、PSV、高容量等通气功能和模式。

（4）通气效果监测：患者安静，末梢循环良好，无大汗，自主呼吸 <20 次/min。无辅助呼吸肌剧烈收缩，两肺呼吸音适度，胸廓稍有起伏，血压、心率平稳，说明通气效果满意，否则可能有通气不足或呼吸衰竭纠正不理想。

7. 报警设置

（1）容量（TV 或 MV）报警：是预防呼吸机管道或人工气道漏气和患者与

机器脱离引起通气不足的主要结构。一般 TV 或 MV 的高水平报警限设置与所设置的 TV 或 MV 相同，低水平报警限以能维持生命的最低 TV 或 MV 水平为准。

（2）压力（高压和低压）报警：分上限和下限，主要用于对气道压力的监测。一般高压设定在正常气道最高压（峰压）上 5 ~ 10cmH_2O 水平；低压下限设定在能保持吸气的最低压力水平。

（3）低 PEEP 或 CPAP 水平报警：设置报警参数时，以所应用的 PEEP 或 CPAP 水平为准。

（4）FiO_2报警：根据病情，一般可高于或低于实际设置 FiO_2的 10% ~20%。

机械通气时呼吸机各项报警参数的设置和调节，是保障机械通气治疗正常进行的有效措施，报警装置功能的正常与否和参数设置得是否合理，直接关系到机械通气的临床疗效和患者的生命安危。合理设置各项参数，方能充分发挥报警装置的作用。

8. 报警监护　呼吸机使用期间，出现机器故障及应用故障均有声鸣和相应的灯闪烁。常见原因及简要处理方法如下。

（1）气道高压报警：①人机对抗（咳嗽，自主呼吸与呼吸机不协调）：因机体耗氧量增加及二氧化碳产生增多引起者，可通过调整呼吸模式和参数等解决；对于烦躁、疼痛、精神紧张引起的对抗，可给予镇静、镇痛药物应用；对于自主呼吸频率过快、潮气量小的患者，适量使用非去极化型肌肉松弛药（维库溴铵、阿曲库铵等）对抗自主呼吸。②分泌物沉积、痰栓形成：及时吸出气管内分泌物，必要时取出气管内套管清洗或更换气管插管。加强气道湿化，协助患者翻身、叩背，鼓励患者咳嗽排痰。③呼吸机螺旋管内积水：及时清除积水，将积水器放置于最低位。④气道痉挛：应用解痉药。⑤气管插管插入过深至支气管：调整气管插管位置。⑥气管套管外气囊堵塞气管导管口：根据情况给予调整或更换。

（2）气道低压报警：①管道漏气：仔细检查各管道，必要时更换。②管道连接部位脱落：检查所有呼吸管路接头是否连接紧密，确保连接良好。③气管套管气囊充气不足：测压仪定时（每 4 ~ 6 h）测压充气。④气管套管气囊破裂（充气后又很快漏气）：更换气管插管或气管套管。⑤呼吸压力下限报警值设置过高：调节报警参数。

（3）通气不足报警：管道和气道因素，如管道漏气、连接部位脱落、气管套管气囊破坏、气道低压报警敏感。

（4）呼吸频率过快报警：①人工气道不适应，恐惧心理。②气道分泌物多，咳嗽。③呼吸模式、参数设置不当。④发热、耗氧增加。⑤支气管痉挛、气胸、胸腔积液。⑥心功能不全、容量不足。⑦病情加重，缺氧。⑧其他报警未及时处理均可导致呼吸频率加快。

（5）气道温度过高：①湿化器内液体量不足：加入蒸馏水至湿化罐标示范围。②患者体温过高：对症处理。

（6）吸氧浓度报警：供氧气源压力不足，氧气探头故障。请工程师排除机械故障，对症处理。

（7）呼吸机工作压力不足报警：压缩泵工作故障或中心供气障碍，及时给予对症处理。异常报警时应及时通知医生，无法处理报警时，应立即使患者脱机并吸氧，或用简易呼吸器球囊辅助呼吸，必要时更换呼吸机。

三、人工气道管理

1. 吸入气体的加温和湿化　气道有复杂而完善的防御系统，无论是经口插管还是经鼻插管或气管切开，由于患者的上气道被导管所代替，下气道直接与外界相通，使得上气道对吸入气体的加温、湿化、过滤功能缺失。加之长时间吸入高流量、干燥气体，不仅会使气道分泌物变稠、干燥，耗损肺泡表面活性物质，致使气道的纤毛上皮细胞受损，妨碍纤毛活动，延长了排痰时间，还会导致气道阻塞，引起肺不张和继发感染等，加重肺部感染。如湿化充分，即使患者咳嗽反射不复存在，辅以气道吸引，仍可保证有效地清除气道分泌物。

（1）湿化方法：①采用地面洒水及使用空气加湿器等方法使室内空气相对湿度达到50%左右，室温保持在20～24℃为宜。②机械通气时吸入气直接、被动湿化，呼吸机湿化器内加适量蒸馏水，湿化罐内水的温度到达口腔时控制在37℃，相对湿度在100%。③雾化吸入，临床常用雾化器有电动超声雾化器和氧气驱动雾化器。对于缺氧明显患者，适宜选用氧气驱动雾化。④一般停机期间建议在气管套管外口或气管切开导管外口连接一个人工鼻，它是模拟人体解剖湿化系统机制，可循环呼出热和水分，即吸收呼气阶段的热和湿度，在下次吸气时释放，达到水分重吸入的作用，也可直接连接加温加湿仪进行气道加温加湿。

（2）湿化液及湿化量的调节：视临床情况可选择生理盐水或蒸馏水。

蒸馏水稀释黏液的作用较强，但刺激较大，宜用于分泌物稠厚、量多、需要积极排痰的患者。0.45%生理盐水适宜用于维持正常气道黏膜的功能。通常临床根据患者病情和分泌物的性状，雾化吸入时配置含有化痰、解痉或抗感染药物的雾化液。

气道湿化必须以患者全身不失水为前提，特别是应用各种脱水药时。如果机体液体摄入量不足，即使气道湿化足量，其水分也会进入到失水的组织而使气道处于失水状态，分泌物黏稠，易形成痰痂。痰液黏稠度和吸引是否通畅是衡量湿化的可靠指标。如果分泌物稀薄，能顺利通过吸引管，没有结痂或黏液块咳出，说明湿化效果较好；如果痰液过分稀薄，而且咳嗽频繁，听诊肺部和气管内痰鸣音多，需经常吸痰，则提示湿化过度，应适当减少湿化量。为保证患者充分休息，晚间一般应减少湿化量，可在清晨加强湿化以减轻分泌物黏稠，使之便于清除。

2. 人工气道护理

（1）气管插管的护理：①应观察和记录插管深度，观察吸痰时吸痰管进入是否顺畅等，防止不慎滑脱或插入过深超过气管隆嵴造成单侧通气。导管固定要牢靠，避免导管随呼吸运动上下滑动，以损伤气管黏膜。漏气时因气流反流可听到声带的振动声。②协助患者头部稍微后仰，以减轻导管对咽、喉的压迫。③1～2h 转动、变换头部位置，避免体表压伤及导管对咽喉的压迫。④气囊护理：理想的气体压力为有效封闭气囊与气管间隙的最小压力。应定时检查气囊充盈度，维持高容低压套囊压力在 25～30cmH_2O。最好应用带声门下吸引的气管插管，可定时或持续进行声门下吸引；使用不带声门下吸引的气管导管时，应定时进行声门下吸引。

（2）气管切开的护理：①固定导管的布带要松紧适当，以能容纳一手指为度。②导管与呼吸机管道相连后应适当支撑管道，不要把重力压于导管，以免压迫气管造成局部坏死。③切口周围的纱布要定时更换，每日 1～2 次，保持清洁干燥，经常检查切口及其周围皮肤有无感染、湿疹。④若使用金属套管，其内套管每 4h 取出消毒 1 次。为防止脱管，要随时密切观察患者的病情变化，注意其头部位置。翻身、叩背、吸痰时至少应两人合作，以保持患者头颈部与气管导管活动的一致性，注意将气管套管的压力减至最小，尤其应注意螺纹管长度应适宜，必要时将导管与呼吸机脱开。对于躁动不合作的患者，可适当辅以保护性约束带固定其肢体。

3. 心理支持　插管技术带有一定的创伤性，加之气道非常敏感，故清醒患者对气管内留置导管难以忍受，易自行拔管。自行拔管时，除充盈的套囊可造成气道损伤外，还可使病情迅速加重、恶化，甚至造成死亡。

为避免意外拔管，插管后应注意有效固定患者双上肢，同时做好患者的心理护理，消除其思想顾虑及恐惧感。患者插管后不能进行语言交流，护士应尽量通过各种示意方法或写字板与其进行文字沟通，了解患者的想法和要求，满足其需要。

三、成人有创呼吸机操作流程

成人有创呼吸机操作流程见表 11－8。

表 11－8　成人有创呼吸机操作流程

目的	增强或改善呼吸功能，纠正缺氧及二氧化碳潴留。
用物	呼吸机、呼吸机管路、湿化罐、模拟肺、听诊器、输液器 1 根、无菌注射用水 1 瓶、棉签、碘伏、快速手消毒剂、治疗车 1 辆、弯盘 1 个。
操作流程	1. 衣帽整齐，操作前洗手、戴口罩。 2. 所有物品有序地摆放于治疗车上，检查电源、气源。 3. 将备用物推至患者床旁，核对患者床头卡及腕带上的床号、姓名等信息。 4. 评估患者的神志、生命体征、呼吸频率及节律、用氧及 SpO_2 情况，评估患者气管插管的深度和固定情况。向清醒患者说明操作的目的、方法及配合要点。 5. 快速手消毒，准备呼吸机： （1）连接电源。 （2）连接气源。 （3）连接湿化罐。打开灭菌注射用水，消毒瓶口，打开输液器与湿化罐口连接，加灭菌注射用水至湿化罐标准水位。 （4）连接呼吸机管路。用单根短管路将呼吸机送气口与湿化罐进气口连接，将其余四根管路按要求连接形成呼吸回路，分别与湿化罐出气口、呼吸机出气口连接（积水杯处于最低位）。

续表

操作流程	（5）打开模拟肺外包装，将模拟肺与呼吸机 Y 管连接，将连接好的呼吸机管路用支架固定。 6. 开机自检，打开湿化器开关，调节湿化器湿度。 7. 根据患者具体情况和所选呼吸机机型设置呼吸模式（A/C、SIMV、PSV、CPAP 等）及参数，设置模式。 8. 设置参数及报警值： （1）潮气量：5 ~ 10 mL/kg。 （2）呼吸频率：12 ~ 20 次/min。 （3）峰流速：20 ~ 60 L/min。 （4）呼吸比：正常成人 1:（1.5 ~ 2.0）。 （5）吸入氧浓度：根据病情设置给氧浓度。可先初始给予 100%，以后根据病情逐渐向下调节。 （6）压力支持：0 ~ 20cmH_2O。 （7）PEEP：0 ~ 5cmH_2O。 （8）峰压：20 ~ 40cmH_2O。 （9）触发灵敏度：流量触发，1 ~ 3L/min（压力触发，-2 ~ -1cmH_2O）。 （10）低压报警：≥5cmH_2O。 （11）高压报警：≤50cmH_2O。 （12）低分钟通气量报警：3L/min。 （13）高分钟通气量报警：10L/min。 9. 初始参数设置好后，使呼吸机处于工作状态或 STAND BY，观察模拟肺充、放气情况，检查有无漏气、输气管道是否畅通、湿化瓶温度及报警功能，观察通气参数是否与设置相符。 10. 再次核实患者信息，对神志清醒的患者做好解释工作，取得其配合。 11. 给患者带机：如有分泌物，首先清理气道，去除模拟肺与气管插管连接，听诊两肺呼吸音是否对称，测试人工气道通畅与密闭情况。 （1）观察呼吸机是否正常工作、患者生命指标是否趋向正常。 （2）记录：上机时间、相应参数。 （3）根据患者的生命体征、SpO_2、意识状态、临床表现及血气等调整相关参数。 12. 将呼吸机与患者分离，关机，关湿化开关，切断气源、电源。

续表

注意事项	1. 开机要进行机器自检，保证各部件有效运行。 2. 呼吸机报警时要及时查看报警原因，红色高级报警时要立即查看并处理。 3. 患者床旁必须放置简易呼吸气囊以备紧急情况时使用。 4. 应用呼吸机时要密切观察患者的意识、面色、生命体征等情况。 5. 呼吸机湿化温度维持在患者入口端37℃。 6. 呼吸机管路每人每周更换一次，有污染时随时更换。 7. 定期对呼吸机进行清洗、消毒、维修。 8. 呼吸管路初步处理后送供应室消毒。呼吸机显示屏用75%酒精擦拭消毒，机身用0.5%含氯消毒剂消毒。 9. 呼吸机积水杯应处于管道的最低位，及时倾倒冷凝水于盛有消毒液的容器中。

第七节　吸痰术

一、定义

吸痰术是指用吸痰装置经口腔、鼻腔、人工气道将气道的分泌物及误吸的呕吐物吸出，以保持气道通畅，预防吸入性肺炎、肺不张、窒息等并发症发生的一种方法。

二、适应证

（1）直接听见或听诊器听见患者呼吸有痰鸣音。

（2）患者不能进行完整有效的自主咳痰。

（3）人工气道内可见痰液。

（4）呼吸机流量或压力曲线呈锯齿状振荡（排除呼吸机管路积水）。

（5）怀疑误吸。

（6）获取痰标本。

三、禁忌证

吸痰一般无禁忌证，颅底骨折患者禁经鼻腔吸痰。

四、并发症

（1）缺氧和低氧血症。

（2）气管、支气管黏膜损伤。

（3）心搏、呼吸骤停。

（4）心律失常。

（5）肺膨胀不全。

（6）支气管痉挛。

（7）感染。

（8）肺出血。

（9）颅内压增高。

（10）血压增高或降低。

五、吸痰管

1. 吸痰管分类　根据吸痰方法可将吸痰管分为一般吸痰管和密闭式吸痰管。吸痰管由无毒医用高分子材料制成，做防静电硅化处理，管径一般为1.67～6.00mm。吸痰管的选择要粗细、长短适宜，软硬适中，一般以年龄和人工气道的内径为标准，成人及儿童吸痰管最大外径不能超过气管插管内径的50%，婴幼儿不超过70%。对于高吸入氧浓度、高PEEP、氧储备差者，开放式吸痰可能导致低氧血症、呼吸道传染性疾病、痰液多且明显，需要反复多次吸痰。肺不张患者和婴儿等有人工气道者推荐使用密闭式吸痰管，需要注意的是，使用密闭式吸痰管不能降低呼吸机相关性肺炎（VAP）的发生率。

临床上常用5F～18F表示吸痰管的型号，常见吸痰管型号及其对应的内径见表11－9。

表11－9　常见吸痰管型号及其对应的内径

吸痰管型号（F）	5	6	8	10	12	14	16	18
吸痰管内径（mm）	1.67	2.00	2.67	3.33	4.00	4.67	5.33	6.00

2. 吸痰管插入深度　吸痰分浅层吸痰和深层吸痰。深层吸痰是指吸痰管插入直至遇到阻力，在负压吸引前向上提拉1cm；浅层吸痰是指吸痰管插入预先设定的深度，一般是人工气道加连接头的深度。

六、经气管切开或气管插管负压吸痰流程

经气管切开或气管插管负压吸痰流程见表 11－10。

表 11－10　经气管切开或气管插管负压吸痰流程

目的	清除气道分泌物，保持气道通畅，预防坠积性肺炎、肺不张、窒息等并发症的发生。
用物	1. 负压吸引装置 1 套。 2. 治疗车、吸痰盘、生理盐水 1 瓶、塑杯 2 个（气管用、口腔用各 1 个）、一次性吸痰包数个（内有无菌手套 1 只）、空瓶 1 个（内盛消毒液）、弯盘、纱布 1 块、快速手消毒液 1 瓶、听诊器 1 个。 3. 必要时备护目镜、压舌板、开口器、舌钳、手电筒等。
操作流程	1. 衣帽整齐，洗手，戴口罩。 2. 将用物备齐按顺序置于治疗车上，推至患者床旁，核对患者的床头卡及腕带上的床号、姓名等信息。 3. 评估患者的意识状态、生命体征、自主呼吸或呼吸机参数设置情况，听诊肺部痰鸣音。向清醒患者说明操作的目的、方法及配合要点。患者取适宜卧位，头偏向一侧。 4. 调节呼吸机，吸入纯氧 2min。 5. 连接吸引装置，检查其性能是否良好，调节负压，一般成人 40～53.3kPa，儿童 <40kPa。 6. 手消毒。 7. 将生理盐水分别倒入气管用和口腔吸痰用塑杯中。 8. 检查吸痰管有效期后撕开外包装的前端，一手戴无菌手套，将吸痰管抽出盘绕在手中并与负压管连接。 9. 打开吸引器开关，用盐水试吸，检查导管是否通畅。 10. 使用呼吸机时，用非无菌手断开呼吸机接头放置于无菌纸巾上。 11. 将吸痰管轻轻插入气管插管或气切内套管内，深度适宜，手指封堵吸痰管侧孔，根据痰液黏稠度调节压力，手指轻捻吸痰管使之边旋转、边抽吸、边向上提拉，吸净痰液。 12. 退出吸痰管，并在气管用塑杯内冲洗干净吸痰管及连接管。 13. 用同样方法吸净口和鼻腔内分泌物。 14. 吸痰完毕，关闭吸引器开关，分离吸痰管并置于医用垃圾袋内，将连接管前端置于盛有消毒液的容器内。

续表

操作流程	15. 立即接呼吸机，给予纯氧吸入 2 min，观察呼吸机参数及患者生命体征。 16. 用纱布擦净患者气管插管处及口腔周围的分泌物，脱去手套，放入医用垃圾袋内。 17. 听诊肺部，检查吸痰效果。 18. 协助患者取舒适体位，整理床单位，向清醒患者告知注意事项。 19. 整理用物，洗手，记录。
注意事项	1. 吸痰操作应轻柔、准确、快速，插入吸痰管时不可给予负压，吸痰时负压不可过大。 2. 吸痰时，切勿上下提拉吸痰管或将其固定在一点不动，每次吸痰时间不超过15s，两次吸痰间隔应大于3min，且间隔途中也需给予纯氧吸入，注意吸痰管插入是否顺利，遇到阻力时应分析原因，不可粗暴盲插，以免损伤气道。 3. 应在能够维持气道通畅、以利于引流痰液的前提下，采用最小的吸痰频率。 4. 吸痰前后均要进行手消毒，注意无菌操作，防止交叉感染。 5. 护理盘内的吸痰用物应每日更换，吸痰管应每次更换，不得重复使用，吸痰时先吸气管插管内痰液，后吸口和鼻腔。吸完口和鼻腔的吸痰管应弃之，不可再次插入气管插管内。一次性负压吸引瓶、吸痰器储液瓶内吸出液达到瓶体积的2/3时要及时更换或倾倒。 6. 吸痰过程中应当密切观察患者的病情变化，如患者生命体征有明显改变时，应当立即停止吸痰，接呼吸机通气并给予纯氧吸入。注意观察呼吸机各参数设定值的变化。 7. 吸痰过程中要观察痰液的性状、量、颜色。痰液黏稠时配合背部叩击、雾化吸入等，提高吸痰效果。

第八节　洗胃术

洗胃术是指向胃内灌入溶液，反复吸出和再注入，以冲洗并排出胃内毒物或潴留食物，达到减轻患者痛苦、避免毒物吸收、抢救患者生命目的的方法。

一、目的

（1）迅速清除胃内毒物或刺激物，避免毒物吸收。

（2）将胃内滞留的食物排出，减轻胃黏膜水肿。

（3）为胃肠道手术或检查做准备。

二、评估

（1）患者的生命体征、意识状态及瞳孔变化。

（2）患者中毒情况，如毒物的性质和量、中毒的时间及途径等，是否已采取催吐等措施，有无洗胃禁忌证，有无义齿，口、鼻腔黏膜情况及口中异味等。

（3）患者对洗胃的心理状态及合作程度。

三、洗胃液的选择

（1）对毒物性质不明的急性中毒者，应抽出胃内容物尽快送检验，然后洗胃，洗胃液选用温开水或等渗盐水，待毒物性质确定后，再采用对抗药物洗胃。

（2）一般用2%～4%碳酸氢钠溶液洗胃，常用于有机磷农药、拟除虫菊酯类药物、氨基甲酸酯类药物、香蕉水及某些重金属中毒。但敌百虫中毒时禁用，因敌百虫在碱性环境中能变成毒性更强的敌敌畏。

（3）高锰酸钾溶液为强氧化剂，一般用浓度为1:（2 000～5 000）的溶液，常用于急性巴比妥类、苯二氮䓬类、阿片类、氰化物或砷化物以及毒蕈类中毒。但有机磷农药对硫磷（1605）中毒时，不宜用高锰酸钾溶液洗胃，因能使其氧化成毒性更强的对氧磷（1600）。

（4）茶叶水含有丰富的鞣酸，具有沉淀重金属及生物碱等的作用，故可用于重金属及生物碱中毒。

（5）目前国内普遍使用清水洗胃，洗胃液的温度应适宜，一般为25～38℃。温度过高可使血管扩张，并加速血液循环，有可能促使毒物吸收；温度过低，易导致寒战、胃痉挛等。

四、方法

（一）口服催吐法

1. 适应证

（1）意识清醒、具有呕吐反射，且配合的急性中毒患者，应首先鼓励其口服催吐药、洗胃。

（2）口服毒物后2h以内者用本法效果最好。

（3）在现场自救无胃管时。

2. 禁忌证

（1）意识障碍者。

（2）抽搐、惊厥未控制时。

（3）患者不合作、拒绝饮水者。

（4）服腐蚀性毒物及石油制品等急性中毒者。

（5）合并有上消化道出血、主动脉瘤、食管静脉曲张等。

（6）孕妇及老年人。

3. 物品准备　治疗盘、橡皮围裙、水桶、清水。

4. 操作流程

（1）首先向患者做好解释工作，具体说明操作方法及要求，取得患者配合，以利于操作顺利进行。

（2）患者取坐位，穿好橡皮围裙，水桶放置于患者前面。

（3）嘱患者自饮大量洗胃液，引发呕吐，不易引发时可用压舌板压患者舌根刺激引发呕吐，如此反复多次，直至吐出的洗胃液清亮无异味为止。在此过程中要注意患者的一般情况，询问其感受，并予以必要的协助，观察呕吐物，注意有无出血等。

（4）协助患者漱口、擦脸，必要时帮其更换衣服，取舒适体位。

（5）记录洗胃液的名称及量，呕吐物的颜色、气味及量，必要时将呕吐物送检。

5. 注意事项

（1）催吐洗胃后，要立即送往附近医院，酌情施行胃管洗胃术。

（2）催吐洗胃要当心误吸，因剧烈呕吐可能诱发急性上消化道出血。

（3）要注意饮入量与吐出量大致相等。

（4）选用吗啡皮下注射催吐时，注射前应口服 1 ~ 2 杯温水，但 5 岁以下小儿，阿片类中毒及出现严重呼吸抑制者禁用此种催吐法。

（二）插胃管洗胃术

胃管洗胃术是将胃管从鼻腔或口腔插入，经食管到达胃内，经胃管先吸出毒物后再注入洗胃液，并将胃内容物排出，以清除毒物的一种洗胃方法。口服毒物的患者有条件时应尽早插胃管洗胃。对口服大量毒物后 4 ~ 6h 者，因排毒效果好且并发症较少，故应首选此种洗胃方法。由于部分毒物即使超过6h，仍可滞留胃内，因此，多数此类患者仍有洗胃的必要。

1. 适应证

（1）催吐洗胃法无效或有意识障碍、不合作者。

（2）留取胃液标本进行毒物分析者应首选胃管洗胃术。

（3）凡口服毒物中毒且无禁忌证者均应采用胃管洗胃术。

2. 禁忌证

（1）吞服强酸、强碱及其他对消化道有明显腐蚀作用的毒物中毒，切忌洗胃，以免造成穿孔。

（2）伴有上消化道出血、食管静脉曲张、主动脉瘤、严重心脏疾病等患者。

（3）中毒诱发惊厥未控制者。

（4）酒精中毒者，因呕吐反射亢进，插胃管时容易发生误吸，所以慎用胃管洗胃术。

（三）全自动洗胃机洗胃术

全自动洗胃机洗胃术操作流程见表11－11。

表11－11　全自动洗胃机洗胃术操作流程

目的	1. 通过洗胃抢救中毒者，清除胃内容物，减少毒物吸收，利用不同的洗胃液中和解毒。 2. 将胃内滞留的食物排出，减轻胃黏膜水肿，预防感染。
用物	1. 治疗盘：内盛胃管、镊子、纱布、弯盘、压舌板、水温计、棉签、塑料围裙或橡胶单、液状石蜡、手电筒、胶布、听诊器、50mL注射器，必要时备张口器、牙垫、舌钳，放于治疗碗内。 2. 水桶：2只，分别盛洗胃液、污水，根据医嘱备洗胃液（毒物不明者用等渗盐水或温开水）。
操作流程	1. 衣帽整齐，洗手，必要时戴口罩。 2. 将用物备齐推至患者床旁，核对患者的床号、姓名，评估患者的病情，了解患者口、鼻腔黏膜有无损伤及炎症，向清醒患者告知操作的目的、方法、注意事项及配合要点；拒绝洗胃或烦躁的患者，给予适当的约束。 3. 打开电源开关、洗胃机开关，检查机器性能，关闭洗胃机开关。 4. 将进水管、接胃管、排水管分别与洗胃机各相应管口连接。 5. 患者取坐位或半坐位，中毒较重者取左侧卧位。昏迷患者取平卧位，头偏向一侧，防止呕吐时造成误吸。有活动义齿者应取下，弯盘放于患者的口角处。 6. 检查胃管是否通畅，并用液状石蜡润滑胃管，以减少插入时的摩擦力。 7. 常规插胃管的深度为45～55cm，婴幼儿为14～18cm，临床上可用胃管测量患者前额发际到剑突水平长度，或自鼻尖经耳垂至剑突的距离，并做好标记。根据患者的实际情况，选择经口腔或经鼻插胃管。

续表

<table>
<tr><td>操作流程</td><td>8. 胃管插至咽部（经鼻插入 14～15cm，经口腔插入 10～15cm）时，嘱患者头略低并做吞咽动作，插入至所需长度。患者如出现剧烈恶心、呕吐，可暂停插入，嘱患者深呼吸，休息片刻后再插管。在插入胃管过程中如遇患者剧烈呛咳、呼吸困难、面色发绀，应立即拔出胃管，待患者休息片刻后再插，避免误入气管。为昏迷患者插胃管时，先使患者头稍向后仰，当胃管插入约 15cm（咽喉部）时，左手托起患者头部，使其下颌靠近胸骨柄，将胃管沿咽后壁滑行徐徐插入至预定长度。
9. 胃管插入至所需长度后，可先用注射器抽吸胃内容物，如抽出胃液，说明胃管已在胃中。如未抽出胃液，可用以下方法证明胃管是否在胃内：第一，向胃内注入少量空气，同时将听诊器置于上腹部听诊，如听到气过水声，表示胃管在胃内。第二，可将胃管外端浸入一碗水中，如无气泡逸出，表示胃管在胃内；如有气泡冒出，且与呼气一致，表示胃管误入气管内，应立即拔出重插。
10. 确认胃管在胃内后，固定胃管，与洗胃管连接。
11. 打开洗胃机开关，洗胃机进行自动抽吸冲洗，反复冲洗至吸出液体澄清为止（洗胃中要注意观察患者的反应、生命体征，如有腹痛、吸出血性液体或有休克征象时要立即停止洗胃）。
12. 洗胃完毕，可根据病情从胃管内注入解毒药、药用炭、导泻药物等。如无须保留胃管，应先反折胃管，而后将其拔出，注意动作轻柔。特别是拔至声门处时动作应迅速，以防胃管内残留液体误入气管，造成误吸。
13. 协助患者漱口，擦净患者面部污物，整理床边用物，安置患者于舒适体位，并交代患者及其家属注意事项，继续严密观察病情变化。
14. 整理用物，洗手，记录洗胃液的名称、量，洗出液的量、颜色、气味、性质等，必要时留取标本送检。
15. 操作后评估有无损伤胃黏膜，患者胃内毒物清除状况，中毒症状有无缓解。
16. 用后物品处置：清理洗胃机，将进液管、洗胃管和排污管放入配置的消毒液中，按“自动”键循环冲洗，做机内消毒。再将其放入清水中，循环冲洗 3 次，做机内清洗。机器内的水完全排净后，按“停机”键关机。其余物品处理应符合消毒隔离要求。</td></tr>
</table>

续表

注意事项	1. 插管时动作要迅速，手法要轻柔，切勿损伤食管黏膜或误入气管，遇患者出现呛咳，应立即拔管，休息片刻后再插。 2. 当中毒物质不明时，应抽胃内容物及时送检。洗胃液选择温开水或等渗盐水，待毒物性质明确后，再用对抗剂洗胃。 3. 洗胃时宜取左侧卧位，保持气道通畅，昏迷患者头偏向一侧，以免发生吸入性肺炎。 4. 洗胃过程中要随时观察血压、脉搏和呼吸的变化，如患者感到腹痛，有血性洗出液或出现休克现象时，应立即停止操作，并通知医生进行处理。注意观察洗出液的性质、颜色、气味和量，并记录。 5. 要注意每次灌入量与吸出量的基本平衡，每次灌入量不宜超过 500mL。灌入量过多可引起急性胃扩张，使胃内压上升，促使毒物吸收，或因迷走神经兴奋而引起心搏骤停等不良反应。 6. 幽门梗阻患者，洗胃宜在饭后 4～6h 或空腹时进行，并记录胃内潴留量，以了解梗阻情况，供补液参考。 7. 电动洗胃机洗胃时抽吸负压不宜过大，以免损伤胃黏膜。 8. 用自动洗胃机洗胃，使用前应检查机器各管道衔接是否正确、紧密，运转是否正常。勿使水流至按键开关内，以免损坏机器，使用完毕后要及时清洗，避免污物堵塞管道。 9. 凡呼吸停止、心脏停搏者，应先做心肺复苏，再行洗胃术。洗胃前应检查生命体征，如有缺氧或气道分泌物过多，应先吸取痰液，保持气道通畅，再行胃管洗胃术。 10. 估计服毒时间在 6h 内者要进行洗胃，但目前均不受此时间限制，虽超过 6h 仍应洗胃，对于洗胃不彻底者应重新洗胃。

第九节　包扎、止血、固定、搬运技术

一、止血

正常成人全身血量占体重的7%～8%。体重60kg 的人，全身血量为4 200～4 800mL。若失血量≤10%（约400mL），可有轻度头昏、交感神经兴奋症状；失

血量达到20%（约800mL），可出现失血性休克的症状，如血压下降、脉搏细速、肢端厥冷、意识模糊等；失血量≥30%，将出现严重失血性休克，如不及时抢救，短时间内可危及生命或发生严重的并发症。因此，止血是救护中极为重要的一项措施，必须迅速、准确、有效地进行止血。

1. 外伤出血的分类及判断

（1）内出血：体表见不到，血液由破裂的血管流入组织、脏器或体腔内。一是吐血、咯血、便血、尿血，可判断相关内脏有无出血；二是出现全身症状，如面色苍白、出冷汗、四肢厥冷、脉搏细速、昏迷、呕吐、胸腹部肿痛，可判断肝、脾、胃及脑等重要脏器有无出血。

（2）外出血：在体表可见到，血管破裂后血液经皮肤损伤处流出体外。分为三种：①动脉出血。血液呈鲜红色，随心脏的收缩，以喷射状大量涌出，失血量多，危害性大，若不立即止血，可危及生命。②静脉出血。血液呈暗红色，出血速度缓慢，出血量逐渐增多。③毛细血管出血。血液呈水珠状渗出，颜色从鲜红变暗红，失血量少，多能自动凝固止血。

2. 止血基本方法

（1）指压止血法：是一种简单有效的临时性止血方法。它根据动脉的走向，在出血伤口的近心端，通过用手指、手掌或拳头压迫血管，使血管闭合而达到临时止血的目的，然后再选择其他的止血方法。指压止血法适用于头、颈部和四肢的动脉出血。①头面部出血：可压迫一侧面动脉（同侧下颌骨下缘、咬肌前缘）、颞浅动脉（同侧前方颧弓根部），以止同侧头面部出血。②颈部出血：可压迫一侧颈总动脉（同侧气管外侧和胸锁乳突肌前缘中点之间），用力向后压，将其压向第5颈椎横突上。禁忌同时压迫两侧的颈总动脉，以免造成脑缺血、缺氧，继而导致昏迷。颈总动脉压迫止血时间也不能太长，以免引起化学感受器和压力感受器反应而危及生命。③上臂出血：根据出血部位不同，可选择腋动脉或肱动脉压迫止血。腋动脉压迫可从腋窝中点压向肱骨头，肱动脉压迫可从肱二头肌内侧沟中部将动脉向外压向肱骨干。④下肢出血：根据出血部位不同，分别在大腿根部腹股沟中点稍下、腘窝中部及踝关节前后方压迫股动脉、腘动脉及胫前后动脉。

（2）加压包扎止血法：是最常用的止血方法，常用于四肢、头颈、躯干等。用无菌纱布、敷料或急救包，覆盖在伤口上，再用纱布或绷带加压包扎，以增大压力达到止血的目的，必要时可将手掌放在敷料上均匀加压，一般20min后即可止血，同时抬高患肢以避免静脉回流受阻而增加出血量。此法应用普遍，效果也佳。若伤处有骨折时，须另加夹板固定。关节脱位及伤口内有碎骨存在时不用此法。

（3）屈肢加垫止血法：当前臂或小腿出血时，可在肘窝或腘窝内放以纱布垫、棉花团或毛巾、衣服等物品，屈曲关节，用三角巾、绷带或领带等做“8”字形固定。此方法存在不利因素，如可能压迫血管、神经等组织；伤肢合并骨关节伤时则可能加重损伤；不利于搬运。故尽量不采用此法。

（4）填塞止血法：用无菌敷料填入伤口内，压住破裂的血管，伤口外用大块敷料加压包扎。一般只用于大腿根部、腋窝、肩部等难以行一般加压包扎的较大出血、实质性脏器的广泛渗血、继发感染出血、恶性溃疡出血、鼻出血等。填塞的敷料不能长久留于体内，一般3～5d开始慢慢取出，过早可能发生再出血，过晚则易引起感染。

（5）止血带止血法：一般只用于四肢大动脉出血或采用加压包扎后不能有效控制的大出血，因为使用不当会造成严重的出血或肢体缺血坏死。常用的两种止血带为充气止血带和橡皮止血带。充气止血带由于有压力，压力作用平均，效果较好。在紧急情况下也可用绷带、布带、三角巾等代替。使用止血带时一定要用衬垫保护局部软组织。

（6）结扎止血法：直接封闭出血血管断端以阻断血流的方法。活动性出血于清创的同时应给予结扎止血。而大血管出血则按伤情和条件进行血管修补术、血管吻合术、血管移植术等处理。

（7）药物止血法：根据伤者的具体情况，采用各种止血药物和输入新鲜血液或各种凝血因子，以提高凝血作用。局部药物可采用明胶海绵、止血粉敷贴创面止血。

（8）充气式抗休克裤：有助于腹部、盆腔和下肢出血的止血。适应于转运时间在15min以上的休克患者；需要用间接压迫方法以减少或控制出血者；需要固定盆腔和下肢骨折的患者。禁用于肺水肿患者。

3. 注意事项

（1）指压止血法为简便而有效的急救措施，但不能持久，故同时应做伤口的加压包扎、钳夹或结扎止血。

（2）在没有止血带的情况下，应选用较宽的代替品，因为止血带越窄，越易造成神经和软组织的损伤。不能用绳索、电线、铁丝等代替止血带。止血带过紧会压迫、损伤神经或软组织，过松反而增加出血。

（3）止血带的标准压力，上肢为 33.3 ~ 40.0kPa，下肢为 40.0 ~ 66.7kPa，无压力表时观察伤部以刚好止住活动性出血为好。止血带的位置应靠近伤口的近心端，不必强调“标准位置”，上臂扎止血带时，不可扎在中 1/3 处，以防损伤桡神经。

（4）在使用止血带期间，应每隔 1h 放松止血带一次，放松时可用指压法压迫动脉止血或用敷料加压包扎伤口止血，放松 2 ~ 3min，再在稍高的平面上扎止血带，不可在同一平面上反复包扎。

（5）放松止血带时不可过急过快，防止机体突然血流增加，影响血液重新分布，引起血压下降。在停用止血带之前，要先输液或输血，补充有效血容量，打开伤口前，先准备好止血用器材，再松开止血带。如仍有出血，改用钳夹血管结扎止血。

（6）使用止血带时间不能超过 5h（冬天时间可适当延长），因止血带远端缺血、缺氧，有大量组胺类毒素产生，突然松解止血带，毒素吸收，可发生“止血带休克”或急性肾衰竭。如使用止血带已超过 5h，但肢体有挽救的希望，应做深筋膜切开术引流，同时观察血液循环情况。时间过长且远端肢体已有坏死征象时，应立即行截肢术。

（7）钳夹止血应避免盲目乱夹，以防损伤神经和正常血管。

（8）若为大血管损伤，影响肢体存活和功能者应尽早做血管的修补、吻合、移植和再植等手术。

二、包扎

包扎应就地取材，利用最便捷的方法，采用最快的速度，对伤口或伤肢进行包扎，起到局部加压、保护、固定和扶托作用，使患者感到舒适安全，减轻患者痛苦。常用材料有绷带、三角巾、毛巾、被单、丝巾、衣服等，还有一些特制材料如四头带、多头带、丁字带等。

1. 基本方法

（1）绷带基本包扎法：常用的有 6 种，根据部位、形状的不同，采用相适应的方法。

1）环形包扎法：最基本、最常用。适用于包扎开始和结束时，或包扎粗细相等部位的小伤口，如颈、腕、胸、腹等处。绷带环形重叠缠绕，从内向外，由下至上，下圈必须覆盖上圈，结束时用胶布固定尾端，或将带尾分成两头，打结固定。打结、扣针固定应在伤口的上部，肢体的外侧。

2）螺旋形包扎法：适用于包扎直径基本相同的部位，如上臂、躯干、大腿等。先将绷带缠绕数圈，然后将绷带以斜行方式缠绕，每圈覆盖上一圈的1/3～1/2。

3）螺旋反折包扎法：适用于包扎直径大小不等的部位，如前臂、小腿等。由细处向粗处缠，每缠绕一圈反折一次，每圈覆盖上一圈的1/3～1/2，反折部位应相同，使之成一直线。

4）蛇形包扎法：适用于固定敷料或夹板。要求与螺旋包扎法相似，但每圈互补覆盖。

5）“8”字形包扎法：适用于包扎踝关节、肘关节、肩关节等。将绷带从伤处上端或下端开始，向另一端缠绕，再缠绕回到起始端，在组成关节的两端中互相交叉包扎，重复做“8”字形旋转缠绕，每圈遮盖住上一圈的1/3～1/2。

6）回返包扎法：适用于包扎有顶端的部位，如头部或断肢残端。第一圈从中央开始，来回返折，一直到该端全部包扎后，再做环形固定。

（2）三角巾包扎：

1）头顶部包扎法：

a. 顶部包扎法：三角巾底边反折，正中放于伤员前额，顶角经头顶垂于枕后，然后将两底角经耳上向后扎紧，压住顶角，在枕部交叉再经耳上绕到前额打结固定。最后将顶角向上反折嵌入底边内。

b. 风帽式包扎法：将顶角打结放在额部，在底部中点也打结放在枕部，然后将底边两端拉紧向外反折，再绕向前面将下颌部包住，最后绕到颈后在枕部打结。

c. 面具式包扎法：将三角巾顶角打结套在下颌部，罩住面及头部拉到枕后，将底边两端拉紧交叉后到额部打结，在眼、鼻、口部开窗。

d. 单侧面部（或眼部）包扎法：将三角巾对折两层或剪开用单层。一手将顶角压在健侧眉上固定，另一手将底边的一半经健侧耳上绕至头后部，用底角与顶角部打结，然后将底边的另一半反折向下包盖面部，并绕颌下用底角与底边在耳边部打结。

2）胸背部包扎：将三角巾顶角放在伤侧肩部，使三角巾底边中央正位于伤部下侧，将底边两端围绕躯干在背后打结，再用顶角上小带将顶角与底边连结。

3）腹部及臀部包扎：

a. 一般包扎法：将三角巾顶角放在腹股沟下方，取一底角绕大腿一周与顶角打结，然后将另一底角围绕腰部与底边打纽扣结。此法也可包扎臀部创伤。

b. 双侧臀部包扎法：多用蝴蝶巾式打结包扎，打结部放在腰骶部，将底边的各一端在腹部前后打结，另一端则各由大腿后方绕向前与其底边打纽扣结。

4）肩部包扎法：沿三角巾顶角偏左或偏右的位置到底边中点将其折叠成燕尾状，称为燕尾巾。把燕尾巾夹角朝上，放在伤侧肩上。向后的一角略大并压住向前的一角，燕尾底边包绕上臂上部打结，然后将两燕尾角分别经胸、背拉到对侧腋下打结。

5）全手、足包扎法：将手或足放在三角巾中央，指（趾）尖对顶角，底部位于腕（踝）处，将顶角提起反盖于全手或足背上，将左右两底角交叉压住顶角，绕回腕（踝）部，于掌侧或背部打结固定。

2. 注意事项

（1）根据伤口大小及位置选择合适的包扎材料和方法。

（2）包扎前伤口必须先覆盖无菌敷料，避免直接接触伤口。

（3）包扎时适当添加衬垫物，防止局部皮肤受压，并注意保持肢体的功能位。

（4）包扎松紧适宜，注意露出肢体的末端，以便随时观察血液循环。

（5）特殊伤的处理：

1）颅脑伤：颅脑损伤脑组织膨出时，可用保鲜膜、软质的敷料盖住伤口，再用干净的碗扣住脑组织，然后包扎固定，伤员取仰卧位，头偏向一侧，保持气道通畅。

2）开放性气胸：应立即封闭伤口，防止空气继续进入胸腔，用不透气的保鲜膜、塑料袋等覆盖伤口，再垫上纱布、毛巾包扎，伤员取半卧位。

3）异物插入：无论异物插入眼球还是插入身体其他部位，严禁将异物拔出，应将异物固定好，再进行包扎。

三、固定

主要针对的是骨折患者。目的是防止骨折端移动，减轻患者的痛苦，并减少对血管、神经周围组织及重要脏器的损伤。常用材料是夹板，包括铁丝夹板、木质夹板、塑料制品夹板、充气式夹板。紧急时可就地取材，用树枝、木棒、竹竿、镐把、枪托等代替。另需备纱布、绷带、三角巾、毛巾、衣物等。

1. 骨折的种类

(1) 闭合性骨折：骨折处皮肤完整，骨折断端与外界不相通。

(2) 开放性骨折：外伤伤口深及骨折处或骨折断端刺破皮肤露出体表。

(3) 复合性骨折：骨折断端损伤血管、神经或其他脏器，或伴有关节脱位等。

(4) 不完全性骨折：骨的完整性和连续性未完全中断。

(5) 完全性骨折：骨的完整性和连续性完全中断。

2. 骨折的症状　疼痛、肿胀、畸形、骨擦音、功能障碍、大出血。

3. 固定的基本方法

(1) 自体固定法：适用于下肢骨折，将伤肢固定于健肢，两足并齐，将伤肢拉直，注意用棉垫或其他软织物置于关节处和填塞于两腿间的空隙，分段包扎固定。

(2) 夹板固定法：根据骨折的部位、性质不同选择合适的夹板，用绷带、棉垫、纱布或三角巾固定。

(3) 特殊骨折固定：

1) 骨盆骨折：患者仰卧，在其两膝关节、两踝关节处放衬垫后，将踝、膝、髋关节等以绷带固定。

2) 脊柱骨折：协助患者俯卧于硬板上，避免移动；必要时，将其用绷带固定。

4. 注意事项

(1) 上夹板固定前，先检查并处理伤口，不可将外露的骨折端回纳伤口，以免感染。若有休克，及时抗休克治疗。

(2) 夹板的长度适宜，必须超过骨折部位上下两个关节。

(3) 夹板和皮肤不能直接接触，必须有衬垫，防止皮肤磨损和固定不牢。

(4) 固定松紧适宜，以免影响血液循环；固定时，一定要露出趾（指）端，以便随时观察血液循环情况。

四、搬运

搬运伤员的原则是及时、安全、迅速地将伤员搬至安全地带，以免延误抢救治疗时机，并可防止其再次受伤。

1. 搬运伤员的要求

（1）搬运前应先进行初步的急救处理。

（2）搬运时要根据伤情灵活地选用搬运工具和搬运方法。

（3）按伤情选择搬运的体位，动作要轻而迅速，避免震动，尽量减少伤员的痛苦，并争取在短时间内将伤员送往医院进行抢救治疗。

2. 搬运方法　常用的搬运有徒手搬运和器械搬运两种。可根据伤者的伤势轻重和运送的距离远近而选择合适的搬运方法。徒手搬运法适用于伤势较轻且运送距离较近的伤者；担架搬运适用于伤势较重，不宜徒手搬运，且转运距离较远的伤者。

（1）单人徒手搬运：

1）扶持法：适用于病情轻、可站立行走的患者。

2）抱持法：救护者站在患者一侧，一手托其背部，一手托其大腿，将其抱起。患者若有知觉，可让其一手抱住救护者颈部。

3）背负法：救护者背起患者。

（2）双人徒手搬运：

1）椅托式：两名救护者相对而立，单膝跪地，各以一手伸入患者大腿下相互握紧，另一手彼此交错支持患者背部。

2）拉车式：两名救护者，一名站在患者头侧，双手通过腋下抱住患者，另一名站在患者两足间，抱住其双腿，两人步调一致慢慢抬起。

3）平抱或平抬法：两人并排，将患者平抱，也可一前一后、一左一右将患者平抬。

（3）三人搬运或多人搬运法：可以三人并排抱起患者，四人以上可以面对面站抱起患者。

（4）器械搬运法：适用于病情较重又不适于徒手搬运的患者。常用器械有帆布担架、绳网担架等。就地取材，采用简易架担如椅子、门板、毯子、衣服、绳子、梯子等。

1）患者采取的体位：一般说来，急症患者应以平卧为好，全身舒展，上下肢放直。再根据不同的病情，做一些适当的调整。例如，高血压脑出血患者，头部可适当垫高，减少头部的血流；昏迷者，可将其头部偏向一侧，防止呕吐物或痰液等流出造成吸入；外伤出血，处于休克状态的患者，可将其头部适当放低些；至于心脏病患者出现心力衰竭、呼吸困难者，可采取坐位，使呼吸更顺畅。

2）抬担架方法：救助者站在伤员一侧，水平托起伤员将其放在担架上，头部在后，走步要交叉，即前左后右，冬季要保暖，夏季要防暑，途中注意尽量保持担架水平与平衡，并观察伤员情况。

3. 注意事项

（1）搬运途中，要随时观察患者的伤情变化。

（2）昏迷或有恶心、呕吐者，应采取侧卧位或俯卧位，头转向一侧，以利于气道通畅。

（3）对于脊柱损害者，应先固定颈部，再用硬板搬运，保持脊柱伸直，坚持“圆柱”状搬运。

（4）对于骨盆损伤者，用大块包扎材料将骨盆做环形包扎后，协助仰卧于硬板或硬质担架上，膝部微屈，下面加垫。

（5）对于腹部内脏脱出者，可用大小适宜的碗扣住脱出部分，并用三角巾包扎固定，令其双腿屈曲，腹肌放松。严禁回纳脱出的内脏，以免引起感染。

（6）身体带有刺入物者，先包扎伤口并固定刺入物，应避免挤压、碰撞；外露刺入物应有专人负责保护，途中严禁震动，以防刺入物脱出或深入。

第十节　脉搏指示连续心排血量（PICCO）监测技术

一、定义

脉搏指示连续心排血量（pulse index continuous cardiac output，PICCO）监测技术，是利用经肺热稀释技术和脉搏波形轮廓分析技术相结合的监测方法，不但可以连续测量心排血量（CO）和动脉血压，还可以测量胸腔内血容量（ITBV）和血管外肺水（EVLW）等参数，以指导临床医生更好地进行容量管理。

二、基本原理

PICCO 监测仪采用热稀释方法测量单次的心排血量，并通过分析动脉压力波形曲线下面积来获得连续的心排血量（PCCO），同时可计算胸腔内血容量和血管外肺水。胸腔内血容量已被许多学者证明是一项可重复、敏感且比肺动脉阻塞压（PAOP）、右心室舒张末期压（RVEDV）、中心静脉压（CVP）更能准确地反映心脏前负荷的指标。

三、适应证

任何原因引起的血流动力学不稳定，或存在可能引起这些改变的危险因素，并且任何原因引起的血管外肺水增加，或存在可能引起血管外肺水增加的危险因素，均为 PICCO 监测的适应证。PICCO 导管不经过心脏，尤其适用于肺动脉漂浮导管部分禁忌患者，如完全左束支传导阻滞、心脏附壁血栓、严重心律失常患者和血管外肺水增加的患者（如急性呼吸窘迫综合征（ARDS）、心力衰竭、水中毒、严重感染、重症胰腺炎、严重烧伤以及围手术期、大手术患者等）。

四、禁忌证

PICCO 没有绝对的禁忌证，由于监测方式是有创的，因此，如果患者的动脉置管部位不适合置管，则不能使用。PICCO 只应该应用于预期结果与风险相比是值得的患者，接受主动脉内球囊反搏治疗的患者，不能使用本设备的脉搏轮廓分析方式进行监测。

五、常用参数正常值及其意义

PICCO 可利用脉搏轮廓分析技术连续监测下列参数：每搏输出量（PC-CO）及指数（PCCI）、动脉压（ABP）、心率（HR）、每搏量（SV）及指数（SVI）、每搏量变化（SVV）、外周血管阻力（SVR）及指数（SVRI）、左心室收缩指数（dPmx）。

PICCO可利用热稀释法测定以下参数：心排血量（CO）及指数（CI）、胸腔内血容量（ITBV）及指数（ITBVI）、全心舒张末期容量（GEDV）及指数（GEDVI）、血管外肺水（EVLW）及指数（ELWI）、心功能指数（CFI）、全心射血分数（GEF）、肺血管通透性指数（PVPI）。见表11－12。

表11－12　PICCO常用参数正常值及其意义

参数	正常值	意义
心指数（CI）	3.5～5.5L/（min·m²）	低于2.50L/（min·m²）时可出现心力衰竭，低于1.8L/（min·m²）并伴有微循环障碍时为心源性休克
胸腔内血容量指数（ITBVI）	850～1 000mL/m²	小于低值为前负荷不足，大于高值为前负荷过重
全心舒张末容量指数（GEDVI）	680～800mL/m²	小于低值为前负荷不足，大于高值为前负荷过重
血管外肺水指数（ELWI）	3～7mL/kg	大于高值为肺水过多，将出现肺水肿
肺血管通透性指数（PVPI）	1～3	反映右心室后负荷大小
每搏变化SVV/脉压变异（PPV）	≤10%	反映液体复苏的反应性
外周血管阻力指数（VRI）	1 200～2 000 dyn*s*cm⁻⁵*m²	反映左心室后负荷大小；体循环中小动脉病变，或因神经体液等因素所致的血管收缩与舒张状态，均可影响结果
左心室收缩指数（dPmx）	1 200～2 000mmHg/s	反映心肌收缩力

六、PICCO的护理

1. 置管前准备

（1）签知情同意书，选择合适的穿刺部位（左或右股动脉及一右侧中心静脉），患者取合适卧位。

（2）准备好所需物品（PICCO 及深静脉穿刺套组各一套）及药品。

（3）穿刺者准备。

2. 置管中配合

（1）协助医生进行皮肤消毒及插管等操作。

（2）密切观察患者生命体征变化，发现问题及时处理。

（3）协助置管者清理用物。

3. 股动脉及中心静脉导管测压及护理

（1）严格遵守无菌操作原则，严格手卫生。

（2）正确连接，保持管路连接紧密、无气泡。

（3）妥善固定，记录导管长度；班班交接，保持导管通畅；使用加压袋肝素盐水持续冲洗，保持测压系统密闭。

（4）在患者安静状态下，将换能器置于正确位置（平卧患者腋中线第 4 肋间），测压前调零。

（5）穿刺部位尽量选择无菌、透明、透气性好的敷料覆盖，定期更换。更换时间：无菌纱布为 1 次/d，无菌透明敷料为 1 ~ 2 次/周，如果纱布或敷料出现潮湿、松动或污染时应当立即更换。消毒时选择酒精及碘伏由内向外以同心圆方式消毒皮肤，直径 10 ~ 15cm。

（6）观察穿刺点，出现红肿、脓性分泌物时及时告知医生，留取标本，必要时拔管。尽量避免由中心静脉及动脉导管采血。

（7）持续监测股动脉压力波形及数值，及时发现异常并处理。

4. 并发症监测　疼痛和炎症；出血；空气栓塞；局部血肿；气胸；心律失常；感染等。

5. 拔管后护理

（1）遵医嘱留取导管标本送检。

（2）充分按压穿刺点，动脉导管按压 30min 以上，有出血倾向者适当延长按压时间，并在按压结束后局部覆盖无菌敷料，用弹力绷带包扎，沙袋压迫，继续观察有无出血征象。

七、PICCO 监测技术操作流程

PICCO 监测技术操作流程见表 11 – 13。

表 11－13　PICCO 监测技术操作流程

目的	准确有效地监测血流动力学，保证 PICCO 置管的顺利完成，减少并发症的发生。
用物	1 套 PICCO 专用套装（内含股动脉穿刺热稀释导管和温度传感器），压力传感器 2 套，PICCO 模块或 PICCO 监测仪，导线，低温生理盐水（4～8℃），持续肝素盐水冲洗液（生理盐水 500mL＋肝素 3 125U）和加压袋 2 个，穿刺消毒物品，抢救物品及药品等。
操作流程	1. 核对患者，置患者于去枕平卧位，头侧向穿刺对侧。 2. 遵医嘱使用镇静剂。 3. 正确连接各管道，压力传感器排气备用。 4. 右侧中心（锁骨下/颈内）静脉穿刺成功后，配合医生置入深静脉导管，妥善固定，连接 PICCO 专用测温传感器探头。 5. 配合医生行股动脉穿刺，穿刺成功后置入 PICCO 专用动脉导管，妥善固定，连接测压及测温传感器电缆。 6. 穿刺过程中须连续监测患者的生命体征变化，观察呼吸和氧饱和度变化，持续监测心率、心律及血压变化。 7. 股动脉压力换能器和中心静脉压力换能器分别校零。 8. 行 PICCO 定标，即 CO 定标。定标前中心静脉停止输液 30s 以上，经中心静脉内快速注射（4s 内匀速注入）低于 15℃（4～8℃）的生理盐水 10～15mL。 9. 观察监视屏上各种数值及中心静脉压和股动脉压力波形的变化。 10. 持续监测记录 CO、CI、SV、SVR、ITBV、EVLW、CVP 等的变化，由监测结果来决定输液速度、输液量及输液种类。 11. 记录导管置入长度，妥善固定，保证监测期间应用加压袋，压力保持在 300mmHg，持续给予肝素盐水冲洗管道。 12. 拔管后护理： （1）拔管后按压股动脉穿刺点 30min 以上，并用无菌敷料覆盖； （2）用弹力绷带加压包扎，然后以 1.0～1.5kg 沙袋压迫止血 6～8h； （3）置管侧肢体拔管后要直腿平卧 24h。 13. 操作后： （1）安置患者； （2）用物终末处理； （3）洗手，记录（CO、CI、SV、SVR、ITBV、EVLW、CVP 等的变化）； （4）做好导管的日常维护。

续表

<table>
<tr><td>注意事项</td><td>1. 严格遵守无菌操作原则，预防导管相关性感染的发生。
2. 患者穿刺侧的肢体应保持伸直，避免弯曲，保持管路通畅，注意观察肢体皮肤的温度、足背动脉搏动情况、肢体活动度的情况。
3. 凝血功能差的患者要适当延长按压及应用沙袋的时间。
4. 翻身时要避免导管移位或滑脱，应由专人固定导管后再行翻身。
5. PICCO 导管有 3F、4F、5F 三种型号可供选择，可置于股动脉、肱动脉或腋动脉，一般多选择股动脉。3F 导管用于儿科患者，置于股动脉。
6. 导管尖端不能进入主动脉。
7. 换能器压力调零：平卧位时将换能器置于腋中线第 4 肋间平齐心脏水平。一般每 6 ~ 8h 进行一次调零。
8. 每次动脉压修正后，都必须通过热稀释测量法对脉搏指示重新进行分析。
9. 注意选择合适的注射液温度和容积，注射液体容量必须与心排血量仪器预设液体容积一致，注射时间在 5s 以内。
10. 有主动脉瘤存在时，ITBVI 和 GEDVI 数值不准确。
11. 动脉导管留置时间一般不超过 10d，如出现导管相关性感染征象，应及时将导管拔除并且留取血标本进行培养。
12. 长时间留置动脉导管，注意肢体局部缺血和栓塞。
13. 接受主动脉内球囊反搏治疗的患者，脉搏轮廓分析法不能准确监测各项指标。
14. 冷盐水注射注意事项：
（1）注射液温度常规为 4 ~ 8 ℃；成人 10 ~ 15 mL，儿童 3 ~ 5 mL，单次不能超过 20mL。
（2）注射速度应快速、均匀，以不超过 5s 为佳；3 次测量时间控制在 15min内。
（3）注入冷盐水时，手不要触及温度容纳仓及中心静脉导管。
（4）冷盐水注入通道严禁使用血管活性药物。
（5）温度容纳仓与中心静脉导管间不能加延长管。</td></tr>
</table>

第十一节　主动脉内球囊反搏（IABP）技术

一、定义

主动脉内球囊反搏（intra-aortic balloon pumping，IABP）是一种用于减少心肌消耗，同时增加心排血量和冠脉血流量的机械装置。1968 年首次应用于临床，早期主要用于心脏围术期血流动力学不稳定、心源性休克或心力衰竭患者的循环支持，通常需要外科手术切开血管植入主动脉内球囊。20 世纪 80 年代经皮穿刺技术的出现使 IABP 具有创伤小、并发症少以及操作简便等优点，目前 IABP 已广泛应用于高危经皮冠状动脉介入治疗（PCI）患者的循环支持。

二、基本原理

将一圆柱形气囊置于主动脉内起反搏作用，通过电脑控制，使球囊在心脏收缩前一瞬间（主动脉瓣开放时）放气，降低主动脉内舒张末压，减少左心室做功，降低后负荷，减少心肌耗氧量；在心脏舒张前一瞬间（主动脉瓣关闭时）充气，增加舒张期冠脉灌注，增加心肌供氧量，以达到降低左室前后负荷，减轻心脏负荷的目的。

三、适应证

（1）各种原因引起的泵衰竭：①急性原因引起的心泵衰竭；②围手术期发生的心肌梗死；③体外循环后低心排血量综合征；④心脏挫伤；⑤中毒性休克；⑥病毒性心肌炎。

（2）急性心肌梗死后发生的机械性并发症：①室间隔穿孔；②乳头肌断裂致二尖瓣关闭不全；③左心室室壁瘤。

（3）内科治疗无效的不稳定型心绞痛。

（4）心肌缺血而致的室性心律失常及难治性心律失常。

（5）进展性心肌梗死。

（6）围手术期对重症患者的支持和保护措施：①严重心肌缺血患者做

冠状动脉造影、经皮腔内冠状动脉成形术（PTCA）、溶栓术、麻醉诱导；②高危重症患者做心导管检查、心脏手术、普外手术。

（7）心脏移植前后的辅助治疗。

（8）人工心脏的过渡治疗。

（9）手术中产生搏动性血流。

四、禁忌证

（1）主动脉瓣关闭不全。

（2）主动脉瘤或主动脉血管性的疾病。

（3）动脉粥样硬化与严重的周围血管疾病。

（4）严重凝血机制障碍。

（5）脑死亡患者。

（6）疾病终末期，如癌症转移。

五、IABP 导管型号选择

IABP 导管型号选择见表 11－14。

表 11－14　IABP 导管型号选择

型号	30CC	40CC	50CC
身高	＜162cm	＜182cm	＞182cm

六、IABP 的护理

1. 保证充足的氦气供应　术前注意打开氦气瓶总开关和小开关，并检查氦气表。IABP 使用期间，要随时检查压力表，当指针指向红线时要及时更换氦气瓶。

2. 确保球囊位置正确

（1）术前预测量待置入球囊的长度，球囊位置在左锁骨动脉以下 2～3cm（第 2 肋间）和肾动脉开口之间的降主动脉内。

（2）术后立即拍床旁胸片定位，确保球囊位置正确，观察导管尖端是否位于第 2～3 肋间。

3. 采取正确舒适的卧位，避免导管弯曲、打折

（1）严格卧床休息，适当限制术肢的活动，病情允许者床头摇高不超

过30°，侧卧位时不超过40°，术肢伸直，避免屈曲。

（2）下肢做被动功能锻炼，即肢体按摩、拍打。加强皮肤护理，预防压疮。

4. 密切观察病情

（1）注意患者心率、心律、有创动脉压、反搏压的变化，如出现心律失常而致反搏比例不当，及时报告医生。在医生指导下，适当调整反搏比例或球囊充气和放气时间。

（2）术后患者需要达到全身肝素化［活化凝血时间（ACT）250～300s，凝血酶原时间（PT）（18±2s）］，防止血栓形成。注意伤口出血情况及皮肤黏膜有无出血、尿液中有无血等。

（3）常见并发症有肢体缺血、血栓形成、出血、感染、动脉损伤、血小板减少、球囊破裂及血栓等。注意观察IABP常见并发症的临床表现，如每小时尿量、24h出入水量、双侧足背动脉搏动情况等。

5. 保证管道的通畅及密闭性

（1）注意导管各连接处有无松动、脱开及血液反流等情况出现。各接口紧密衔接，妥善固定有创动脉导管并保持其通畅，每小时用肝素盐水（生理盐水500mL+肝素5 000U）冲管。

（2）保证压力换能器位置始终与心脏平齐，注意定时校正零位，确保测压值正确反映患者情况及IABP使用效果。

（3）注意保护导管，严禁经导管抽血或进行其他治疗，以免损伤球囊导管。

6. 确保反搏触发信号清晰　触发模式有心电触发、压力触发、起搏（信号）触发、固定触发，以心电触发最常见。确保心电图信号清晰，须做到以下几点：

（1）固定好电极片。

（2）心电图导联选用标准肢体导联中R波高尖、T波低平的导联。

（3）操作时要注意心电图情况，防止心电导联线及电极脱落。必要时在操作时将心电触发改为压力触发，同时注意观察反搏波形。

7. 观察指标　使用IABP期间，密切观察反搏波形及其振幅、球囊充气和放气时间是否正确。

8. 拔管指征　多巴胺用量<5μg/（kg·min）；心指数>2.5L/（min·m^2），平均动脉压>80mmHg；尿量>1mL/（kg·h）；手足暖，末梢循环好；减慢反搏频率时，上述指标稳定。

七、IABP 技术操作流程

IABP 技术操作流程见表 11 – 15。

表 11 – 15　IABP 技术操作流程

目的	1. 降低心脏后负荷，增加心排血量。 2. 增高舒张压，增加冠脉灌注。
用物	1. IABP 机器及机器用氦气、IABP 导管、穿刺包、1∶10 肝素盐水（生理盐水 500mL + 肝素钠 5 000U）、加压袋（保持压力 300mmHg）。 2. 消毒物品：碘酒、酒精、无菌手套 3. 局部麻醉物品：麻醉药、无菌洞巾及无菌单。
操作流程	1. 核对患者，置患者于平卧位。 2. 连接主机的电源。 3. 连接电极片，选择并且连接触发反搏的心电图电极。 （1）电极片应当放在患者体表能够获得最大 R 波并且其他波形和伪波最小的位置。 （2）有两套心电图信号：一套是球囊反搏泵主机上为获得控制触发的心电图信号；另一套是外接床旁监护仪上（外接线一头接监护仪左侧“ECG Deilb”孔，另一头接 IAPB 泵的“IN ECG”孔）的心电图信号。 4. 打开反搏泵。 5. 将监测主动脉压力的传感器与主机相连接： （1）冲洗系统与压力传感器相连接，并且应保证系统的密闭性。 （2）中央腔与压力导管连接。 6. 配合医生行股动脉穿刺，穿刺成功后置入 IABP 专用动脉导管，妥善固定。 7. 连接压力监测装置，进行换能器归零（传感器对大气，选择屏幕左侧“动脉压/监护仪”键至动脉压屏幕下方出现 TRANSDUCER ZERO 按一次）。 8. 连接氦气管： （1）打开氦气开关，确认氦气的工作压力符合要求。 （2）连接固定氦气管的 Y 形端。 9. 调试各种需要的参数： （1）选择最可靠的触发模式； （2）球囊反搏的气体容量从比较低的水平开始，逐渐增加到所需要的容量； （3）调节反搏比例［开始选择 1∶（1 ~ 2）］； （4）按充气键“INFLATE”和放气键“DEFLATE”，调节充、放气时间。

续表

<table>
<tr><td>注意事项</td><td>1. 长时间不使用时请注意充电，2 周一次，每次 12h。
2. 使用前注意检查氦气剩余量，不用时关闭阀门。
3. 置管优先选择导管室操作；紧急状况下也可床旁操作，注意无菌原则。
4. 穿刺操作前请先测量患者身高，选择合适（球囊长度）的导管规格，按照标准流程操作。
（1）穿刺针角度不要超过 45°。
（2）置入导丝时避免频繁回抽。
（3）导管不要打折。
（4）导管置入前请先抽真空，并将止血鞘撕去。
（5）导管置入过程中全程导丝牵引。
（6）导管到位后，中央腔接三通压力延长管，回抽后注入肝素盐水。
5. 电极片要贴牢固，保证良好的心电波形。
6. 避免和其他仪器共用一个接线板。
7. 加压袋保持 300mmHg，冲洗中央腔 1 次/h，保持中央腔通畅。
8. 对压力参数有疑问时，可手动校零。
9. 监测患者凝血状况。
10. 定时检查下肢和左上肢血供状况。
11. 如果发现透明氦气管内有血，立即更换整个导管。
12. 有报警时，先要看是什么报警，处理后依次按“RESAT”及“ON”键。
13. 按“PUMP STANDBY”键，机器可处于待机状态，停泵时间不要超过 30min 时，否则容易形成血栓。
14. 拔管时机器要在“OFF”状态，拔管前球囊先放气，拔管后穿刺点按压 30min，后予以加压包扎，沙袋压迫 6～8h，直腿平卧 12h。
15. 影响主动脉内球囊反搏使用的因素：反搏触发信号；患者自身因素，如心率 >120 次/min 的窦性心动过速、心房颤动；心房起搏信号干扰；严重低血压；球囊大小；球囊位置；氦气压力；导管曲折；管道密闭性。</td></tr>
</table>

第十二节 体外膜肺氧合（ECMO）技术

一、定义

体外膜肺氧合（extracorporeal membrane oxygenation，ECMO）是将血液

从体内引到体外，经膜肺氧合后再用血泵或体外循环机将血液灌入体内，对一些呼吸或循环衰竭的患者进行有效支持的技术。它可使心、肺得到充分的休息，为心功能和肺功能的恢复赢得宝贵时间。

二、基本原理

ECMO 的本质是一种改良的人工心肺机，最核心的部分是膜肺和血泵，分别起人工肺和人工心脏的作用。ECMO 运转时，血液从静脉引出，通过膜肺吸收氧、排出二氧化碳。经过气体交换的血，在泵的推动下可回到静脉（V－V 通路），也可回到动脉（V－A 通路）。前者主要用于体外呼吸支持；后者因血泵可以代替心脏的泵血功能，既可用于体外呼吸支持，又可用于心脏支持。当患者的肺功能严重受损，对常规治疗无效时，ECMO 可以承担气体交换任务，使肺处于休息状态，为患者的康复赢得宝贵时间。同样患者的心功能严重受损时，血泵可以代替心脏泵血功能，维持血液循环。

三、适应证

（1）主要用于病情严重（预期病死率在 80% 以上），但有逆转可能的疾病，如新生儿呼吸窘迫综合征、胎粪吸入综合征、顽固性肺动脉高压（超过 2/3 的收缩压）、先天性膈疝、重症肺炎。新生儿行 ECMO 的指征：年龄 >32 周，体重 >1.5kg，且没有颅内出血（一级以上）和凝血功能障碍，机械通气时间 <2 周，吸入纯氧时间 >4h，PaO_2仍 <40mmHg。

（2）成人或儿童因为气体交换不良所致的顽固性低氧血症，氧合指数（动脉氧分压/吸入氧浓度）<100mmHg；肺的静态顺应性 <0.5mL/(cmH_2O·kg)；肺内分流分数 >30%；吸入纯氧持续 2h，指脉氧饱和度 <90%；PEEP 增加时肺顺应性和 PaO_2 均没有改善，机械通气时间 <7d。常用于重症肝炎、手术后、创伤或全身感染引起的急性呼吸窘迫综合征、哮喘持续状态、吸入性肺损伤、肺栓塞、全身重症感染。

（3）成人与儿童因心肺功能障碍引起的顽固性低心排血量，给予最优化的药物治疗，仍然无法改善，血乳酸水平持续增高，持续性低血压或术后脱离体外循环机失败。

（4）心脏手术后右心衰竭，并发肺动脉高压危象，此肺动脉高压危象是可逆性的。

（5）心脏手术后，暂时性左心功能丧失。

（6）为准备心脏重大手术或心脏移植前的桥梁。

（7）可逆性的心脏病变，如心肌炎。

四、禁忌证

（1）禁忌抗凝者。

（2）没有救治希望的终末期患者。

（3）潜在的中、重度慢性肺部疾病。

（4）高龄多脏器功能衰竭综合征。

（5）无法控制的代谢性酸中毒。

（6）中枢神经系统损伤。

（7）重度免疫抑制。

五、ECMO 的类型

1. V－A ECMO：血液从静脉端引流出来，经过血泵和氧合器，从动脉端导入。减轻心脏工作量，减少血管活性药物和强心药的使用，增加组织灌注。

2. V－V ECMO：血液从静脉端引流出来，经过血泵和氧合器，从静脉端导入。减轻肺的工作量，提供氧气，去除二氧化碳，使肺避免高氧和机械损伤。

六、ECMO 治疗的目标

（1）维持患者的血红蛋白≥80g/L，血细胞比容≥24%。

（2）血小板计数≥50 000×10^9/L。

（3）肝功能检查结果正常。

（4）保温，鼻咽温度 36～37℃。

（5）ACT 在 160～220s 或活化部分凝血活酶时间（APTT）维持在 50～80s。

（6）可以接受的血气分析结果。

（7）平均动脉压≥65mmHg。

（8）中心静脉压维持在 8～12mmHg。

（9）尿量≥1mL/（kg·h）。

七、ECMO 的护理

1. ECMO 的护理操作配合　安装前充分做好准备，严格消毒隔离；备好各种抢救药品、物品和设备；安装进行时，严格执行无菌操作；适当镇静、镇痛；患者取仰卧位；插管过程中密切监测生命体征；插管完成后，X 线确定插管位置；严密观察局部有无渗血，常规监测血气、血生化、血常规、胶体渗透压；配合灌注医生调节辅助流量，直到循环稳定，酸碱、电解质恢复平衡。

2. ECMO 支持阶段的护理

（1）严密监测生命体征变化。

（2）密切观察血流动力学的变化。

（3）气道管理：采用肺保护性通气策略，监测动脉血气（每 4h 一次），持续监测动、静脉血氧饱和度，适度镇静、镇痛，定时进行镇静水平评估，加强护患沟通和心理护理，避免人机对抗，床头抬高 30°，采用密闭式吸痰。

（4）严密监测凝血功能：每天监测凝血功能，给予肝素静脉泵入，ACT 维持在 160～180s。每天监测血常规，必要时可进行输血。监测肾脏功能：记录每小时尿量，维持尿量 >1mL/（kg·h）［肾功能受损时，尿量 <0.5mL/（kg·h）］，观察尿液颜色，注意有无溶血。

（5）严防管道移位和脱落。

3. 撤机标准

（1）肺功能：①呼吸机 $FiO_2 \leqslant 60\%$；②PEEP≤5cmH_2O；③动脉血氧饱和度 >90%，$PaCO_2$ <50mmHg；④肺顺应性≥0.5mL/（cm^2·kg）。

（2）心脏功能：①最小剂量的正性肌力药物，肾上腺素≤2μg/min；②心室辅助流量≤1L/min；③心排血指数 >2.0L/（min·m^2）；④肺毛细血管楔压和（或）中心静脉压 <16mmHg。

八、并发症的护理

ECMO 的并发症主要包括两部分，即患者机体并发症和 ECMO 系统的异常。患者机体常见并发症有手术创面及插管部位的出血、栓塞、神经系统功能异常、心肌顿抑、肾功能不全、溶血、感染以及末端肢体缺血等。ECMO 系统异常包括氧合器不良、血浆渗漏及泵失灵等。

1. 患者机体并发症

（1）出血：是 ECMO 最为常见的并发症，包括手术区域的出血和其他重要脏器的出血，如导管留置处的出血，心脏创面出血导致的心脏压塞等，而重要脏器的出血则以脑出血最为严重。导致出血的主要原因为：①手术技术的缺陷、管道固定不可靠、患者清醒时带管活动均可能造成手术区域的出血。②ECMO 治疗中必须采用全身肝素化，以避免血液凝固和血栓形成，但长期肝素化可使出血的风险增加。③运用 ECMO 时血小板消耗严重。④血细胞损伤所致的血小板功能下降、凝血酶活物的匮乏以及纤溶亢进。

处理方案：①提高手术的可靠性，管道固定切实可靠。②使用经皮血管穿刺的方法安置 ECMO，既可以节约操作时间，也能明显减少出血并发症的发生率。③监测 ACT 应在 120～180s，避免抗凝过度引起致命的出血。④尽可能使用有肝素涂层的 ECMO 管道，这样可以减少肝素的使用量。如果辅助时间较长，则应相应减少肝素的用量。⑤辅助期间血小板消耗较为严重，一般应维持血小板水平在 5×10^{9}/L，必要时输注血小板补充。⑥ECMO 支持期间适当使用前列环素类或抑肽酶等药物，以减少血栓形成，同时保护血小板功能。⑦如考虑存在活动性出血，应积极行外科手术处理。⑧对于较长时间使用肝素抗凝的患者，单纯监测 ACT 并不敏感，应监测肝素浓度或抗Xa 因子活性等以明确凝血状态。

（2）栓塞：其原因可能为长时间 ECMO 支持导致大量血液成分破坏、全身炎症反应以及抗凝不充分等。而 ECMO 流量过大，造成左心血流不足、流速缓慢，则可能导致左心内血栓形成。

处理方案：①辅助期间适当增加肝素的用量，可以有效地降低与 ECMO 相关的潜在致命性血栓栓塞的发生率。②如果使用有肝素涂层的循环管道，则尽可能不在手术室用鱼精蛋白中和静脉肝素。

（3）神经精神系统并发症：主要表现为脑出血及脑栓塞所引起的中枢神经系统异常，以及撤离 ECMO 后的抑郁躁狂状态。引起神经系统并发症的原因包括低氧血症、栓塞及出血。常见的诱因有：①安置 ECMO 插管至辅助开始的一段时间，低氧血症直接危害神经系统。②气体微栓及动脉微血栓均可导致脑栓塞。③血流动力学不稳定及机体的低血压状态是脑损伤的危险因素。④脑血管自身调节系统依赖于搏动性血流灌注，而 V－A ECMO 脑部为非搏动性血流灌注，将加重脑水肿。⑤V－A ECMO 辅助时，上半身重要脏器的血供含氧量低，低氧直接导致神经系统损害。⑥术前有脑血管畸形也是神经系统功能恶化的重要原因。

处理方案：①V－A ECMO 辅助同时联合使用主动脉内球囊反搏（IABP），通过球囊反搏作用创造出搏动性血流，改善脑部灌注。②在患者心功能好转的情况下，尽可能使用 V－V ECMO 辅助，因为 V－V ECMO 只产生氧合作用，自身心脏工作产生搏动性血流，同时肺组织相当于微栓过滤器，能过滤掉体循环中的微小栓子。

（4）心肌顿抑：临床上可见 ECMO 辅助早期患者自身的收缩压下降，脉压减小，心排血量极大程度地依赖 ECMO 的流量。超声心动检查显示心肌收缩无力，左心室扩张。ECMO 导致心肌顿抑的可能原因有：①心肌缺血再灌注损伤。②ECMO 提高左心室的后负荷，从而增加左心室壁张力，增加心肌的氧耗。③ECMO 系统对左心室的引流不充分，导致左心室前负荷增加，室壁张力增高。④冠状动脉灌注血氧分压低造成的心肌缺氧。常见于使用经股动静脉建立 V－A ECMO 辅助时，经膜肺氧合的富氧血主要供应下半部分躯体，而冠状动脉的灌注则由经自身肺氧合的低氧血供应，氧供不足，造成心脏收缩无力，当患者肺功能不全时此现象更为明显。

处理方案：①保证手术中心肌的完全再血管化。②联合使用 IABP 可降低左心室后负荷。③采用经右上肺静脉插管至左心房进行左心引流的方法，以降低左心室前负荷。④在患者自身心功能允许的情况下，及时将 V－A ECMO 转换为 V－V ECMO 才能改善上半身重要脏器的血供。

（5）肾功能不全：也是 ECMO 常见的并发症之一。可能与溶血、血栓栓塞、非搏动性灌注、全身炎症反应等因素有关，肾功能不全的主要病变是急性肾小管坏死，常为可逆性改变，通过积极治疗，多数患者肾功能可恢复正常。ECMO 期间发生肾功能不全的患者需进行连续性肾脏替代治疗，也可采用腹膜透析的方法治疗。

（6）溶血：患者表现为血红蛋白含量下降，血红蛋白尿，血浆游离血红蛋白水平升高，严重者造成急性肾衰竭。引起溶血常见的原因有：①静脉端引流不良，造成泵前负压过大，引起红细胞机械性破坏。②离心泵轴心处产生血栓，造成泵的转动不平衡或血栓在泵内的转动，直接破坏红细胞。③泵的转动及管道内表面的直接破坏。

处理方案：①在满足流量的情况下，尽可能使静脉引流的负压绝对值最小。②适当碱化尿液，减少肾小管堵塞的危险。③发生严重血红蛋白尿时需进行血浆置换。

（7）感染：ECMO 期间感染发生率较高，主要与手术时间过长、手术创伤过大有关，ECMO 过程增加了感染的机会。

处理方案：①在进行 ECMO 的过程中各个环节严格无菌操作，注意环境的清洁。②合理使用抗生素，尽可能缩短 ECMO 的辅助时间。③尽早恢复患者进食，减少静脉用药。

（8）末端肢体缺血：其中以股动脉置管行 ECMO 辅助时下肢末端缺血最为常见。血栓、栓塞、留置的导管口径太大所致的血流阻塞，均可造成肢体缺血。

处理方案：①目前主张打开伤口置放管道，根据血管的口径选择适合尺寸的导管，在流量允许的情况下，管道的口径尽可能小。②切开暴露股动脉时，若股浅动脉的口径较大，尽可能使用股浅动脉向股动脉插管。③关闭伤口前可先测量末端动脉压，若小于 50mmHg，则应置放远端肢体的灌注管。④关闭伤口前可使用多普勒超声血流仪探测患肢的足背动脉及胫后动脉，如均未探及血流信号，则应置放远端肢体的灌注管。⑤ECMO 辅助期间，如果出现肢体缺血，可重新打开伤口，从动脉灌注导管侧支连接一小口径导管（8.5Fr）至受阻动脉的远端，以恢复肢端的血供。⑥如远端肢体已出现缺血所致的骨筋膜室综合征，则应在恢复血供的基础上及时行骨筋膜室切开术，以挽救缺血的肢体。

2. ECMO 系统异常

（1）氧合器氧合不良：氧合器支持时间过长，氧合能力将下降，需要更换氧合器。主要表现为氧合器的气体交换功能下降，膜肺氧合后血氧分压下降及 CO_2 分压升高，影响机体的氧供。

处理方案：当氧合器气体交换功能下降，氧供难以维持时，应及早更换氧合器。解决此问题的根本办法是改善氧合器的有效氧合时间。

（2）膜肺血浆渗漏：氧合器出气孔有血浆样液体流出，伴氧合器氧合能力的下降，可出现跨膜肺压力的升高。

处理方案：①ECMO 支持期间尽可能减少脂肪乳剂静脉输注。②注意勿使渗出的血浆将出气口堵塞。③如果氧合器功能下降，则更换氧合器。

（3）泵失灵：ECMO 支持时间过长，则可能出现泵头工作的失灵。表现为泵头检测系统报警，轴心转动不平衡。

处理方案：泵头失灵是较为紧急的情况，一旦出现，应及时更换泵头。

九、ECMO 技术操作流程

ECMO 技术操作流程见表 11－16。

表 11－16　ECMO 技术操作流程

目的	保证机体有足够的氧供，替代自体心肺功能，使其得到休息而恢复。
用物	离心泵、氧合器、管道支架系统、体外循环管道、动静脉穿刺导管、乳酸林格液、肝素、白蛋白、肾上腺素、单采红细胞、新鲜冷冻血浆、血小板（新鲜冷冻血浆和血小板在血库保存，需要时解冻）。
人员	灌注师（协助医生连接和预冲管道，并在床边指导 ECMO 正常运转）、护理人员（处理静脉内输液或给药并监测患者的生命体征变化）、ICU 医生和（或）外科医师（进行穿刺或建立动静脉通路）。
操作流程	1. 向患者及其家属解释操作的目的及过程，评价患者。 2. 标准预防：戴口罩、帽子，外科洗手，穿手术衣，戴无菌手套。 3. 选择体外膜肺氧合的模式和穿刺部位，建立循环通路，保证患者在全身肝素化之前完成动脉穿刺和中心静脉导管的放置及功能完整，保证患者的血红蛋白含量不低于 80g/L。 4. 连接并安装体外循环管道，用 2 000U/L 的肝素生理盐水预冲管道，将空氧混合气体管道连接到氧合器上，固定各连接处，检查是否渗漏。 5. 患者全身肝素化，ACT 维持在 160～220s。 6. 连接患者。 7. 根据患者氧合和循环改善的情况，将呼吸机的条件调整至肺损伤最小的状态。 8. 整个治疗期间适当镇静，密切观察患者的生命体征并根据需要进行检查。 9. 评估患者是否符合撤离标准，撤离体外膜肺。 10. 回血并给予鱼精蛋白中和肝素。 11. 停止血泵，拔出静脉内引流管和静脉（动脉）内的回血管。 12. 穿刺部位加压包扎。 13. 密切观察患者的生命体征和穿刺侧远端的血运情况。
注意事项	1. 体外膜肺氧合最常见的并发症是出血，新生儿最常见的是颅内出血，成人最常见的是胃肠道出血和手术切口出血，因此在治疗期间要密切监测患者的凝血功能，如果出现出血并发症，调整肝素剂量，维持 ACT 在 160～180s，并将血小板计数校正到 $10\ 000\times10^9$/L。 2. 治疗期间要密切监测患者的血红蛋白、胆红素和尿的颜色变化情况，如果出现严重的贫血、高胆红素血症和血红蛋白尿，要注意保护肝肾功能，必要时进行血液净化治疗。 3. 严格执行无菌操作，全身使用抗生素防治重症感染，如果出现全身炎症反应综合征，立即采集血液、痰和尿的标本并进行培养。 4. 禁止在体外循环的管道上输注脂肪乳，以免影响氧合器的使用效果。

第十二章　急诊常见心电图

第一节　正常心电图

正常人的心脏起搏点位于窦房结，并按正常传导顺序激动心房和心室。凡起源于窦房结的心律，称为窦性心律。窦性心律属于正常节律。心电图是利用心电图机从体表记录心脏每一个心动周期所产生的电活动变化的曲线图形。正常心电波形如图 12－1 所示。

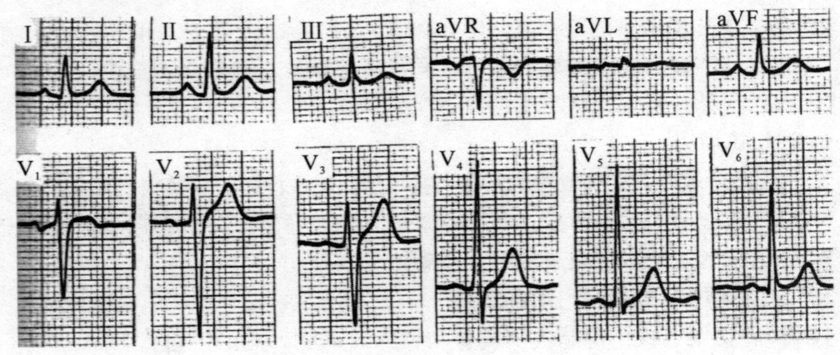

图 12－1　正常心电图

1. P 波　代表心房肌除极的电位变化。

（1）时间：正常人 P 波时间一般小于 0.12s。

（2）形态：P 波一般呈钝圆形，有时可出现小切迹。P 波方向在Ⅰ、Ⅱ、aVF、V_4～V_6 导联向上，在 aVR 导联向下，在其他导联呈双向、倒置或低平均可。

（3）振幅：P 波的振幅在肢体导联一般小于 0.25mV，在胸导联小于 0.2mV。

2. PR 间期　从 P 波的起点至 QRS 波群的起点，代表心房开始除极至心室开始除极的时间。

（1）时间：心率在正常范围时，PR 间期为 0.12～0.20s。在幼儿及心动过速的情况下，PR 间期相应缩短。在老年人及心动过缓的情况下，PR 间期可略延长，但一般不超过 0.22s。

（2）PR 段：通常为一等电位线，可出现与 P 波方向相反的移位，通常抬高小于 0.05mV，下移小于 0.08mV。

3. QRS 波群　代表心室肌除极的电位变化。

（1）时间：正常成年人 QRS 时间小于 0.12s，多数在 0.06～0.10s。

（2）形态和振幅：在胸导联，正常人 V_1、V_2 导联多呈 rS 型，V_1 导联的 R 波一般不超过 1.0mV。V_5、V_6 导联 QRS 波群可呈 qR、qRs、Rs 或 R 型，且 R 波一般不超过 2.5mV。正常人胸导联的 R 波自 V_1～V_6 逐渐增高，S 波逐渐变小，V_1 的 R/S 小于 1，V_5 的 R/S 大于 1。在 V_3 或 V_4 导联，R 波和 S 波的振幅大体相等。在肢体导联，Ⅰ、Ⅱ导联的 QRS 波群主波一般向上，Ⅲ导联的 QRS 波群主波方向多变。aVR 导联的 QRS 波群主波向下，可呈 QS、rS、rSr 或 Qr 型。aVL 与 aVF 导联的 QRS 波群可呈 qR、Rs 或 R 型，也可呈 rS 型。正常人 aVF 导联的 R 波一般小于 0.5mV，Ⅰ导联的 R 波小于 1.5mV，aVL 导联的 R 波小于 1.2mV，aVF 导联的 R 波小于 2.0mV。

（3）电轴：$-30°$～$105°$。

4. Q 波　正常人的 Q 波时限小于 0.04s（除 aVR 导联外）。aVR 导联出现较宽的 Q 波或 QS 波均属正常。有时Ⅲ导联 Q 波的宽度可达 0.04s，但极少超过 0.05s。正常情况下，Q 波深度不超过同导联 R 波振幅的 1/4。正常人 V_1、V_2 导联不应出现 Q 波，但偶尔可呈 QS 波。

5. 过渡区　V_2～V_4 导联，胸导联正、负向波相等。振幅：$RI < 1.5mV$，$RaVR < 0.5mV$，$RaVL < 1.2mV$，$RaVF < 2.0mV$，$RV_1 < 1.0mV$，RV_5、RV_6 均 $< 2.5mV$。

6. ST 段　自 QRS 波群的终点至 T 波起点间的线段，代表心室缓慢复极过程。正常的 ST 段常为一等电位线，有时亦可有轻微的偏移，但在任一导联，ST 段下移一般不超过 0.05mV；ST 段上抬在 V_1～V_2 导联一般不超过 0.3mV，在 V_3 导联不超过 0.5mV，在 V_4～V_5 导联及肢体导联不超过 0.1mV。

7. T 波　代表心室快速复极时的电位变化。

（1）形态：在正常情况下，T 波形态两肢不对称，前半部斜度较平缓，后半部斜度较陡。大多与 QRS 波群主波方向相同，在Ⅰ、Ⅱ、V_4 ~ V_6 导联直立，在 aVR 导联向下。若 V_1 导联主波向上，则 V_2 ~ V_6 导联 T 波均应向上。

（2）振幅：在肢体导联通常小于 0.6mV，在胸导联小于 1.0mV。

8. QT 间期　指 QRS 波群的起点至 T 波终点的间距，代表心室肌除极和复极全过程需要的时间。QT 间期长短与心率的快慢密切相关，心率越快，QT 间期越短；反之，则越长。心率在 60 ~ 100 次/min 时，QT 间期的正常范围为 0.32 ~ 0.44s。

第二节　窦性心律失常心电图

1. 窦性心律不齐　是指窦性心律的起源未变，但节律不整，在同一导联上 PP 间期差异 >0.12s。窦性心律不齐常与窦性心动过缓同时存在。较常见的一类心律不齐 PP 间期周期性变化（有时可突然变化）与呼吸周期有关；最长的 PP 间期与最短的 PP 间期之差大于 0.16s 或大于 10%（图 12 - 2）。

2. 窦性心动过缓　P 波形态和电轴正常；传统上成人窦性心律的频率 <60 次/min（图 12 - 2）。

3. 窦性心动过速　P 波形态和电轴正常；传统上成人窦性心律的频率 >100 次/min（图 12 - 3）。

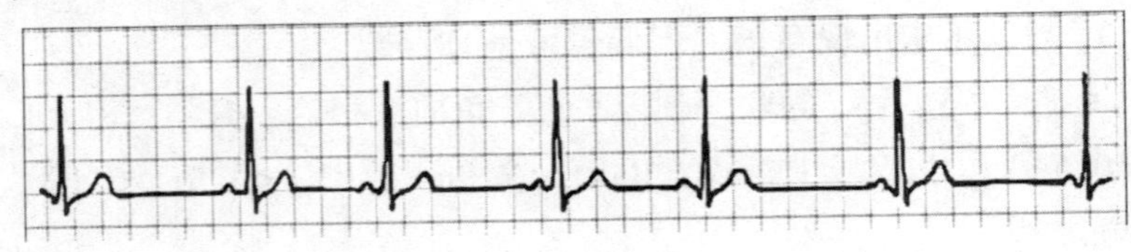

图 12 - 2　窦性心律不齐和窦性心动过缓

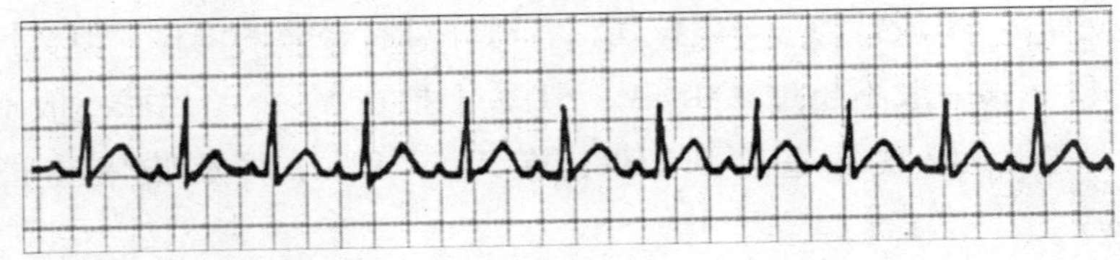

图 12 - 3　窦性心动过速

第三节　期前收缩心电图

1. 房性期前收缩　心电图表现：①期前出现的异位 P′波，其形态与窦性 P 波不同；②P′R 间期 >0. 12s；③大多为不完全代偿间歇，即期前收缩前后两个窦性 P 波的间距小于正常 PP 间距的两倍。如图 12 –4 所示。

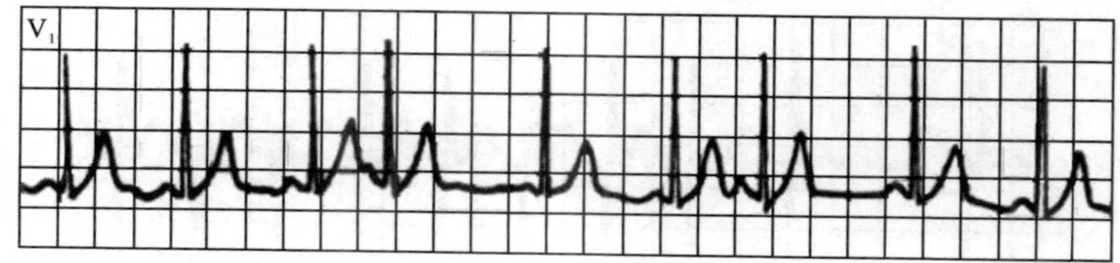

图 12 –4　房性期前收缩

2. 交界性期前收缩　心电图表现：①期前出现的 QRS – T 波，其前无窦性 P 波，QRS – T 形态与窦性下传者基本相同；②出现逆行 P′波，可发生于 QRS 波群之前或 QRS 波群之后，或者与 QRS 波群重叠；③大多为完全代偿间歇。如图 12 –5 所示。

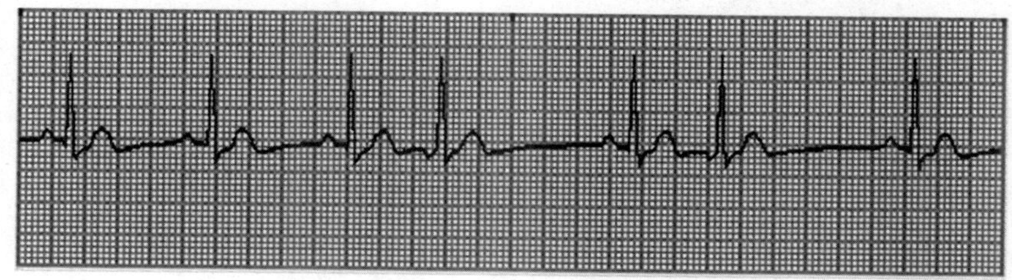

图 12 –5　交界性期前收缩

3. 室性期前收缩　心电图表现：①期前出现的 QRS – T 波前无相关 P 波；②期前出现的 QRS 波群形态宽大畸形，时限通常 >0. 12s，T 波方向多与 QRS 波群的主波方向相反；③往往为完全代偿间歇。如图 12 –6 所示。

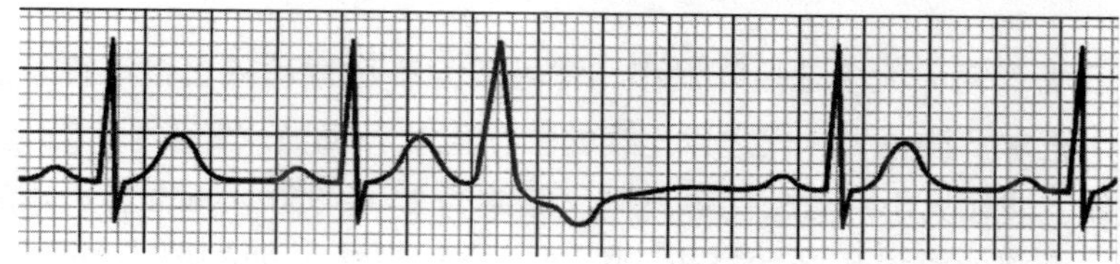

图 12 –6　室性期前收缩

第四节　异位心动过速心电图

1. 室上性心动过速　心电图表现：①节律快而规则，频率一般在 160 ~ 250 次/min；②P 波不易辨认；③QRS 波群一般正常。有突发、突止的特点；常为间歇性发作；可出现逆行心房激动。如图 12 – 7 所示。

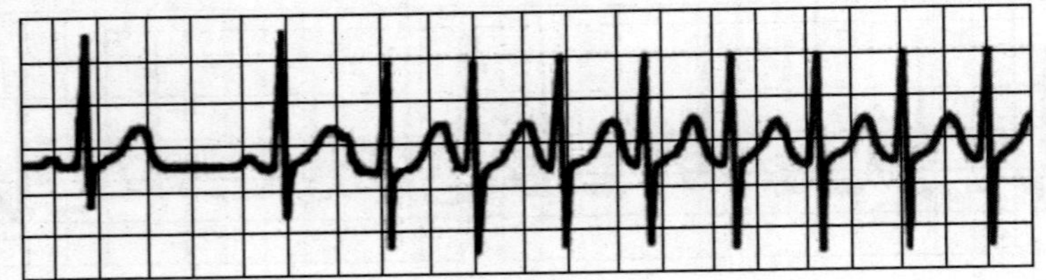

图 12 – 7　室上性心动过速

2. 室性心动过速　心电图表现：①频率多在 140 ~ 200 次/min，节律稍不齐；②QRS 波群形态宽大畸形，时限通常大于 0. 12s；③如能发现 P 波，并且 P 波频率慢于 QRS 波群频率，则 PR 无固定关系。④偶尔心房激动夺获心室或产生室性融合波。如图 12 – 8 所示。

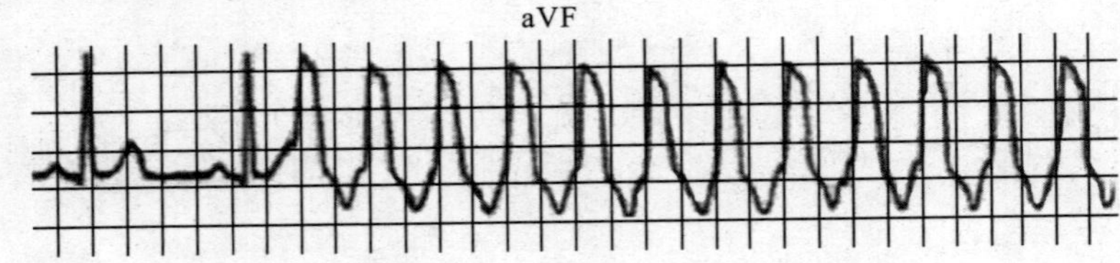

图 12 – 8　室性心动过速

第五节　扑动和颤动心电图

1. 心房扑动　大多是短阵发作，常可转为心房颤动或窦性心律。心电图表现：①正常 P 波消失，代之以连续的大锯齿状扑动波（F 波）。②F 波间无等电位线，波幅大小一致，间隔规则，频率为 240 ~ 350 次/min，大小不能全部下传。典型的心房扑动波形为：Ⅱ、Ⅲ、aVF 导联 F 波倒置，无等电位线；V_1 导联有小的正向波，通常有明确的等电位线；非典型的心房扑动波在下壁导联上显示直立的 F 波。③QRS 波群可正常或变宽（存在束支阻滞或室内差异传导），QRS 波群的频率及规整性取决于房室传导的情况。如图 12 - 9 所示。

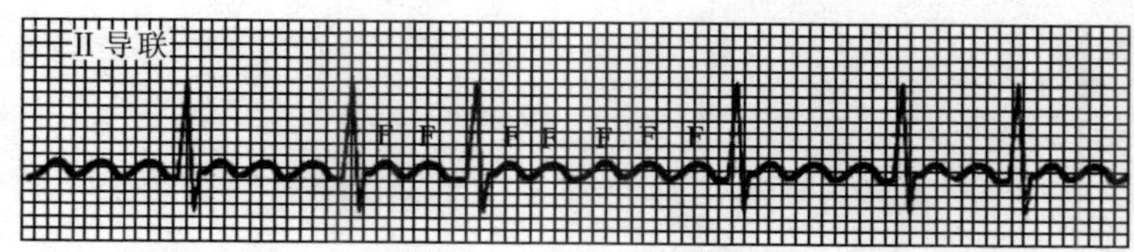

图 12 - 9　心房扑动

2. *心房颤动*　心电图表现：①正常 P 波消失，心房激动完全不规则，代之以大小不等、形态各异的颤动波（f 波），导致基线随机波动，心室节律绝对不规则，未经药物治疗，心室率通常为 100 ~ 180 次/min；②心房颤动波的频率为 350 ~ 600 次/min，RR 绝对不齐，QRS 波群一般不增宽。如图 12 - 10 所示。

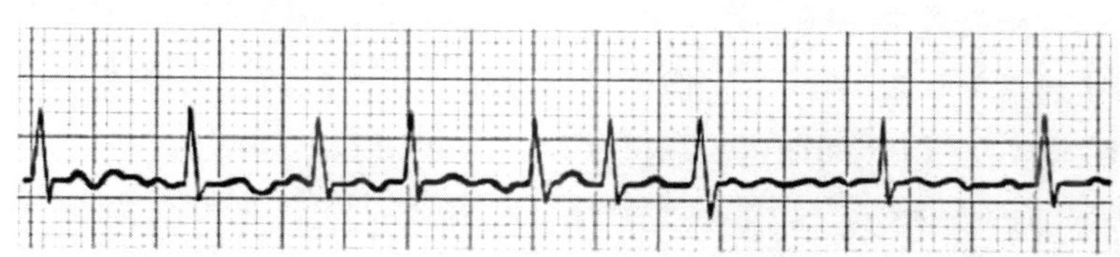

图 12 - 10　心房颤动

3. *心室扑动*　心室扑动一般具备以下两个条件：①心肌明显受损、缺氧或代谢失常；②异位激动落在易颤期。心电图无正常 QRS - T 波，代之以连续、快速而相对规则的大振幅波动，频率达 200 ~ 250 次/min；心室扑动常不能持久，若没快速恢复，就很快转为心室颤动。如图 12 - 11 所示。

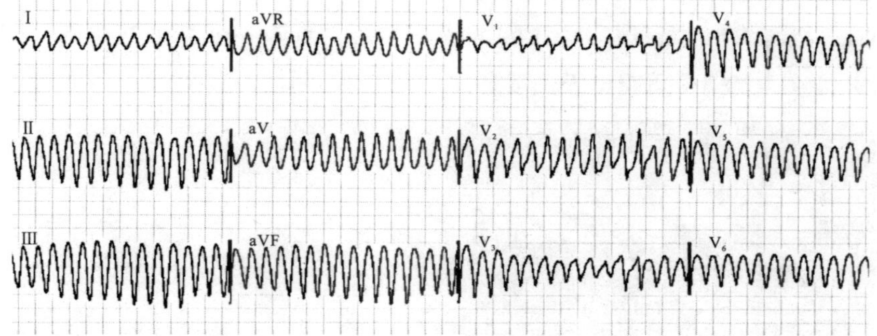

图 12 - 11　心室扑动

4. 心室颤动　心电图表现：QRS－T 波完全消失，出现大小不等、极不匀称的低小波，频率为 200～500 次/min。如图 12－12 所示。

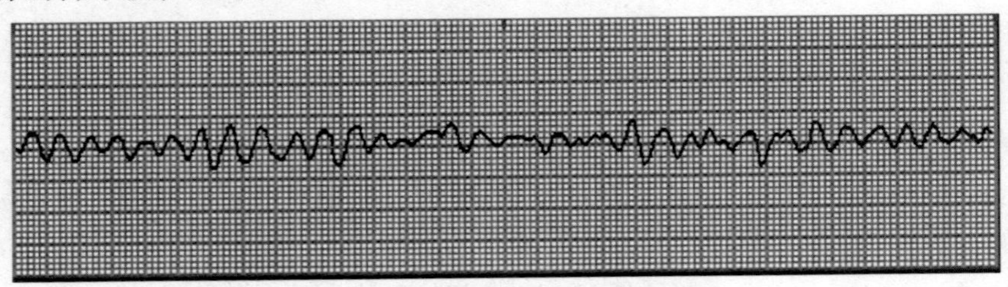

图 12－12　心室颤动

第六节　传导异常心电图

1. 一度房室传导阻滞　心电图主要表现为 PR 间期延长。成人 PR 间期 >0.20s（通常为 0.21～0.40s，但也可长达 0.80s），或两次结果进行比较，心率没有明显改变而 PR 间期延长超过 0.04s。如图 12－13 所示。

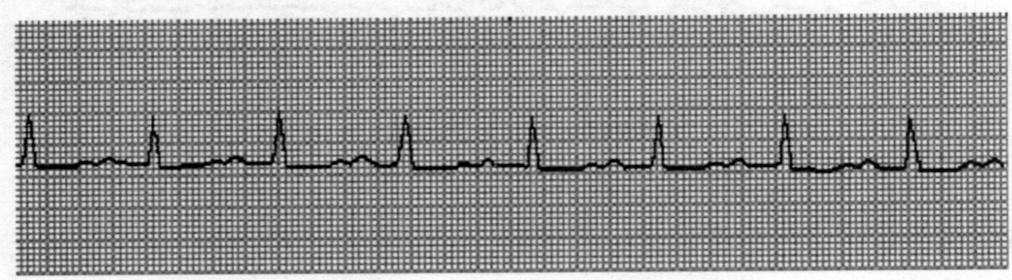

图 12－13　一度房室传导阻滞

2. 二度房室传导阻滞——莫氏Ⅰ型（MorbizⅠ型）　心电图表现为 P 波规律出现，PR 间期逐渐延长，RR 间期逐渐缩短，直到一个 P 波被阻滞，包含受阻 P 波在内的 RR 间期小于正常窦性 PP 间期的两倍。如图 12－14 所示。

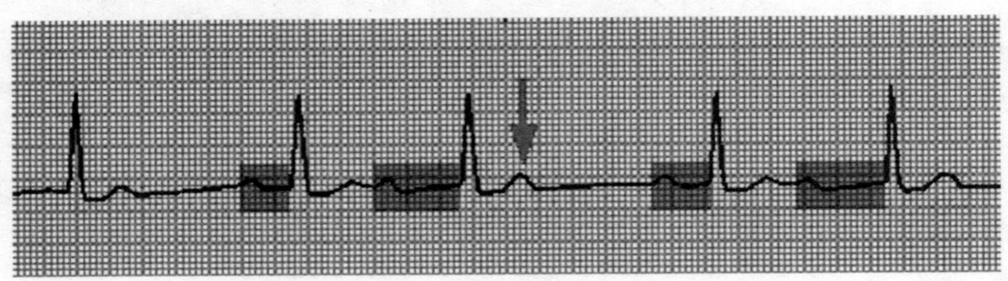

图 12－14　二度房室传导阻滞——莫氏Ⅰ型

3. 二度房室传导阻滞——莫氏Ⅱ型（MorbizⅡ型） 规则的窦性或房性心律伴间断性P波下传受阻，并排除房性期前收缩；下传的PR间期恒定；包含未下传P波的RR间期是PP间期的2倍。如图12－15所示。

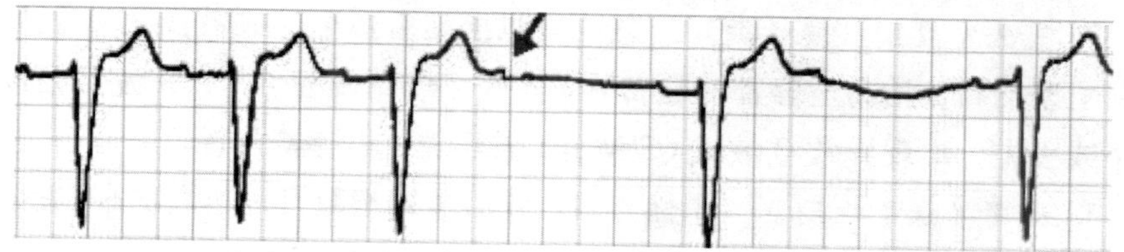

图12－15 二度房室传导阻滞——莫氏Ⅱ型

4. 三度房室传导阻滞 心房激动持续不能达到心室，导致心房节律和心室节律相互无关联，PR间期不等，PP间期和RR间期恒定，心房率通常大于心室率，心室节律可以是交界性或室性逸搏心律，或心室起搏器节律。如图12－16所示。

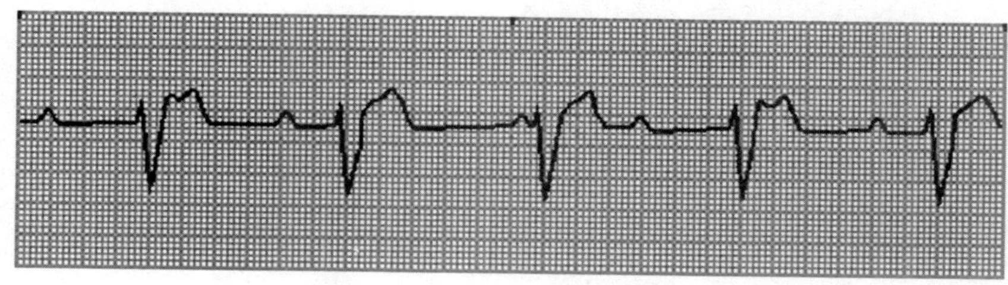

图12－16 三度房室传导阻滞

第七节 急性心肌梗死心电图

急性心肌梗死发生后，心电图随着心肌缺血、损伤、坏死的发展和恢复而呈现一定规律变化。急性心肌梗死根据心电图图形的演变时间可分为超急性期、急性期、近期（亚急性期）和陈旧期。如图12－17所示。

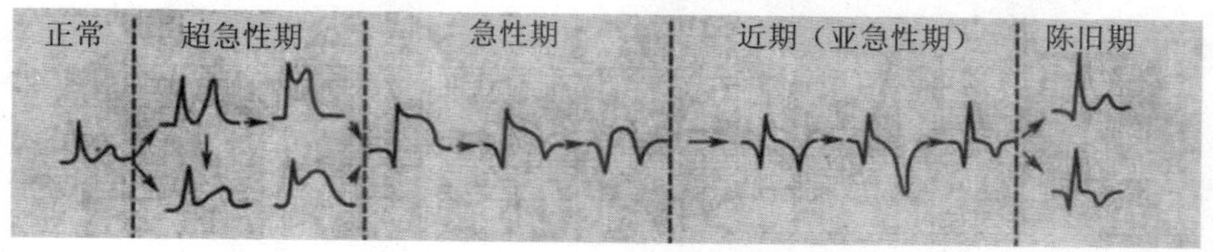

图12－17 急性心肌梗死演变过程的心电图图形

1. 超急性损伤期　急性心肌梗死发生数分钟后。心电图上产生高大的 T 波，之后迅速出现 ST 段上斜型抬高或弓背向上型抬高，与高耸的 T 波相连。由于急性损伤性阻滞，可见 QRS 波群振幅增大，并轻度增宽，但未出现异常 Q 波。

2. 充分发展期（急性期）　急性心肌梗死后数小时或数日。ST 段呈弓背向上型抬高，抬高显著者可形成单向曲线，继而逐渐下降；R 波振幅逐渐减小或丢失，出现异常 Q 波或 QS 波，T 波倒置，并逐渐加深。

3. 近期（亚急性期）　急性心肌梗死后数周至数月。抬高的 ST 段恢复至基线，缺血型 T 波由倒置较深逐渐变浅，坏死型 Q 波持续存在。

4. 陈旧期（愈合期）　急性心肌梗死 3 ~6 个月或更久。ST 段和 T 波恢复正常，或 T 波持续倒置、低平，趋于恒定不变，残留下坏死型 Q 波（梗死范围小或被代偿时，Q 波可消失或不明显）。

第十三章　常用急救药物

第一节　呼吸兴奋药

尼可刹米

【别名】 可拉明。

【药理】 直接兴奋延髓呼吸中枢，也可作用于颈动脉窦和主动脉体化学感受器，反射性地兴奋呼吸中枢，并提高呼吸中枢对二氧化碳的敏感性，使呼吸加深加快，换气量明显增加，当呼吸处于抑制状态时，兴奋作用更明显。对血管运动中枢有微弱兴奋作用，剂量过大可引起惊厥。

【适应证】 用于中枢性呼吸抑制及各种原因引起的呼吸抑制。

【规格】 0.375g：1.5mL。

【用法用量】 皮下、肌内注射或静脉注射：成人每次0.25～0.5g，必要时1～2h重复用药；极量为每次1.25g。

【注意事项】

（1）禁用于小儿高热而无呼吸衰竭者。

（2）不良反应如多汗、恶心、呕吐、面部潮红、皮疹等。大剂量可引起血压升高、心悸、脉搏加快、心律失常、震颤及肌肉僵直。

（3）用药时须配合人工呼吸和给氧措施。

（4）出现血压升高、震颤及肌肉僵直时，应及时停药，以防惊厥。

（5）过量可引起癫痫样惊厥，随之出现昏迷。惊厥发作时可静脉注射苯二氮䓬类药或小剂量硫喷妥钠控制。

（6）本品不可与鞣酸、有机碱盐类及各种金属盐类配伍，否则可产生沉淀。

洛贝林

【别名】山梗菜碱。

【药理】刺激颈动脉窦和主动脉体的化学感受器，反射性地兴奋呼吸中枢而使呼吸加深加快，但对呼吸中枢无直接的兴奋作用。作用时间短，一般为 20min。

【适应证】用于各种原因引起的中枢性呼吸抑制。

【规格】3mg ∶ 1mL。

【用法用量】成人肌内或皮下注射：每次 3 ~ 10mg；极量为每次 20mg，每日 50mg。静脉注射：每次 3mg，必要时每 30min 重复 1 次，极量为每次 6mg，每日 20mg。

【注意事项】

（1）不良反应可有恶心、呕吐、头痛、心悸等。剂量较大时可出现心动过速、传导阻滞、呼吸抑制、惊厥。

（2）过量可引起大汗、咳嗽、震颤、头晕、心动过速、低血压、低体温、呼吸抑制等，应注意观察有无过量反应，并及时调整剂量。

（3）静脉注射须缓慢。

（4）本品忌与铅盐、银盐类药物等配伍，也不要与碘和鞣酸配伍，与碱性药物配伍可产生沉淀。

第二节　抗休克药

盐酸肾上腺素

【别名】副肾素。

【药理】兼有 α 受体和 β 受体激动作用。α 受体激动引起皮肤、黏膜、内脏血管收缩。β 受体激动引起冠状血管扩张、骨骼肌和心肌兴奋、心率增快、支气管平滑肌和胃肠道平滑肌松弛。对血压的影响与剂量有关，常用剂量使收缩压上升而舒张压不升或略降，大剂量使收缩压、舒张压均升高。

【适应证】主要适用于因支气管痉挛所致的严重呼吸困难，可迅速缓解药物等引起的过敏性休克，亦可用于延长浸润麻醉用药的作用时间，是各种原因引起的心搏骤停进行心肺复苏的主要抢救用药。

【规格】 1mL：1mg。

【用法用量】 ①心搏骤停：0.25～0.5mg，以生理盐水10mL稀释后静脉注射。②抗过敏：皮下或肌内注射0.2～0.5mg，必要时可每隔10～15min重复给药1次，用量可逐渐增加至1mg。③过敏性休克：0.1～0.5mg缓慢静脉注射（用生理盐水稀释至10mL），如疗效不好，用4～8mg溶于5%葡萄糖注射液500～1 000mL静脉滴注。④支气管哮喘：0.25～0.5mg，静脉注射，3～5min见效，疗效维持1h，必要时可重复注射1次。

【注意事项】

（1）禁用于器质性心脏病、高血压、冠状动脉粥样硬化、甲状腺功能亢进及脑动脉硬化、糖尿病等。

（2）不良反应有心悸、头痛、烦躁、血压升高等。剂量过大或给药过快可引起心律失常和血压剧增致脑出血，故应严格控制给药剂量和速度。

（3）用药期间应密切观察血压、心率与心律的变化，多次使用时还必须监测血糖变化。

（4）皮下或肌内注射时要注意更换注射部位，以免引起局部组织坏死。

（5）用1mg/mL浓度的注射液行心内或静脉注射前必须稀释，并缓慢给药。

（6）本药遇氧化物、碱类、光及热均可分解变色，变色后不宜使用。

盐酸多巴酚丁胺

【别名】 多丁胺。

【药理】 对心肌产生正性肌力作用，主要作用于β_1受体，对β_2及α受体作用相对较弱。能直接激动心脏β_1受体，以增强心肌收缩力和增加心搏出量，使心排血量增加。

【适应证】 用于器质性心脏病患者，心肌收缩力下降引起的心力衰竭，包括心脏直视手术后的低心排血量综合征，作为短期支持治疗。

【规格】 2mL：20mg。

【用法用量】 将本药250mg加入5%葡萄糖注射液或生理盐水中，稀释后静脉滴注。

【注意事项】

（1）禁用于对本药过敏者、梗阻性肥厚型心肌病患者；慎用于心房颤动、室性心律失常、高血压患者等。

（2）本药药液浓度不应超过5mg/mL，滴注速度过快或剂量过大时可诱发室性心律失常，引起猝死，在使用中应监测患者的生命体征。

（3）本药不能与碳酸氢钠等碱性溶液配伍，也不能与其他含有焦亚硫酸钠的制剂或稀释剂合用。

重酒石酸间羟胺

【别名】阿拉明。

【药理】直接兴奋 α_1 和 α_2 受体，对心脏 β_1 受体也有较弱的激动作用，能缓慢持久地收缩血管和中等强度增强心肌收缩力，增加心排血量，对心率影响较小。

【适应证】各种原因引起的休克及手术时低血压、心肌梗死性休克等。

【规格】1mL：10mg。

【用法用量】皮下或肌内注射：每次2～10 mg。静脉注射：初量用0.5～5mg静脉注射，继而静脉滴注。静脉滴注：15～100mg加入液体内，调节滴速以维持理想的血压。极量为一次100 mg（0.3～0.4mg/min）。

【注意事项】

（1）慎用于甲状腺功能亢进、高血压、充血性心力衰竭、糖尿病患者等。

（2）静脉给药时宜选用较粗大的静脉，使用过程中应观察药液有无外渗。如有外渗，用酚妥拉明做局部处理。

（3）肌内或皮下注射时，应避开血液循环不佳部位。

（4）短期连续使用可产生快速耐受性，使用期间应密切观察患者的病情变化，根据病情及时调整浓度和剂量。

（5）应注意观察患者有无过量症状，如严重高血压、严重心律失常、震颤、心悸和胸部压迫感等，一旦出现，应立即停用，血压过高者可用5～10mg酚妥拉明静脉注射。

（6）停药时应逐渐减量，若骤然停药，可再度出现低血压。

（7）不宜与碱性药物配伍。

盐酸多巴胺

【别名】 3－羟酪胺、儿茶酚乙胺。

【药理】 本药具有兴奋 α、β 和多巴胺受体的作用。少量时［0.5～2μg/(kg・min)］主要作用于多巴胺受体，扩张肾及肠系膜血管；中等剂量［2～10μg/（kg・min)］时直接激动 β_1 受体，增强心肌收缩力，增加每搏输出量；大剂量［10μg/（kg・min)］时激动 α 受体，导致外周血管阻力增加，使收缩压及舒张压均升高。

【适应证】 主要用于治疗各种休克，如心肌梗死、创伤、内毒素、败血症、心脏手术、肾衰竭、充血性心力衰竭等引起的休克综合征；补充血容量后休克仍不能纠正者，尤其有少尿及周围血管阻力正常或较低的休克者。由于本品可增加心排血量，也用于洋地黄和利尿药无效的心功能不全。

【规格】 2mL：20mg。

【用法用量】 静脉滴注：20～40mg 加入 5% 或 10% 葡萄糖注射液中静脉滴注，根据病情调整浓度和剂量。

【注意事项】

（1）禁用于嗜铬细胞瘤患者。

（2）不良反应：静脉滴注过快或用量过大可引起心动过速、心律失常和肾血管收缩致肾功能损伤。静脉滴注时应监测血压、心排血量、心电图、心率及尿量等。

（3）应选用粗大、弹性好的静脉给药（注射或滴注），避免药液外渗，一旦外渗，用酚妥拉明做局部处理。

（4）突然停药可产生严重低血压，因此应逐渐递减，直至完全停药。

（5）不宜与碱性药物配伍。

第三节　抗心律失常药

毛花苷丙

【别名】 西地兰。

【药理】 本药为快速强心苷类药物，主要有增强心肌收缩力、减慢心率的作用。

【适应证】急性心功能不全或慢性心功能不全急性加重，心房颤动、心房扑动及阵发性室上性心动过速。

【规格】2mL ∶ 0.4mg。

【用法用量】静脉注射：全效量1～1.6mg，首剂0.4～0.6mg，以后每2～4h再给0.2～0.4mg。

【注意事项】

（1）禁用于洋地黄中毒、室性心动过速、心室颤动、梗阻性肥厚型心肌病、二至三度房室传导阻滞患者等。

（2）不良反应有恶心、呕吐、食欲缺乏、头痛、房室传导阻滞、黄视等。

（3）在用药前后或用药期间应注意观察心电图、血压、心率、心律等变化，定期检测电解质。

（4）静脉注射前需稀释，缓慢静脉注射，时间不少于5min。

（5）禁与钙注射剂合用。

（6）严重心肌损害及肾脏功能不全者、钾低者、近期用过其他洋地黄类强心药者慎用。

盐酸利多卡因

【别名】赛罗卡因。

【药理】抑制 Na^+ 内流，促进 K^+ 外流，降低心肌细胞自律性，具有抗室性心律失常作用。

【适应证】治疗和预防室性心律失常，是急性心肌梗死致室性心律失常的首选药，对强心苷中毒所致者也有效。

【规格】5mL ∶ 100mg。

【用法用量】静脉注射：每次50～100mg，见效后1～4mg/min，静脉滴注维持；极量，静脉注射300mg/h，维持量4mg/min，首过效应明显，一般口服无效。

【注意事项】

（1）禁用于对本药过敏、癫痫大发作、严重室内及房室传导阻滞患者。

（2）不良反应有头痛、兴奋、眩晕等，严重者可出现感觉异常、视物模糊、定向障碍、抽搐惊厥等，剂量过大可引起心动过缓、窦性停搏、房室传导阻滞、血压下降等。

（3）用药期间应注意观察神志、血压，监测心电图等变化（尤其是原有心动过缓、心力衰竭及肝功能不良者），并备抢救设备；心电图 PR 间期延长或 QRS 波群增宽，出现其他心律失常或原有心律失常加重者，应立即停药。

（4）静脉用药每次不宜超过 100mg，注射速度宜慢。

盐酸维拉帕米

【别名】异搏定、异搏停、戊脉定。

【药理】本药为钙拮抗药，可降低窦房结和房室结的自律性，使心肌细胞收缩力减弱、心肌氧耗减少，并可松弛血管平滑肌，使动脉压下降、心室后负荷降低。

【适应证】对阵发性室上性心动过速最有效；对房室交界区心动过速疗效也很好；还可用于心房颤动、心房扑动、肥厚型心肌病、高血压、心绞痛。

【规格】2mL：5mg。

【用法用量】静脉注射：开始用 5mg（或按体重 0.075～0.15mg/kg），如无效，则于 10～30min 后再注射一次。静脉滴注：每小时 5～10mg 加入液体中静脉滴注，极量 50～100mg/d。

【注意事项】

（1）禁用于洋地黄中毒、心源性休克、充血性心力衰竭、严重房室传导阻滞患者。

（2）不良反应：静脉注射可致低血压、心动过缓、房室传导阻滞甚至心搏骤停等。静脉注射速度不宜过快，以 2～3 min（老年患者应 3～4 min）为宜，否则可使心搏骤停。在静脉注射时应备有急救设备和药品，严密监护心率、心律和血压的变化。

硫酸阿托品

【药理】为 M 胆碱受体阻断药，能解除平滑肌痉挛（包括解除血管痉挛，改善微循环）；抑制腺体分泌；解除迷走神经对心脏的抑制。

【适应证】 缓慢型心律失常、感染性休克、麻醉前用药、有机磷农药中毒、内脏绞痛、扩瞳验光。

【规格】 1mL：0.5mg；1mL：5mg；2mL：10mg。

【用法用量】 肌内或皮下注射：每次0.3～0.5mg，0.5～3mg/d，极量为每次2mg；抗感染性休克，每次1～2mg，用50%葡萄糖注射液稀释后于5～10min静脉注射，每15～30min重复一次，收缩压在75mmHg以上时可逐渐减量至停药。

【注意事项】

（1）禁用于休克伴有心动过速或高热、充血性心力衰竭、幽门梗阻、青光眼、前列腺肥大患者。

（2）不良反应有口干、心率加快、视物模糊、皮肤干燥、排尿困难等，过量可出现呼吸加快、加深，谵妄、惊厥等中枢兴奋现象，重者则转为中枢抑制、昏迷、呼吸麻痹。

（3）静脉注射速度宜慢，密切观察神志、呼吸、心率等变化。

（4）使用时应注意观察抗M胆碱样不良反应，尤其是老年患者，一旦出现排尿困难、便秘，应立即停药。

（5）服药期间避免饮酒。

（6）本药中毒禁用硫酸镁导泻。

盐酸普罗帕酮

【别名】 心律平。

【药理】 本品属于直接作用于细胞膜的抗心律失常药，可降低收缩期的去极化作用，因而延长传导时间，并可提高心肌细胞阈电位，明显减少心肌的自发兴奋性。

【适应证】 用于阵发性室性心动过速及室上性心动过速。

【规格】 35mg：10mL；70mg：20mL。

【用法用量】 在严密监护下静脉注射，每8h静脉注射70mg，或在一次静脉注射后继以70mg用5%葡萄糖注射液250mL或生理盐水250mL稀释后静脉滴注（每小时20～40mg）。

【注意事项】

（1）禁用于对本品过敏、无起搏器保护的窦房结功能障碍、严重房室传导阻滞、双束支传导阻滞、严重的心动过缓、心源性休克、肝（肾）功能不全、明显低血压患者。

（2）不良反应有口干、舌唇麻木，可能是由于其局部麻醉作用所致。此外，早期的不良反应还有头痛、头晕；其后可出现胃肠道功能障碍，如恶心、呕吐、便秘等。老年患者用药后可能出现血压下降。也有出现房室传导阻滞症状。

（3）对心脏的不良作用表现为使病态窦房结综合征和房室传导阻滞加重，在少数患者可诱发心力衰竭，本品也有致心律失常作用，因此应严密监测患者的生命体征。

（4）心肌严重损害者慎用。

第四节　血管扩张药

甲磺酸酚妥拉明

【别名】立其丁。

【药理】本药为 α 受体阻滞药，可直接扩张小动脉和毛细血管，显著降低外周血管阻力和心脏前、后负荷。

【适应证】诊断嗜铬细胞瘤和治疗其所致的高血压、左心衰竭、感染性休克、血管痉挛性疾病，局部注射可防止去甲肾上腺素静脉给药外渗，用于防止皮肤坏死。

【规格】1mL：5mg；1mL：10mg。

【用法用量】心力衰竭：静脉注射 0.17～0.4mg/min。抗休克：静脉滴注 0.3mg/min。

【注意事项】

（1）禁用于对本品过敏、严重动脉粥样硬化、肾功能不全、低血压患者。

（2）不良反应有直立性低血压、心律失常、头痛、眩晕、鼻塞、皮肤瘙痒、恶心、呕吐等。

（3）密切观察患者血压及心律的变化，发现异常，及时与医生联系。

（4）药物过量致低血压时可静脉滴注去甲肾上腺素，但不宜用肾上腺素，以免血压进一步降低。

（5）本药与铁剂有配伍禁忌。

硝酸甘油

【药理】直接扩张血管。扩张静脉和小动脉，减少回心血量，降低心脏前、后负荷，减少心肌耗氧，改善冠状动脉血供。

【适应证】主要用于各种类型心绞痛的防治、充血性心力衰竭的治疗。

【规格】1mL：5mg。

【用法用量】每次5～10mg加入5%葡萄糖注射液250mL中，根据患者病情遵医嘱静脉滴注或用输液泵缓慢输注。

【注意事项】

（1）禁用于对有机硝酸盐过敏、严重贫血、低血压、颅内压升高、青光眼以及不适合舌下含化的患者。

（2）不良反应有直立性低血压、反射性心动过速、高铁血红蛋白血症、头痛、视物模糊、恶心、呕吐等。

（3）使用输液泵时应精确调节输注速度，并密切观察患者血压及心率变化。

（4）使用本药时应避免饮酒。

硝酸异山梨酯

【药理】本药为速效、长效硝酸酯类抗心绞痛药，其作用机制与硝酸甘油相同。

【适应证】主要用于治疗和预防各种类型心绞痛，也可用于洋地黄强心苷或利尿药治疗效果不满意的充血性心力衰竭。

【规格】10mL：10mg。

【用法用量】静脉滴注：2～10mg/h。

【注意事项】

（1）禁用于对硝酸酯类过敏、青光眼、严重贫血、低血压、颅内压升高的患者。

（2）不良反应有直立性低血压、反射性心动过速、头痛、视物模糊、恶心、呕吐等。

（3）酒精可加重本药的不良反应，用药期间应避免饮酒。

（4）应注意观察药物的不良反应，尤其是老年患者，一旦出现直立性低血压，立即抬高两腿以利于静脉回流，如仍不能纠正，加用 α 受体激动药。

重酒石酸去甲肾上腺素

【药理】 本药为强烈的 α 受体激动药，同时也激动 β 受体。通过激动 α 受体，引起血管极度收缩，使血压升高，冠状动脉血流增加；通过激动 β 受体，使心肌收缩力增强，心排血量增加。

【适应证】 用于治疗急性心肌梗死、体外循环等引起的低血压；对血容量不足所致的休克、低血压或嗜铬细胞瘤切除术后的低血压，本品作为急救时补充血容量的辅助治疗，以使血压回升，暂时维持脑与冠状动脉灌注，直到补充血容量治疗发挥作用；也可用于椎管内阻滞时的低血压及心搏骤停复苏后血压维持。

【规格】 1mL：2mg。

【用法用量】 用5%葡萄糖注射液或5%葡萄糖氯化钠注射液稀释后静脉滴注。

（1）成人常用量：开始以每分钟 8 ~ 12μg 速度滴注，调整滴速使血压升到理想水平；维持量为每分钟 2 ~ 4μg。在必要时可遵医嘱超越上述剂量，但需注意保持或补足血容量。

（2）小儿常用量：开始按体重以每分钟 0.02 ~ 0.1μg/kg 速度滴注，按需要调节滴速。

【注意事项】

（1）药液外漏可引起局部组织坏死、急性肾衰竭、头痛等。

（2）本品强烈的血管收缩作用可使重要器官血流减少，肾血流锐减后尿量减少，组织供血不足导致缺氧和酸中毒；持久或大量使用时，可使回心血流量减少，外周血管阻力升高，心排血量减少，后果严重。

（3）在缺氧、电解质平衡失调、器质性心脏病患者或过量时，可出现心律失常；血压升高后可出现反射性心率减慢。

（4）以下反应如持续出现应注意：焦虑不安、眩晕、头痛、皮肤苍白、心悸、失眠等。

（5）禁止与含卤素的麻醉药和其他儿茶酚胺类药合并使用，可卡因中毒者及心动过速患者禁用。

第五节　平喘药

氨茶碱

【药理】直接扩张支气管，兴奋呼吸中枢，增强心肌收缩力，增加肾血流及利尿。

【适应证】用于支气管哮喘、喘息性支气管炎、阻塞性肺气肿、恶性心功能不全和心源性哮喘。

【规格】10mL：0. 25g。

【用法用量】静脉注射：每次 0. 25 ~ 0. 5g，每日 0. 5 ~ 1g，用 5% 葡萄糖注射液稀释至 20 ~ 40mL，注射时间不得少于 10min。静脉滴注：每次 0. 25 ~ 0. 5g，每日 0. 5 ~ 1g，用 5% ~ 10% 葡萄糖注射液稀释后缓慢滴注，极量为每次 0. 5g，每日 1g。

【注意事项】

（1）禁用于对乙二胺或茶碱过敏、急性心肌梗死伴血压显著降低的患者。

（2）不良反应有恶心、胃部不适、呕吐、头痛、烦躁、失眠等。

（3）静脉注射速度宜慢，当注射速度过快或茶碱血药浓度 > 20μg/mL 时，可出现心律失常、肌肉颤动或癫痫等不良反应。

（4）本药宜单独应用，不宜与其他药物配伍。

盐酸异丙肾上腺素

【别名】异丙肾。

【药理】非选择性激动 β_1 和 β_2 受体，对 α 受体几乎无作用。作用于心脏 β_1 受体，使心肌收缩力增强，心率加快，心排血量和心肌耗氧量增加；作用于血管平滑肌 β_2 受体，使血管外周阻力降低，导致收缩压升高，舒张压降低；作用于支气管平滑肌 β_2 受体，使平滑肌松弛。

【适应证】 支气管哮喘、房室传导阻滞、心搏骤停、心源性及感染性休克。

【规格】 2mL：1mg。

【用法用量】 静脉滴注：0.5～1mg 加入 5% 葡萄糖注射液中缓慢滴注。

【注意事项】

（1）禁用于冠心病、心绞痛、心肌梗死、嗜铬细胞瘤及甲状腺功能亢进患者。

（2）不良反应有心悸、头痛、恶心、心率增快、震颤、多汗及乏力等。

（3）密切观察心电图、血压及脉搏变化，当成人心率 >120 次/min、小儿心率 >140 次/min 时，应及时报告医生。

（4）本药禁忌与钾盐（如氯化钾）、洋地黄类药物合用；使用本药时应监测血钾浓度。

（5）本药遇酸、碱易被破坏，忌与氧化物和碱性物质配伍。

第六节　利尿药和脱水药

呋塞米

【别名】 速尿。

【药理】 抑制髓襻升支粗段的 $Na^+-K^+-2Cl^-$ 同向转运系统，减少氯化物和水的重吸收；扩张小血管，减轻心脏负荷，降低肾血管阻力，增加肾血流量。

【适应证】 水肿性疾病、高血压、急性肾衰竭（预防）、高钾血症及高钙血症、急性药物中毒。

【规格】 2mL：20mg。

【用法用量】 肌内注射或静脉注射：每次 20～40mg，1～3 次/d。静脉滴注：治疗急性肾衰竭时，200～400mg 稀释后静脉滴注，速度不超过 4mg/min。

【注意事项】

（1）禁用于孕妇及对磺胺药和噻嗪类利尿药过敏者。

（2）不良反应有水及电解质紊乱、恶心、呕吐、腹痛、腹泻、耳鸣、听力障碍等。

（3）常规剂量静脉注射时间应超过 2min；大剂量静脉注射时不超过4mg/min。

（4）用药期间应定期检测电解质，并注意观察有无乏力、呕吐等低血钾表现。

（5）本药可致血糖升高、尿糖阳性，对糖尿病患者更应注意观察血糖变化。

甘露醇

【药理】本药为单糖，在体内不被代谢，经肾小球滤过后在肾小管内很少被重吸收，从而起到渗透性利尿作用。

【适应证】脑水肿、青光眼、各种原因引起的急性肾小管坏死（预防）、药物过量或毒物中毒、术前肠道准备。

【规格】250mL：50g。

【用法用量】250mL 静脉滴注，每日 1～4 次。

【注意事项】

（1）禁用于尿闭、严重失水、颅内活动性出血、急性肺水肿或严重肺淤血患者。

（2）不良反应有水及电解质紊乱、寒战、发热、头晕、口渴、血栓性静脉炎等。

（3）使用前应仔细检查液体，如有结晶，可置热水中或用力振荡，待结晶完全溶解后再使用。

（4）为保证疗效，静脉滴注速度为 10mL/min。

（5）应注意观察注射部位，防止药液外渗，以免引起组织坏死。

（6）应定期检查血压、电解质、肾功能，并注意观察药物的不良反应。

（7）不宜与其他药物混合使用。

甘油果糖

【药理】本药主要成分为甘油、果糖和氯化钠，为高渗性脱水药。

【适应证】主要用于各种原因所致的颅内压增高患者，尤其适用于肾功能有损害而不能使用甘露醇的患者。

【规格】 250mL。

【用法用量】 每次250～500mL，1～2次/d，静脉滴注。

【注意事项】

（1）禁用于遗传性果糖不耐受症患者、尿闭者、高钠血症患者和心功能不全患者等。

（2）本药应静脉给药，使用时勿漏出血管，同时应根据治疗目的调节滴速。一般用法：250mL需滴注1～1.5h。减小脑容积：每次500mL，30min内滴完。降低眼压和减小眼容积：每次250～500mL，45～90min滴完。

（3）使用本药时应注意限制患者食盐摄入量，长期应用时应防止水、电解质紊乱。

（4）一般无不良反应，偶有皮疹、瘙痒、头痛、恶心、口渴、溶血等。

第七节　激素类药

地塞米松

【别名】 氟美松。

【药理】 本药是人工合成的肾上腺皮质激素类药物，抗炎、抗休克和抗过敏作用比泼尼松更为显著，而水钠潴留和促进排钾作用较轻微。

【适应证】 各种炎症性疾病、严重的支气管哮喘、自身免疫性疾病和血液系统疾病等。

【规格】 1mL：5mg。

【用法用量】 肌内或静脉注射：每次5～10mg。

【注意事项】

（1）禁用于对肾上腺皮质激素类药物过敏者，有严重精神病史者，活动性胃、十二指肠溃疡患者，全身性真菌感染者，活动性肺结核患者和未能用抗菌药物控制的病毒、细菌和真菌感染者等。

（2）不良反应：较大量使用可引起尿糖、消化道出血、骨质疏松，诱发精神症状等。

（3）停药时应逐渐减量，不宜骤停，以免复发或出现肾上腺皮质功能不全症状。

（4）长期使用可发生失钾、缺钙、负氮平衡和肾上腺皮质功能抑制，应补充钾和钙，给予高蛋白、低糖饮食。

（5）定期检查电解质和血糖变化，给予胃黏膜保护药，注意观察患者的不良反应。

甲泼尼龙琥珀酸钠

【别名】 甲基强的松龙。

【药理】 本药为人工合成的中效糖皮质激素，具有很强的抗炎、免疫抑制及抗过敏活性。

【适应证】 风湿性疾病、过敏反应、血液系统疾病和器官移植等。

【规格】 1mL：40mg。

【用法用量】 静脉滴注或注射：每次 10～40mg，最大剂量应按体重 30mg/kg，必要时每隔 4h 重复用药。

【注意事项】

（1）大剂量静脉滴注时速度不应过快，宜控制在 10～20min。

（2）注射液在紫外线和荧光下易分解破坏，应避光保存。

（3）本药应与其他药物分开使用。

（4）其余同地塞米松。

第八节　止血药

酚磺乙胺

【别名】 止血敏。

【药理】 降低毛细血管通透性，使血管收缩，出血时间缩短；增加血小板聚集和黏附性，促使凝血活性物质释放，缩短凝血时间。

【适应证】 用于防治手术前后的出血及止血，以及各种血管因素引起的出血。

【规格】2mL：0.25g。

【用法用量】肌内或静脉注射：每次0.25~0.5g，每日总量0.5~1.5g。静脉滴注：每次0.25~0.75g，每日2~3次。

【注意事项】

（1）高分子血容量扩张药应在本药之后使用。

（2）与其他类型止血药合用，可增强其止血效果。

（3）本药最好单独注射，不宜与其他药物配伍。

蛇凝血素酶

【药理】本药具有类凝血激酶样作用。

【适应证】治疗和防止多种原因引起的出血。

【规格】1 000U。

【用法用量】肌内或皮下注射：每次1 000~2 000U。静脉注射：每次2 000U，每日总量不超过8 000U。

【注意事项】

（1）禁用于有血栓或栓塞史者及弥散性血管内出血（DIC）。

（2）甄别出血的原因，如凝血因子缺乏引起出血，宜补充所缺凝血因子后再用本药；在原发性纤溶系统亢进的情况下，宜与抗纤溶酶药物合用；治疗新生儿出血，宜与维生素K合用。

（3）用药期间注意观察患者出、凝血时间的变化。

凝血酶

【别名】凝血素。

【药理】速效的局部止血药。是由牛、猪、兔血中提取的凝血酶原，能促使血浆中的可溶性纤维蛋白原转变成不溶的纤维蛋白。

【适应证】用于上消化道出血、小血管或毛细血管渗血的局部止血。

【常用制剂】无菌冻干粉末。

【规格】每支500U、1 000U、2 000U。

【用法用量】上消化道出血：将本药用温开水（不超过37℃）溶解成10~100U/mL的溶液口服。局部止血：将本药溶解为50~200U/mL的溶液喷于创面。

【注意事项】

（1）禁用于对本药过敏者。

（2）本药误入血管可致血管内凝血而危及生命，故严禁注射。

（3）用于创面止血时宜先清洁创面，并且需将药物应直接与创面接触，才能起止血作用。

（4）本药在使用时用生理盐水新鲜配制，避免加温。

（5）用本药溶液送服治疗消化道出血时，事先必须充分中和胃酸，本药在 pH >5.0 时才能起效。

（6）不可与酸、碱及重金属配伍。

（7）本药宜冷藏。

第九节　镇痛、镇静、抗惊厥药

盐酸吗啡

【药理】 本药为阿片受体激动药。①中枢神经系统：有强大的镇痛作用，在镇痛同时有明显镇静作用，可产生欣快感；可抑制呼吸中枢，降低呼吸中枢对二氧化碳的敏感性；可抑制咳嗽中枢，产生镇咳作用。②心血管系统：可促进内源性组胺释放而使外周血管扩张、血压下降；可使脑血管扩张，颅内压增高。③消化道：有止泻和便秘作用。

【适应证】 用于使用其他镇痛药无效的急性剧痛、心肌梗死而血压尚正常者、心源性哮喘、麻醉和手术前用药。

【规格】 1mL：10mg。

【用法用量】 皮下注射：常用量每次 5 ~ 15mg，极量为每次 20mg，60mg/d。

【注意事项】

（1）禁用于颅内高压或颅脑损伤、支气管哮喘、中毒性腹泻患者和分娩镇痛等。

（2）不良反应有恶心、呕吐、顽固性便秘、腹部不适和排尿困难等。

（3）观察患者的神志、呼吸、瞳孔、血压、心率等的变化。

（4）本药连用3～5d即产生耐受性，1周以上可成瘾，故不宜长期使用（三阶梯镇痛疗法除外）。

（5）本药急性中毒的主要症状为昏迷、呼吸深度抑制、瞳孔极度缩小等，中毒急救可用纳洛酮或烯丙吗啡拮抗。

盐酸哌替啶

【别名】杜冷丁。

【药理】镇痛作用为吗啡的1/10～1/8，持续2～4h，有镇静、呼吸抑制作用，主要作用于中枢神经系统，对心血管平滑肌有一定影响，无镇咳作用。

【适应证】用于各种剧痛，如创伤、烧伤、手术后疼痛，内脏绞痛（与阿托品配伍应用），分娩疼痛等。

【规格】1mL：50mg；2mL：100mg。

【用法用量】肌内注射：常用量一次25～100mg，极量为每次150mg，600mg/d。

【注意事项】

（1）禁用于分娩前4～6h的产妇，急性呼吸抑制、支气管哮喘、颅脑损伤患者等。

（2）不良反应有恶心、呕吐、心动过速、直立性低血压、排尿困难等。

（3）应观察呼吸、血压等的变化，用于分娩镇痛时须监护本药对新生儿的抑制呼吸作用。

（4）本药通常连续使用不能超过10d，否则会很快产生耐受。

（5）使用本药期间禁饮酒，否则可导致严重的嗜睡。

（6）本药过量中毒时可出现皮肤潮湿冰冷、脉缓、血压下降、呼吸减慢等，可用纳洛酮或烯丙吗啡拮抗。

地西泮

【别名】安定。

【药理】有镇静催眠、抗焦虑、抗惊厥及抗癫痫和中枢性肌肉松弛作用。

【适应证】失眠症、焦虑症、癫痫、肌肉痉挛和麻醉前给药。

【规格】2mL：10mg。

【用法用量】肌内或静脉注射：每次5～10 mg。

【注意事项】

（1）禁用于对本药过敏、急性闭角性青光眼、重症肌无力患者和30d以下的婴儿。

（2）不良反应有嗜睡、头晕乏力、排尿困难、肝功能受损和成瘾等。

（3）静脉注射速度宜慢，应卧床观察3h以上。静脉注射速度过快可导致呼吸暂停、低血压、心动过缓或心搏停止。

（4）本药误入动脉，可引起动脉痉挛，导致坏疽。

（5）对老年患者应注意有无尿潴留、便秘、共济失调和震颤等不良反应，并做好防跌倒、防坠床等安全工作。

苯巴比妥

【别名】鲁米那。

【药理】本药为长效巴比妥类药，具有镇静、催眠、抗惊厥和抗癫痫作用。

【适应证】用于镇静、催眠、抗惊厥、癫痫、麻醉前给药和高胆红素血症。

【规格】1mL：100mg。

【用法用量】肌内注射：①催眠，每次100mg。②抗惊厥，每次100～200mg，必要时重复，24h内总量可达400mg。③抗癫痫，每次100mg，每6h一次，24h内不超过500mg。静脉注射：用于癫痫持续状态，200～300mg，必要时每6h重复1次，缓慢静脉注射，极量为每次250mg，每日500mg。

【注意事项】

（1）禁用于对巴比妥类药物过敏、卟啉病、严重肝肾功能不全、严重肺功能不全、支气管哮喘和呼吸抑制的患者。

（2）不良反应有头晕、嗜睡、乏力等。

（3）静脉注射速度宜慢，每分钟不应超过60mg，注射速度过快可导致严重呼吸抑制。

（4）静脉注射应选择较粗的静脉，应避免药物外渗或注入动脉内；肌内注射时应选用大肌肉深部注射，每次注射量不应 >5mL。

（5）本药中毒者禁用硫酸镁导泻。

第十节　解毒药

氯解磷定

【药理】本药可明显改善有机磷酸酯类所引起的烟碱样症状，但对毒蕈碱样症状作用较弱。另外，本药对被有机磷酸酯类抑制超过 36h、已老化的胆碱酯酶的解毒作用效果甚差。

【适应证】治疗有机磷毒物中毒。但单独应用疗效差，应与抗胆碱药联合应用。

【规格】2mL：0.5g。

【用法用量】轻度中毒，首次剂量0.4～0.8g；中度中毒，首次剂量0.8～1.6g；重度中毒，首次剂量1.6～2.4g。根据病情可重复给药。

【注意事项】

（1）不良反应有恶心、呕吐、心率加快、心电图出现暂时性 ST 段降低和 QT 间期延长等。

（2）本药给药以静脉注射为主，不宜静脉滴注，特别是首次给药忌用静脉滴注。

（3）注射速度过快可引起血压波动、呼吸抑制等，用葡萄糖注射液或生理盐水 20～40mL 稀释后于 10～15min 缓慢注射。本药对血管刺激性较强，注射时漏至皮下可致剧痛和周围皮肤发麻。

（4）本药在碱性溶液中易水解为氰化物，故禁与碱性药物配伍。

盐酸戊乙奎醚

【商品名】长托宁。

【药理】本品系新型选择性抗胆碱药，能通过血脑屏障进入脑内。它能阻断乙酰胆碱对脑内毒蕈碱受体（M 受体）和烟碱受体（N 受体）的激动作用。在外周也有较强的阻断乙酰胆碱激动 M 受体的作用，它还能增加呼吸频率和呼吸流量。

【适应证】 用于有机磷毒物（农药）中毒急救治疗和中毒后期或胆碱酯酶老化后维持阿托品化。

【规格】 1mL：1mg。

【用法用量】 肌内注射，根据中毒程度选用首次用量。轻度中毒，1～2mg，必要时伍用氯解磷定 500～750mg。中度中毒，2～4mg，同时伍用氯解磷定 750～1 500mg。重度中毒，4～6mg，同时伍用氯解磷定 1 500～2 500mg。

首次用药 45min 后，如仅有恶心、呕吐、出汗、流涎等毒蕈碱样症状，只应用盐酸戊乙奎醚 1～2mg；仅有肌颤、肌无力等烟碱样症状或胆碱酯酶活力低于 50% 时，只应用氯解磷定 1 000mg，无氯解磷定时可用碘解磷定代替。如上述症状均有，重复应用盐酸戊乙奎醚和氯解磷定的首次半量 1～2 次。中毒后期或胆碱酯酶老化后可用盐酸戊乙奎醚 1～2mg 维持阿托品化，每次间隔 8～12h。

【注意事项】

（1）本品对心脏（M_2 受体）无明显作用，故对心率无明显影响。

（2）当用本品治疗有机磷毒物（农药）中毒时，不能以心率加快来判断是否“阿托品化”，而应以口干和出汗消失或皮肤干燥等症状判断“阿托品化”。

（3）心率不低于正常值时，一般不需用阿托品。

第十四章　常用急诊检验项目及异常结果分析

第一节　急诊尿、粪检查

一、尿常规

1. 尿量

【正常值】 成人 1 000 ~ 2 000mL/24h 或 1mL/（kg · h），小儿 3 ~ 4mL/（kg · h）。

【异常结果分析】

（1）增多：24h 超过 2 500mL 称为多尿，见于水分摄入过多、应用利尿药、糖尿病、尿崩症、肾脏疾病。

（2）减少：成人低于 400mL/24h 或 17mL/h 称为少尿，低于 100mL/24h 称为无尿，见于肾前性（休克、心力衰竭、脱水导致肾小球滤过不足）和各种肾实质性改变，结石、尿路狭窄、肿瘤压迫引起的尿路梗阻或排尿功能障碍。

2. 尿液外观

【正常值】 清澈透明，淡黄或深黄色。

【异常结果分析】

（1）血尿：泌尿系统炎症、结石、肿瘤、外伤、血友病、血小板减少性紫癜。

（2）血红蛋白尿及肌红蛋白尿：溶血性贫血、血型不合的输血反应、挤压综合征。

（3）胆红素尿：阻塞性黄疸和肝细胞性黄疸。

（4）脓尿和菌尿：泌尿系统感染，如肾盂肾炎、膀胱炎。

（5）乳糜尿：丝虫病、肾周围淋巴管梗阻。

（6）脂肪尿：脂肪挤压损伤、骨折、肾病综合征。

3. 气味

【正常值】尿液长时间放置，产生氨臭味。

【异常结果分析】

（1）新鲜尿液氨臭味：慢性膀胱炎、尿潴留。

（2）蒜臭味：有机磷中毒。

（3）烂苹果味：糖尿病酮症酸中毒。

（4）鼠臭味：苯丙酮尿症。

4. 酸碱度 pH

【正常值】约6.0，在5.0～8.0波动。

【异常结果分析】

（1）增高：碱中毒、尿潴留、膀胱炎、应用利尿药、肾小管酸中毒等。

（2）降低：酸中毒、糖尿病、高热、痛风、口服某些药物（如氯化铵或维生素C等）。

5. 尿比重

【正常值】1.015～1.025；新生儿1.002～1.004。

【异常结果分析】

（1）增高：高渗性脱水、心功能不全、蛋白尿、糖尿病、急性肾小球肾炎、慢性肾炎等。

（2）降低：大量饮水、慢性肾小球肾炎、慢性肾衰竭、肾小管间质疾病、尿崩症。

6. 尿蛋白

【正常值】定性试验为阴性，定量试验0～80mg/24h。

【异常结果分析】阳性：肾小球肾炎、肾病综合征、糖尿病、高血压、系统性红斑狼疮、肾小管酸中毒、肾盂肾炎、重金属中毒、肾移植术后、多发骨髓瘤、膀胱炎、尿道炎等。

7. 尿糖

【正常值】定性试验为阴性，定量试验为0.56～5.0mmol/24h。

【异常结果分析】阳性：糖尿病、甲状腺功能亢进症、肢端肥大症、库欣综合征、肝硬化、胰腺炎、颅脑外伤、急性心肌梗死、慢性肾炎、肾病综合征，以及服用异烟肼、链霉素、阿司匹林等药物。

8. 酮体

【正常值】阴性。

【异常结果分析】阳性：糖尿病、饥饿、呕吐、腹泻、中毒、长期禁食、肝硬化。

9. 尿胆原

【正常值】定性试验为阴性或弱阳性，定量试验≤10mg/L。

【异常结果分析】

（1）增高：肝细胞性黄疸和溶血性黄疸。

（2）减少：阻塞性黄疸。

10. 尿胆红素

【正常值】定性试验为阴性，定量试验≤2mg/L。

【异常结果分析】增高：急性黄疸性肝炎、阻塞性黄疸、门脉周围炎、肝纤维化及药物所致胆汁淤积、先天性高胆红素血症、肝硬化、肝癌。

二、粪常规

1. 粪便量

【正常值】成人，100～300g/24h，每日排便一次。

【异常结果分析】

（1）增加：消化不良、慢性胰腺炎、肠道功能紊乱、甲状腺功能亢进等。

（2）减少：慢性便秘、精细食物影响。

2. 粪便性状

【正常性状】圆柱状软便，婴儿粪便为不成形的糊状。

【异常结果分析】

（1）稀糊状或水样便：各种腹泻。

（2）黏液便或脓血便：细菌性痢疾、肠炎等。

（3）柏油状便：各种原因引起的上消化道出血。

（4）米汤样便：霍乱或副霍乱。

3. 粪便颜色

【正常颜色】正常成人粪便呈黄色或棕黄色，婴儿粪便呈金黄色。

【异常结果分析】

（1）黑色：上消化道出血（柏油便），食用猪肝或动物血，服用生物炭或铋剂、铁剂等。

（2）果酱色：细菌性痢疾、阿米巴痢疾急性发作。

（3）鲜红色：肠下段出血性疾病如结肠或直肠癌、痔出血、痢疾。

（4）灰白色：常见于阻塞性黄疸、钡餐造影术后。

（5）绿色：常见于乳儿消化不良、摄入大量绿色蔬菜。

4. 粪便气味

【正常气味】 正常粪便有蛋白质分解产物硫化氢及粪臭素的气味。

【异常结果分析】

（1）酸臭味：淀粉或糖类消化不良。

（2）恶臭味：慢性胰腺炎、吸收不良。

（3）腐臭味：直肠癌溃烂。

（4）血腥味：阿米巴肠炎。

5. 粪便显微镜检查

【正常值】 正常粪便含有少量植物细胞、淀粉颗粒、肌肉纤维，偶见少量白细胞或上皮细胞。

【异常结果分析】

（1）大量红细胞：肠道下段炎症或出血（如痢疾）、结肠癌、痔出血等。

（2）大量白细胞：肠道炎症，如结肠炎、细菌性痢疾等。

6. 粪便隐血试验

【正常值】 阴性。

【异常结果分析】 阳性：消化道各种出血性痢疾、消化性溃疡、伤寒、消化道肿瘤、急性胃黏膜病变、肠结核、钩虫病。

第二节　急诊生化检查

一、肝功能

1. 丙氨酸转氨酶（ALT）和天冬氨酸转氨酶（AST）

【正常值】 ALT 为 5 ~ 40U/L，AST 为 0 ~ 40U/L，ALT/AST≤1。

【异常结果分析】急慢性病毒性肝炎、酒精性肝病、药物性肝炎、脂肪肝、肝硬化、肝内外胆汁淤积、急性心肌梗死。

2. 碱性磷酸酶（ALP）

【正常值】成人40～150U/L 。

【异常结果分析】阻塞性黄疸、原发性肝癌、继发性肝癌、胆汁淤积性肝炎。

3. 谷氨酰转肽酶（GGT）

【正常值】男性11～50U/L，女性7～32U/L。

【异常结果分析】胆道系统阻塞性疾病、急慢性病毒性肝炎、肝硬化、急慢性酒精性肝炎、药物性肝炎、脂肪肝、胰腺炎、胰腺肿瘤、前列腺肿瘤。

4. 血清总蛋白（STP）、血清白蛋白（A）、球蛋白（G）

【正常值】STP正常值为60～80 g/L，血清白蛋白为40～55g/L，球蛋白为20～30g/L，白球比（A/G）为（1.5～2.5）∶1。

【异常结果分析】

（1）血清总蛋白及白蛋白增高：严重脱水、休克、饮水不足、肾上腺皮质功能减退。

（2）血清总蛋白及白蛋白降低：肝硬化、肝癌、营养不良、蛋白丢失过度、蛋白消耗增加、血清水分增加。

（3）血清总蛋白及球蛋白增高：慢性肝脏疾病、淋巴瘤、多发性骨髓瘤、自身免疫性疾病、慢性炎症及感染。

（4）血清球蛋白降低：长期应用肾上腺皮质激素或免疫抑制剂、先天性低球蛋白血症。

（5）A/G倒置：慢性肝炎、肝硬化、原发性肝癌。

5. 血清总胆红素（STB）

【正常值】3.4～17.1μmol/L。

【异常结果分析】

（1）<34.2μmol/L的黄疸，称为隐性黄疸；34.2～171μmol/L者为轻度黄疸；171～342μmol/L者为中度黄疸；>342μmol/L者为高度黄疸。

（2）>342μmol/L为完全阻塞性黄疸；171～265μmol/L为不完全阻塞性黄疸；17.1～171μmol/L为肝细胞性黄疸；<85.5μmol/L为溶血性黄疸。

（3）总胆红素、直接胆红素增高：肝内及肝外阻塞性黄疸、胰头癌及其他胆汁淤积综合征等。

（4）总胆红素、间接胆红素增高：溶血性贫血、血型不合输血、恶性疾病、新生儿黄疸等。

（5）总胆红素、直接胆红素、间接胆红素都增高：急性黄疸型肝炎、慢性活动性肝炎、肝硬化、中毒性肝炎等。

二、肾功能

1. 血清肌酐（Cr）测定

【正常值】 男性 53～106μmol/L，女性 44～97μmol/L。

【异常结果分析】

（1）增高：各种原因引起的肾小球滤过功能减退。

（2）鉴别肾前性和肾实质性少尿：实质性超过 200μmol/L，肾前性如心力衰竭、脱水、肝肾综合征等常不超过 200μmol/L。

2. 内生肌酐清除率（Ccr）

【正常值】 成人 80～120mL/min；新生儿 40～65mL/min。

【临床意义】

（1）判断肾小球损害的敏感指标。

（2）评估肾功能损害程度。

3. 血尿素氮（BUN）

【正常值】 成人 3.2～7.1mmol/L，婴儿、儿童 1.8～6.5mmol/L。

【异常结果分析】 增高：慢性肾衰竭、严重脱水、大量腹水、急性传染病、高热、上消化道出血、大面积烧伤。

第三节　急诊血液检查

一、心肌酶及淀粉酶

1. 血清肌酸激酶（CK）

【正常值】 酶偶联法（37℃）：男性 24～195U/L，女性 24～170U/L。

【异常结果分析】

（1）增高：急性心梗（AMI）、AMI 溶栓治疗、心肌炎、各种肌肉疾病、甲状腺功能减退、休克、破伤风、手术后。

（2）降低：长期卧床、甲状腺功能亢进、化学治疗、应用避孕药、激素治疗。

2. 血清肌酸激酶同工酶（CK－MB）

【正常值】0～25U/L。

【异常结果分析】增高：AMI、冠状动脉旁路移植术后、主动脉瓣手术后、一氧化碳中毒、多发性肌炎恢复期。

3. 血清乳酸脱氢酶（LHD）

【正常值】连续检测法：104～245U/L。速率法：95～200U/L。

【异常结果分析】

（1）增高：心脏疾病、肝脏疾病、恶性肿瘤、肌营养不良、贫血、骨骼肌损伤、休克、肾脏疾病。

（2）降低：内分泌失调、过于劳累、心情差。

4. 肌钙蛋白（cTn）和肌红蛋白（Mb）

【正常值】cTn 0.02～0.13μg/L，大于 0.2 是临界值；Mb 定性试验阴性，定量试验 50～85μg/L，大于 75 是临界值。

【异常结果分析】

（1）cTn 增高：不稳定型心绞痛患者出现微小心肌损伤、AMI 溶栓治疗出现冠状动脉再灌注、左心衰竭。大于 0.5 即可诊断 AMI。

（2）Mb 增高：诊断 AMI，判断 AMI 病情，成为急性肌肉损伤、肌病、休克、急慢性肾衰竭。

5. 血清淀粉酶（AMS）

【正常值】染色淀粉法 AMS 总活性 760～145U/L，腮腺同工酶 S－AMS 为 45%～70%，胰腺同工酶 P－AMS 为 39%～55%。

【异常结果分析】

（1）增高：急性胰腺炎、慢性胰腺炎急性发作、胰腺癌早期、腮腺炎、消化性溃疡穿孔、机械性肠梗阻、服用吗啡等镇静剂、肾衰竭。

（2）降低：慢性胰腺炎、胰腺癌、胰腺全切、糖尿病、严重肝病。

二、电解质

1. 血钾

【正常值】3. 5 ~5. 5mmol/L。

【异常结果分析】

(1) 增高：高钾饮食、输入大量库存血、严重溶血、大面积烧伤、系统性红斑狼疮、白细胞增多症、血小板增多症、肾移植术后。

(2) 降低：应用大量胰岛素、低钾性周围性麻痹、碱中毒、频繁呕吐、腹泻、应用排钾利尿药、长期低钾饮食。

2. 血钠

【正常值】135 ~145mmol/L。

【异常结果分析】

(1) 增高：水源断绝、进食困难、昏迷、大量出汗、烧伤、长期腹泻、糖尿病性多尿、肾上腺皮质功能亢进、钠摄入过多。

(2) 降低：应用大量利尿药、各种原因引起的水钠潴留、慢性消耗性疾病、营养不良、不恰当输液。

3. 血钙

【正常值】2. 25 ~2. 58mmol/L。

【异常结果分析】

(1) 增高：原发性甲状旁腺增多症、多发性骨髓瘤、肢体麻痹、肺癌、急性白血病、大量饮用牛奶、长期应用碱性药物。

(2) 降低：甲状旁腺功能减退、恶性肿瘤骨转移、佝偻病、手足搐搦症、小肠吸收不良综合征、肾病综合征、钙补充不足、重症胰腺炎、肾衰竭、维生素 D 缺乏症。

4. 血氯

【正常值】96 ~106mmol/L。

【异常结果分析】

(1) 增高：急慢性肾衰竭少尿期、心功能不全、尿道梗阻、呼吸性碱中毒、氯化物摄入过多、高渗性脱水、肾上腺皮质功能增加、反复腹泻、血液浓缩。

(2) 降低：营养不良、低盐治疗、应用利尿药、慢性肾上腺皮质功能不全。

第四节　急诊血气分析

一、动脉血氧分压（PaO_2）

【正常值】 95～100mmHg。

【异常结果分析】

（1）判断有无缺氧及缺氧程度：PaO_2降低，60～80mmHg为轻度缺氧；60～40mmHg为中度缺氧；<40mmHg为重度缺氧；<20mmHg，脑细胞不能再从血液中摄取氧，有氧代谢停止，生命难以维持。

（2）判断有无呼吸衰竭：呼吸衰竭分为Ⅰ型和Ⅱ型。Ⅰ型，PaO_2 < 60mmHg，$PaCO_2$降低或正常；Ⅱ型，PaO_2 < 60mmHg，$PaCO_2$ > 50mmHg。

二、动脉血二氧化碳分压（$PaCO_2$）

【正常值】 35～45mmHg。

【异常结果分析】

（1）判断呼吸衰竭类型与程度：Ⅰ型呼吸衰竭，$PaCO_2$可正常或略降低；Ⅱ型呼吸衰竭，$PaCO_2$必须>50mmHg；肺性脑病时，$PaCO_2$一般应>70mmHg。

（2）判断呼吸性酸碱失衡：$PaCO_2$ > 45mmHg，为呼吸性酸中毒或代谢性碱中毒的呼吸代偿，见于慢性阻塞性肺疾病、哮喘、呼吸肌麻痹；$PaCO_2$ < 35mmHg，为呼吸性碱中毒或代谢性酸中毒的呼吸代偿，见于各种原因所致的通气增加。

（3）判断代谢性酸碱失衡的代偿反应：代谢性酸中毒时，最大代偿极限$PaCO_2$降至10mmHg；代谢性碱中毒时，最大代偿极限$PaCO_2$升至55mmHg。

三、pH

【正常值】 7.35～7.45。

【异常结果分析】

（1）>7.45为失代偿碱中毒，有碱血症。

（2）<7.35为失代偿酸中毒，有酸血症。

（3）pH 正常时，可存在无酸碱失衡、代偿性酸碱失衡、混合性酸碱失衡。

四、实际碳酸氢盐（AB）和标准碳酸氢盐（SB）

【正常值】 22～27mmol/L，平均 24mmol/L。

【异常结果分析】

（1）能准确反映代谢性酸碱平衡的指标。

（2）AB 与 SB 的差值反映呼吸因素对血浆碳酸氢盐（HCO_3^-）影响的程度。呼吸性酸中毒时，AB > SB；呼吸性碱中毒时，AB < SB。相反，代谢性酸中毒时，AB = SB 但低于正常值；代谢性碱中毒时，AB = SB 但高于正常值。

（3）AB 升高既可能是代谢性碱中毒也可能是呼吸性酸中毒时肾脏的代偿调节反映。慢性呼吸性酸中毒时，AB 最大代偿可升至 45mmol/L。AB 降低既可能是代谢性酸中毒也可能是呼吸性碱中毒经肾脏代偿的结果，最大代偿可下降至 12mmol/L。

五、缓冲碱（BB）和剩余（BE）

【正常值】 BB：45～55mmol/L。BE：2.3～3mmol/L。

【异常结果分析】

（1）增加：代谢性碱中毒。

（2）减少：代谢性酸中毒。

仅 BB 一项降低，需要考虑贫血（血红蛋白低），因此不能很好地反映代谢分量变化。

六、氧含量（CaO_2）

【正常值】 8.55～9.45mmol/L。

【异常结果分析】

（1）高原缺氧、慢性阻塞性肺疾病缺氧的患者，CaO_2 随 $PaCO_2$ 降低而降低，但血红蛋白正常或升高。

（2）贫血、CO 中毒、高铁血红蛋白血症的患者，虽 PaO_2 正常，而 CaO_2 随血红蛋白降低而降低。

参考文献

[1] 周立，席淑华．危重症急救护理程序．2 版．北京：人民军医出版社，2011.

[2] 孟庆义．急诊护理学．北京：人民卫生出版社，2009.

[3] 周秀华．急危重症护理学．2 版．北京：人民卫生出版社，2001.

[4] 李乐之，路潜．外科护理学．5 版．北京：人民卫生出版社，2012.

[5] 王吉耀．内科学．2 版．北京：人民卫生出版社，2010.

[6] 欧阳钦．临床诊断学．2 版．北京：人民卫生出版社，2010.

[7] 中华医学会．临床诊疗指南：急诊医学分册．北京：人民卫生出版社，2009.

[8] 冯玉荣，宋葆云．临床护理技术操作规范．郑州：河南科学技术出版社，2011.

[9] 成守珍．ICU 临床护理思维与实践．北京：人民卫生出版社，2012.

[10] 邱海波，黄英姿．ICU 监测与治疗技术．上海：上海科学技术出版社，2009.

[11] 陈文彬，潘祥林．诊断学．7 版．北京：人民卫生出版社，2008.

[12] 刘大为，邱海波．重症医学：2011．北京：人民卫生出版社，2011.

[13] 尤黎明，吴瑛．内科护理学．4 版．北京：人民卫生出版社，2006.

[14] 王华，于兰贞．内科疾病健康教育指导．北京：军事医学科学出版社，2010.

[15] 田素斋，谭淑卓，张秀金．急危重症护理关键．南京：江苏科学技术出版社，2011.

[16] 葛均波，徐永健．内科学．8 版．北京：人民卫生出版社，2013.

[17] 宋志芳．现代呼吸机治疗学．2 版．北京：人民军医出版社，2008.

[18] 尤黎明，吴瑛．内科护理学．5 版．北京：人民卫生出版社，2012.

[19] 李春盛．急诊医学．北京：高等教育出版社，2011.

[20] 贾建平．神经病学．6 版．北京：人民卫生出版社，2008.

[21] 沈洪．急诊医学．北京：人民卫生出版社，2008.